全国卫生专业技术资格考试习题集丛书

2024 药学（中级）模拟试卷

适用专业
药学（中级）

主编 张 勇

编者
生理学 谷瑞民 张云红
生物化学 林 平
病理生理学 张伟华
微生物学 李 迪 张唯哲
天然药物化学 杨异卉
药物化学 韩维娜
药物分析 杨春娟
药剂学 纪宏宇 兰恭赞
医院药事管理 刘兰茹 朱 虹 吴玉波 孙向菊
药理学 李宝馨 班 涛 张 莹 宣立娜 赵 鑫 刘 鑫
生物药剂学与药动学 唐景玲
专业进展 马满玲 胡莹莹
临床药物治疗学 张 波 王 珍 白 岩 袁 野
岗位技能 马满玲 杨丽杰

秘书 赵舒扬

人民卫生出版社
·北 京·

版权所有，侵权必究！

图书在版编目（CIP）数据

2024 药学（中级）模拟试卷 / 张勇主编 . —北京：人民卫生出版社，2023.11

ISBN 978-7-117-35612-1

Ⅰ. ①2… Ⅱ. ①张… Ⅲ. ①药物学 – 资格考试 – 习题集 Ⅳ. ①R9-44

中国国家版本馆 CIP 数据核字（2023）第 221560 号

人卫智网	www.ipmph.com	医学教育、学术、考试、健康，购书智慧智能综合服务平台
人卫官网	www.pmph.com	人卫官方资讯发布平台

2024 药学（中级）模拟试卷

2024 Yaoxue (Zhongji) Moni Shijuan

主　　编：张　勇

出版发行：人民卫生出版社（中继线 010-59780011）

地　　址：北京市朝阳区潘家园南里 19 号

邮　　编：100021

E - mail：pmph @ pmph.com

购书热线：010-59787592　010-59787584　010-65264830

印　　刷：中农印务有限公司

经　　销：新华书店

开　　本：787 × 1092　1/16　　印张：23.5

字　　数：707 千字

版　　次：2023 年 11 月第 1 版

印　　次：2023 年 12 月第 1 次印刷

标准书号：ISBN 978-7-117-35612-1

定　　价：99.00 元

打击盗版举报电话：010-59787491　E-mail：WQ @ pmph.com

质量问题联系电话：010-59787234　E-mail：zhiliang @ pmph.com

数字融合服务电话：4001118166　E-mail：zengzhi @ pmph.com

全国卫生专业技术资格考试习题集丛书

考前必备
权威畅销

2024
药学（中级）
模拟试卷

主编 张 勇

适用专业
药学（中级） 专业代码 366

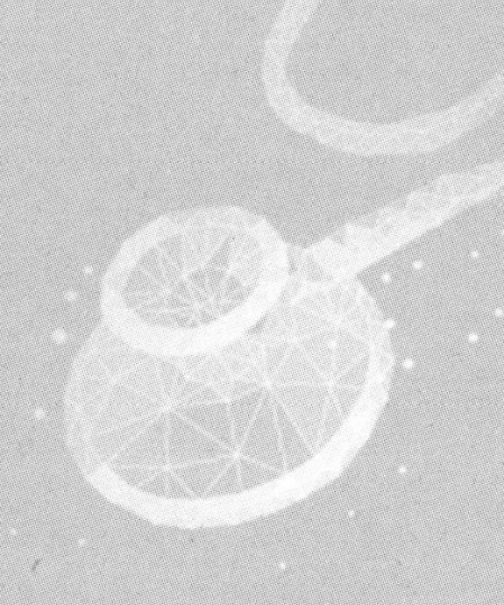

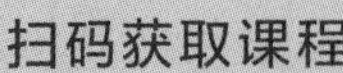

人民卫生出版社

出版说明

为贯彻落实《关于深化人才发展体制机制改革的意见》、《关于深化职称制度改革的意见》、《关于深化卫生专业技术人员职称制度改革的指导意见》(人社部发〔2021〕51号)和《关于加强卫生专业技术职务评聘工作的通知》(人发〔2000〕114号)等相关文件精神,初、中级职称继续实行以考代评,全国统一组织考试。

“2024全国卫生专业技术资格考试习题集丛书”以最新考试大纲和全国卫生专业技术资格考试用书编写专家委员会编写的考试指导为主要编写依据,以帮助考生熟悉和掌握专业知识、提高从业人员的专业能力和素质为主要目的,切实考查考生对知识点的掌握程度和专业水平。编写工作遵循科学、严谨、客观、规范的原则,严格按照考试的科目划分和题型分布进行编写,本书能有效帮助考生考前自测、考查和反馈复习成果,对考生应试有较强的针对性和指导性。

本套习题集丛书针对各专业层级分别编写了《同步练习题集》《精选习题解析》《模拟试卷》。

同步练习题集

依据各科目考试大纲编写针对性练习题,题型全面,题量丰富,涵盖考试大纲全部知识点,帮助考生随学随测,随时检验学习成果,强化记忆,是考生复习强化的必备用书。

精选习题解析

针对各科目考试大纲中的重点、难点进行强化训练,每题后附详细解析,全面分析考点、答题思路和方法,帮助考生快速理解和掌握知识点。特别包含了部分解密真题中失分率较高的题目,供考生参照复习。

模拟试卷

全面模拟考试真题,对考生临考备战进行综合性巩固训练,题目难度和题型分布参考实际考试情况设定,每套试卷中的重点、难点问题附有解析,仿真度高,是考生考前最后冲刺阶段的重要用书。

鉴于时间仓促和编写人员水平有限,书中内容难免会有不当或遗漏之处,诚请各位读者批评指正。考生在使用本套丛书时如有任何问题或建议,欢迎将反馈意见发送至邮箱 kszd2020@163.com。

目　　录

全国卫生专业技术资格考试

药学(中级)专业

模拟试卷(一)

全国卫生专业技术资格考试

药学（中级）专业（基础知识）

姓　　　名：________________

准 考 证 号：________________

建议完成时间：　90 分钟

成　　　绩：________________

一、以下每一道题下面有 A、B、C、D、E 五个备选答案。请从中选择一个最佳答案。

1. 当静息电位的数值向膜内负值增大的方向变化时,称作膜的
   A. 极化　B. 去极化
   C. 超极化　D. 复极化
   E. 反极化

2. 血液凝固的主要步骤是
   A. 凝血酶原的形成—凝血酶的形成—纤维蛋白原的生成
   B. 凝血酶原的形成—凝血酶的形成—纤维蛋白的生成
   C. 凝血酶原酶复合物的形成—凝血酶原的激活—纤维蛋白的生成
   D. 凝血酶原激活物的形成—凝血酶原的形成—纤维蛋白原的生成
   E. 凝血酶原的形成—纤维蛋白原的生成—纤维蛋白的生成

3. 肺通气的原动力是
   A. 胸膜腔负压
   B. 肺泡气与大气压之间的压力差
   C. 肺组织本身的弹性回缩力
   D. 呼吸肌收缩、舒张所造成的胸廓的扩大和缩小
   E. 胸内压的变化

4. 关于胃酸生理作用的叙述,**错误**的是
   A. 激活胃蛋白酶原
   B. 杀死入胃的细菌
   C. 抑制小肠对铁和钙的吸收
   D. 促进胰液和胆汁的分泌
   E. 利于蛋白质的水解

5. 安静状态时,机体的主要产热器官是
   A. 脑　B. 肌肉
   C. 皮肤　D. 肝脏
   E. 腺体

6. 形成肾小囊超滤液的有效滤过压等于
   A. 肾小球毛细血管血压 + 血浆胶体渗透压 + 囊内压
   B. 肾小球毛细血管血压 - 血浆胶体渗透压 - 囊内压
   C. 肾小球毛细血管血压 + 血浆胶体渗透压 - 囊内压
   D. 肾小球毛细血管血压 - 血浆胶体渗透压 + 囊内压
   E. 肾小球毛细血管血压 - 血浆晶体渗透压 + 囊内压

7. Ca^{2+} 由胞外进入突触前膜的作用是
   A. 增高前膜兴奋性
   B. 促使囊泡破裂
   C. 阻止囊泡移动
   D. 促使囊泡和前膜靠近并融合
   E. 降低前膜兴奋性

8. 呆小病是由于婴幼儿时期缺乏
   A. 生长激素
   B. 甲状腺激素
   C. 甲状旁腺激素
   D. 糖皮质激素
   E. 性激素

9. α- 酮酸可以转变生成的物质是
   A. 营养必需氨基酸
   B. 维生素 A
   C. 营养必需脂肪酸
   D. 营养非必需氨基酸
   E. 尿素

10. 合成胆固醇、酮体和脂肪酸的共同原料是
    A. 甘氨酸　B. 丙氨酸
    C. 乙酰 CoA　D. 缬氨酸
    E. 草酰乙酸

11. 乳酸循环是在下列哪两个组织间的循环反应,从而完成乳酸的再利用
    A. 肌肉与肾脏　B. 肌肉与肝脏
    C. 肌肉与心脏　D. 肌肉与脑
    E. 肌肉与肺脏

12. 维系蛋白质分子中 β 转角结构稳定的化学键是
    A. 疏水键　B. 离子键
    C. 二硫键　D. 氢键
    E. 肽键

13. 关于同工酶的叙述,**错误**的是
    A. 一般都是具有四级结构的蛋白质
    B. 同工酶催化不同的化学反应

C. 不同器官的同工酶谱不同
D. 同工酶的理化性质不同
E. 同工酶的免疫学性质不同

14. 盛夏行军时只大量饮水可发生
A. 等渗性脱水
B. 低容量性低钠血症（低渗性脱水）
C. 低容量性高钠血症（高渗性脱水）
D. 水中毒
E. 水肿

15. 某肝性脑病患者的血气分析结果如下：pH 7.47，$PaCO_2$ 26.6mmHg（4.5kPa），HCO_3^- 19.3mmol/L。应诊断为
A. 代谢性酸中毒
B. 呼吸性酸中毒
C. 代谢性碱中毒
D. 呼吸性碱中毒
E. 代谢性碱中毒合并呼吸性酸中毒

16. 大叶性肺炎患者引起低张性缺氧时的血氧改变是
A. 血氧容量下降
B. 动脉血氧分压下降
C. 动脉血氧饱和度正常
D. 静脉血氧含量升高
E. 动静氧差增大

17. 退热期的体温变化特点是
A. 产热大于散热
B. 散热大于产热
C. 产热等于散热
D. 产热障碍
E. 散热障碍

18. 能在体内分解，产生β-丙氨酸的碱基是
A. 腺嘌呤　B. 鸟嘌呤
C. 次黄嘌呤　D. 胞嘧啶
E. 胸腺嘧啶

19. 下列关于休克的现代概念，正确的是
A. 休克是剧烈的震荡或打击
B. 休克是急性外周动脉紧张度不足所致的周围循环衰竭
C. 休克是一种综合征，临床表现为脸色苍白、四肢发凉、出冷汗、脉搏细速、尿量减少及血压降低
D. 休克是由于急性循环障碍使组织的血液灌流量严重不足
E. 休克是机体对外来强烈刺激调节能力的丧失

20. 在引起弥散性血管内凝血的原发病中，最为常见的病症是
A. 胎盘早剥
B. 羊水栓塞
C. 肿瘤性疾病
D. 严重创伤
E. 感染性疾病

21. 严重失代偿性呼吸性酸中毒患者出现精神错乱和谵妄时，下列治疗措施**错误**的是
A. 防治原发病
B. 改善肺的通气功能
C. 使用中枢镇静剂
D. 应用呼吸兴奋剂
E. 应用 THAM 治疗

22. 体内氨的储存及运输的主要形式是
A. 谷氨酸　B. 酪氨酸
C. 谷氨酰胺　D. 谷胱甘肽
E. 天冬酰胺

23. 吸氧疗法改善下列何种病变引起的缺氧效果最佳
A. 严重的缺铁性贫血
B. 先天性心脏病所致的右向左分流
C. 肺间质纤维化
D. 氰化物中毒
E. 亚硝酸盐中毒

24. 转运肝脏合成的内源性胆固醇的血浆脂蛋白是
A. CM　B. VLDL
C. IDL　D. LDL
E. HDL

25. 能够获得高品质挥发油的提取方法是
A. 水煎煮法
B. 水蒸气蒸馏法
C. 乙醇加热回流法
D. CO_2 超临界流体萃取法
E. 渗漉法

26. 关于强心苷的叙述,正确的是
A. 属于对心脏具有显著活性的三萜皂苷类化合物
B. 母核上连有饱和内酯环
C. 适合采用碱催化水解苷键
D. 属于临床上治疗指数宽、安全性高的抗心力衰竭药
E. 鉴别强心苷中糖基的存在可采用 Molish 反应

27. 下列属于真核细胞型微生物的是
A. 葡萄球菌
B. 淋病奈瑟球菌
C. 白念珠菌
D. 白喉棒状杆菌
E. 大肠埃希菌

28. 关于生物碱活性和应用的叙述,**错误**的是
A. 羟喜树碱在临床上用来治疗肝炎
B. 莨菪碱具有解痉、散瞳的作用
C. 小檗碱具有抗菌的作用
D. 秋水仙碱在临床上用来治疗急性痛风
E. 麻黄碱具有平喘的作用

29. 引起小儿麻痹症的病原体是
A. 脊髓灰质炎病毒
B. 流行性乙型脑炎病毒
C. 麻疹病毒
D. EB 病毒
E. 单纯疱疹病毒

30. 患儿,男,4 岁。于幼儿园进食后出现严重腹痛、水样泻并进展至肉眼血便。同时进食的儿童也有多人出现相似症状。治疗中病情加重,出现血小板减少和急性肾衰竭症状,临床诊断为出血性结肠炎。下列最可能的病原菌是
A. 艰难梭菌
B. 金黄色葡萄球菌
C. 霍乱弧菌
D. 肠出血性大肠埃希菌
E. 伤寒沙门菌

31. 甲基多巴的主要临床用途是
A. 抗心绞痛　　B. 局部麻醉
C. 中枢镇痛　　D. 降血脂
E. 降血压

32. 青霉素聚合物的检查方法为凝胶色谱分析系统,该方法常用的固定相是
A. ODS
B. 葡聚糖凝胶 G-20
C. 氰基键合相
D. 氨基键合相
E. 二醇基键合相

33. 立克次体与细菌的主要区别是
A. 体积微小
B. 含有 DNA 和 RNA 两种核酸
C. 不能通过细菌滤器
D. 严格细胞内寄生
E. 以二分裂方式繁殖

34. 衣原体在细胞内生活周期中的繁殖型是
A. 原体　　B. 始体
C. 中介体　　D. 包涵体
E. 核糖体

35. 临床筛查人类免疫缺陷病毒(HIV)感染的方法是
A. 检查血中的 HIV 抗体
B. 检查患者的 $CD4^+$ 细胞计数
C. 检查患者的 $CD8^+$ 细胞计数
D. 典型临床表现
E. 检查血中的 HIV 基因组核酸

36. 引起梅毒的病原体是
A. 真菌　　B. 螺旋体
C. 细菌　　D. 衣原体
E. 支原体

37. 引起人类宫颈癌的病原体是
A. 沙眼衣原体变种
B. 人乳头瘤病毒
C. 巨细胞病毒
D. 单纯疱疹病毒 2 型
E. 梅毒螺旋体

38. 测定和区分共存组分中的分析物的能力,既能证明所测的药物为原型或其代谢物,又能排除某些内源性物质的干扰,考查的项目是
A. 基质效应　　B. 准确度
C. 稳定性　　D. 专一性
E. 精密度

39. 醌类化合物取代基的酸性强弱顺序是
A. β-OH>α-OH>—COOH
B. —COOH>β-OH>α-OH
C. β-OH>—COOH>α-OH
D. α-OH>β-OH>—COOH
E. —COOH>α-OH>β-OH

40. 下列溶剂能与水以任意比例互溶的是
A. 正丁醇　　B. 三氯甲烷
C. 丙酮　　D. 石油醚
E. 苯

41.《中国药典》(2020年版)中司可巴比妥钠的重金属检查采用的方法是
A. 第一法　　B. 第二法
C. 第三法　　D. 第四法
E. 第五法

42.《中国药典》(2020年版)古蔡氏法进行砷盐检查时比较的是
A. 红色的胶态银
B. 棕褐色的游离砷
C. 黄色至棕色的砷斑
D. 吸光度值 A
E. 红色的游离砷

43. 下列水溶性最大的化合物是
A. 黄酮醇　　B. 二氢黄酮
C. 查耳酮　　D. 黄酮
E. 橙酮

44. 下列能够用碱提取酸沉淀法分离的化合物是
A. 强心苷　　B. 大黄素
C. 薄荷醇　　D. 蔗糖
E. 人参皂苷

45. 环烯醚萜属于的化合物类型是
A. 二萜　　B. 倍半萜
C. 三萜　　D. 单萜
E. 甾类

46. 采用容量分析法对阿司匹林进行含量测定时的指示剂是
A. 酚酞　　B. 百里酚酞
C. 甲基橙　　D. 邻二氮菲
E. 结晶紫

47. 盐酸普鲁卡因中的对氨基苯甲酸的检查方法是
A. TLC　　B. GC
C. NP-HPLC　　D. RP-HPLC
E. MS

48. 托烷生物碱的 Vitali 鉴别试验方法:供试品水解后生成莨菪酸,后经发烟硝酸处理,再与一些物质反应后显深紫色,这些物质是
A. 氢氧化钾溶液,固体氢氧化钾
B. 氢氧化钠溶液,固体氢氧化钠
C. 氯化钾溶液,固体氢氧化钾
D. 氯化钠溶液,固体氢氧化钠
E. 氢氧化钾溶液,固体氯化钠

49. 地高辛片的鉴别检查所使用的溶剂是
A. 三氯化铁的冰醋酸溶液
B. 三氧化二铁的冰醋酸溶液
C. 冰醋酸溶液
D. 冰醋酸和乙酸酐
E. 硫酸

50. 相对标准偏差用来表示
A. 准确度　　B. 精密度
C. 纯净度　　D. 专一性
E. 线性

51. 与克拉维酸合用抗菌作用增加的是
A. 阿莫西林　　B. 红霉素
C. 克拉霉素　　D. 阿米卡星
E. 氯霉素

52. 维生素C在酸性条件下可以被碘定量氧化,所采用的酸性条件是
A. 发烟硝酸　　B. 发烟盐酸
C. 浓硫酸　　D. 稀硝酸
E. 稀乙酸

53. 最准确的药物命名是
A. 通用名　　B. 商品名
C. 化学名　　D. 俗名
E. 常用名

54. 盐酸阿米替林属于
A. 肾上腺素重摄取抑制剂
B. 单胺氧化酶抑制剂
C. 阿片受体抑制剂

D. 5- 羟色胺重摄取抑制剂
E. 5- 羟色胺受体抑制剂

55. 羟丁酸钠的主要临床用途是
A. 局部麻醉药
B. 全身麻醉药
C. 解热镇痛药
D. 抗精神病药
E. 镇静催眠药

56. 既能用于麻醉,又能用于治疗心律失常的药物是
A. 盐酸普鲁卡因
B. 奥美拉唑
C. 盐酸氯胺酮
D. 羟丁酸钠
E. 盐酸利多卡因

57. 下列药物中,属于天然抗肿瘤药的是
A. 氟尿嘧啶　　B. 顺铂
C. 紫杉醇　　D. 卡莫氟
E. 巯嘌呤

58. 环磷酰胺在体外没有活性,在体内经代谢而活化。在肿瘤组织中所生成的具有烷化作用的代谢产物是
A. 4- 羟基环磷酰胺
B. 4- 酮基环磷酰胺
C. 羧基磷酰胺
D. 醛基磷酰胺
E. 磷酰氮芥、丙烯醛、去甲氮芥

59. 关于颗粒剂检查的叙述,**不正确**的是
A. 除另有规定外,应检查粒度、干燥失重、溶化性、装量差异及装量
B. 分散颗粒的大小影响制剂疗效的正常发挥,应检查粒度
C. 水分的存在可以使药物潮解、颗粒结块,应检查干燥失重
D. 颗粒剂的特点是溶出和吸收速度比较快,不允许有轻微的混浊
E. 检查溶化性可以反映该制剂的有效性,也能反映生产工艺水平

60. 顺铂**不具有**的性质是
A. 微溶于水,对光和空气不敏感
B. 加热至 270℃可分解成金属铂
C. 水溶液不稳定
D. 口服给药吸收好
E. 形成低聚物,在 0.9% 氯化钠溶液中不稳定

61. 关于阿莫西林的叙述,正确的是
A. 为广谱的天然抗生素
B. 口服吸收不好,需静脉注射
C. 对 β- 内酰胺酶稳定
D. 易溶于水,临床用其注射剂
E. 水溶液室温放置会发生分子间的聚合反应

62. 大环内酯类抗生素的结构特点是
A. 10~12 个碳原子的内酯环
B. 12~14 个碳原子的内酯环
C. 14~16 个碳原子的内酯环
D. 16~18 个碳原子的内酯环
E. 18~20 个碳原子的内酯环

63. **不能**口服的抗生素是
A. 头孢氨苄
B. 青霉素 V
C. 青霉素
D. 苯唑西林钠
E. 阿莫西林

64. 下列属于大环内酯类抗生素的是
A. 链霉素　　B. 四环素
C. 红霉素　　D. 林可霉素
E. 氯霉素

65. 醋酸地塞米松的结构中**不具有**
A. 17α- 羟基　　B. 9α- 氟
C. 16α- 甲基　　D. 6α- 氟
E. 3- 羰基

66. HPLC 的系统适用性试验中需考查重复性试验,其峰面积测量值的相对标准偏差应**不大于**
A. 1.0%　　B. 2.0%
C. 5.0%　　D. 15%
E. 20%

67. 反相高效液相色谱法采用紫外末端吸收检测时,首选的流动相是
A. 甲醇 - 水

B. 正己烷 - 二氯甲烷
C. 乙腈 - 水
D. 纯水
E. 环己烷 - 四氢呋喃

68. 建立药品质量标准用 HPLC 和 UV 进行准确度考查时，回收率一般应达
A. 99.7%~100.3%
B. 80%~120%
C. 98%~102%
D. 95%~105%
E. 90%~100%

69. 与普鲁卡因胺的性质**不符**的是
A. 普鲁卡因胺虽可被水解，但比普鲁卡因稳定
B. 在强酸条件下不发生水解
C. 可以制成片剂口服
D. 储藏期间易氧化变色
E. 可以发生重氮化 - 偶合反应

70. 关于喹诺酮类药物构效关系的叙述，正确的是
A. 6 位 F 原子取代与中枢渗透性有关
B. 7 位碱性基团取代增加对革兰氏阴性菌的活性
C. 3 位羧基成酯或还原都有活性
D. 1 位无取代时活性最佳
E. 3 位羧基和 4 位羰基是活性必需基团

71. 现行版《中国药典》是
A. 1995 年版　B. 2000 年版
C. 2005 年版　D. 2015 年版
E. 2020 年版

72. 在药物定性方法中，要求供试品斑点与对照品斑点的比移值一致的方法是
A. UV　B. IR
C. GC　D. TLC
E. HPLC

73. 医务人员根据确定的医学行为目标，拟订多个诊疗方案，然后从中选出达到最佳诊疗效果的方案是
A. 医学伦理决策
B. 医学道德修养
C. 医学伦理难题
D. 医学道德教育
E. 医学法律问题

74. HPLC 和 GC 的系统适用性试验**不包括**的指标是
A. 理论塔板数
B. 分离度
C. 保留时间
D. 重复性
E. 拖尾因子

75. 凡检查含量均匀度的制剂**不再**检查
A. 崩解时限　B. 重量差异
C. 溶出度　D. 主药含量
E. 释放度

76.《中国药典》(2020 年版）通则中收录的 Ag-DDC 法用于检查药物中的
A. 氯化物　B. 硫酸盐
C. 铁盐　D. 重金属
E. 砷盐

77. 用硫代乙酰胺法检查重金属时，硫化铅沉淀较完全的 pH 范围是
A. 2.0~2.5　B. 2.5~3.0
C. 3.0~3.5　D. 3.5~4.0
E. 4.0~4.5

78.《中国药典》(2020 年版）测定苯巴比妥的含量采用的方法是
A. 碘量法
B. 溴量法
C. 银量法
D. 铈量法
E. 亚硝酸钠法

79. 用信噪比法确定定量限时，进行测定的浓度 *S/N* 是
A. 2　B. 3
C. 10　D. 8
E. 5

80. 测定血浆或血清生物药品时，去除蛋白质可加入的强酸是
A. 盐酸　B. 硫酸
C. 高氯酸　D. 磷酸
E. 硝酸

二、以下提供若干组考题,每组考题共用在考题前列出的A、B、C、D、E五个备选答案。请从中选择一个与考题关系最密切的答案。每个备选答案可能被选择一次、多次或不被选择。

(81~82题共用备选答案)
A. 鬼臼毒素
B. 五味子素
C. 大黄素
D. 丹参醌
E. 马兜铃酸
81. 显示较强的细胞毒活性,能显著抑制癌细胞增殖的是
82. 具有保肝和降低血清谷丙转氨酶作用的是

(83~84题共用备选答案)
A. 易致代谢性酸中毒
B. 易致呼吸性酸中毒
C. 易致代谢性碱中毒
D. 易致呼吸性碱中毒
E. 对酸碱平衡无明显影响
83. 急性高钾血症
84. 急性低钾血症

(85~86题共用备选答案)
A. 减慢射血期
B. 等容舒张期
C. 快速充盈期
D. 等容收缩期
E. 快速射血期
85. 大部分血液在这一时期进入心室
86. 室内压下降速度最快是在

(87~88题共用备选答案)
A. 衣原体
B. 真菌
C. 细菌
D. 病毒
E. 螺旋体
87. 引起乙型肝炎的病原体属于
88. 引起白喉的病原体属于

(89~90题共用备选答案)
A. rRNA
B. tRNA
C. SnRNA
D. DNA
E. mRNA
89. 蛋白质生物合成的模板是
90. 二级结构为三叶草形的是

(91~93题共用备选答案)
A. 属于一般杂质检查项目
B. 既可定性鉴别,又可进行杂质检查和有效成分的含量测定
C. 属于制剂通则检查
D. 是药物制剂含量测定常用的方法
E. 是原料药含量测定通常采用的方法
91. pH测定
92. 无菌检查
93. 滴定分析

(94~95题共用备选答案)
A. 抗肿瘤药
B. 降血糖药
C. 抗痛风药
D. 抗抑郁药
E. 非甾体抗炎药
94. 美洛昔康属于
95. 丙磺舒属于

(96~97题共用备选答案)
A. 解热镇痛药
B. 抗精神病药
C. 抗痛风药
D. 抗抑郁药
E. 非甾体抗炎药
96. 对乙酰氨基酚属于
97. 氟哌啶醇属于

(98~100题共用备选答案)
A. 重氮化-偶合反应
B. 硫色素反应
C. 水解后的三氯化铁反应
D. 麦芽酚反应
E. Keller-Kiliani反应
98. 链霉素可发生
99. 阿司匹林可发生
100. 地高辛可发生

全国卫生专业技术资格考试

药学（中级）专业（相关专业知识）

PMPH

姓　　　名：________________

准 考 证 号：________________

建议完成时间：　90 分钟　

成　　　绩：________________

一、以下每一道题下面有 A、B、C、D、E 五个备选答案。请从中选择一个最佳答案。

1. 固体物料粉碎前的粒度与粉碎后的粒度的比值称为
A. 混合度　B. 粉碎度
C. 脆碎度　D. 崩解度
E. 溶解度

2. 关于咀嚼片的叙述,**错误**的是
A. 硬度宜小于普通片
B. 不进行崩解时限检查
C. 一般在口腔中发挥局部作用
D. 口感良好,较适用于小儿服用
E. 对于崩解困难的药物,制成咀嚼片后可提高药效

3. 微晶纤维素为常用的片剂辅料,其缩写和用途分别是
A. CMC,黏合剂
B. CMS,崩解剂
C. CAP,肠溶包衣材料
D. MCC,稀释剂
E. MC,填充剂

4. 下列以碳酸氢钠和枸橼酸为崩解剂的是
A. 泡腾片　B. 分散片
C. 缓释片　D. 舌下片
E. 植入片

5. 片重差异超限的原因**不包括**
A. 冲模表面粗糙
B. 颗粒的流动性不好
C. 颗粒内的细粉太多或颗粒大小相差悬殊
D. 加料斗内的颗粒时多时少
E. 冲头与模孔的吻合性不好

6. 关于肠溶片的叙述,**错误**的是
A. 胃内不稳定的药物可包肠溶衣
B. 强烈刺激胃的药物可包肠溶衣
C. 在胃内不崩解,而在肠中必须崩解
D. 肠溶衣片服用时不宜嚼碎
E. 必要时也可将肠溶片粉碎服用

7. 缓释型薄膜衣的材料是
A. HPMC
B. EC
C. 硬脂酸
D. MC
E. 单硬脂酸甘油酯

8. 药物装硬胶囊时,易风化的药物易使胶囊
A. 变硬　B. 变色
C. 分解　D. 软化
E. 变脆

9.《中国药典》(2020 年版)规定,软胶囊剂的崩解时限是
A. 15min　B. 30min
C. 45min　D. 60min
E. 120min

10. 甘油在膜剂中的主要作用是
A. 黏合剂
B. 增加胶液的凝结力
C. 增塑剂
D. 促使基质溶化
E. 保湿剂

11. 膜材 PVA05-88 中,05 表示
A. 聚合度　B. 醇解度
C. 水解度　D. 酸解度
E. 黏度

12. 下列给药途径适合膜剂的是
A. 静脉注射　B. 皮下给药
C. 舌下给药　D. 直肠给药
E. 静脉滴注

13. 凡士林基质中加入羊毛脂是为了
A. 增加药物的溶解度
B. 防腐与抑菌
C. 增加药物的稳定性
D. 减少基质的吸水性
E. 增加基质的吸水性

14. 下列为软膏水溶性基质的是
A. 植物油　B. 固体石蜡
C. 鲸蜡　D. 凡士林
E. 聚乙二醇

15. 制备栓剂时,选用润滑剂的原则是
A. 任何基质都可采用水溶性润滑剂
B. 水溶性基质采用水溶性润滑剂

C. 油溶性基质采用水溶性润滑剂，水溶性基质采用油脂性润滑剂
D. 不需用润滑剂
E. 油脂性基质采用油脂性润滑剂

16. 药物的肝脏首过效应大时，可选用的剂型是
A. 肠溶片剂
B. 口服乳剂
C. 胶囊剂
D. 栓剂
E. 糖浆剂

17. 关于药物制剂设计目的的叙述，**错误**的是
A. 根据临床用药的需求、药物的理化性质及药理作用，确定适当的给药途径和给药剂型
B. 选择合适的辅料及制备工艺
C. 筛选处方、工艺条件及包装
D. 便于药物上市后的销售
E. 设计出适合临床应用及工业化生产的制剂

18. 中华人民共和国成立后，第一部《中国药典》的颁布时间是
A. 1950 年
B. 1953 年
C. 1957 年
D. 1963 年
E. 1977 年

19. 将液体制剂分为胶体溶液、混悬液、乳浊液等是
A. 按照分散系统分类
B. 按照性状分类
C. 按照物态分类
D. 按照制备方法分类
E. 按照给药途径分类

20. 葡萄糖在蛋白质制剂中的作用是
A. 调节 pH
B. 抑制蛋白质聚集
C. 保护剂
D. 乳化剂
E. 增加溶解度

21. 丙酸倍氯米松、乙醇、HFA-134a 的处方属于
A. 吸入型粉雾剂
B. 混悬型气雾剂
C. 溶液型气雾剂
D. 乳剂型气雾剂
E. 喷雾剂

22. 对于药物降解，常用来表示药物半衰期的是
A. 降解 5% 所需的时间
B. 降解 10% 所需的时间
C. 降解 30% 所需的时间
D. 降解 50% 所需的时间
E. 降解 90% 所需的时间

23. 关于物理化学法制备微囊的叙述，**错误**的是
A. 物理化学法又称为相分离法
B. 需要加入 Na_2SO_4 等凝聚剂析出成囊
C. 单凝聚法、复凝聚法均属于此方法的范畴
D. 微囊化在液相中进行，囊心物与囊材在一定条件下形成新相析出
E. 现已成为药物微囊化的主要方法之一

24. 固体分散物的难溶性载体材料是
A. PVP
B. 泊洛沙姆 188
C. PEG
D. EC
E. 木糖醇

25. 可用作注射用包合材料的是
A. γ- 环糊精
B. α- 环糊精
C. β- 环糊精
D. 羟丙基 -β- 环糊精
E. 乙基化 -β- 环糊精

26. 可用于亲水凝胶骨架片的材料是
A. 硅橡胶
B. 蜡类
C. 海藻酸钠
D. 聚乙烯
E. 脂肪酸

27. 常用作控释给药系统中的控释膜材料的物质是
A. 聚丙烯
B. 聚乳酸
C. 氢化蓖麻油
D. 乙烯 - 乙酸乙烯酯共聚物
E. 聚硅氧烷

28. 透皮吸收制剂可分为
A. 储库型和骨架型
B. 有限速膜型和无限速膜型

C. 膜控释型和微储库型
D. 微孔骨架型和多储库型
E. 黏胶分散型和复合膜型

29. 关于纳米粒的叙述,**错误**的是
A. 可延长药物在体内的循环时间
B. 粒径多在 10~1 000nm
C. 具有缓释性
D. 具有靶向性
E. 可提高药效,降低毒副作用

30. 下列**不属于**常用提取方法的是
A. 煎煮法
B. 渗漉法
C. 浸渍法
D. 蒸馏法
E. 醇提水沉淀法

31. 下列物质的溶液或混悬液**不属于**假塑性流体的是
A. 西黄蓍胶
B. 海藻酸钠
C. 甲基纤维素
D. 羧甲纤维素钠
E. 淀粉

32. 下列表面活性剂中,具有去污、洗涤作用的是
A. 普朗尼克
B. 卖泽
C. 苄泽
D. 苯扎溴铵
E. 十二烷基硫酸钠

33. 临界胶束浓度是
A. 溶液的特性
B. 胶体溶液的特性
C. 表面活性剂的一个特性
D. 高分子溶液的特性
E. 亲水胶体的特性

34. 可用于静脉注射用乳剂的乳化剂是
A. 泊洛沙姆 188
B. 司盘 60
C. 吐温 80
D. 十二烷基硫酸钠
E. 蔗糖脂肪酸酯

35. 下列溶剂毒性大,但溶解性能广泛的是
A. 丙二醇　　B. 甘油
C. 水　　D. 液体石蜡
E. 二甲基亚砜

36. 乳剂中分散的乳滴聚集形成疏松的聚集体,经振摇即能恢复成均匀乳剂的现象称为乳剂的
A. 分层　　B. 絮凝
C. 转相　　D. 合并
E. 破裂

37. 关于干胶法制备初乳的叙述,正确的是
A. 油、胶、水三者的比例任意
B. 乳钵可不必干燥
C. 分次加入比例量的水
D. 加水后沿同一方向快速研磨
E. 初乳未形成前可以加水稀释

38. 由高分子化合物分散在分散介质中形成的以分子形式存在的液体制剂是
A. 低分子溶液剂
B. 高分子溶液剂
C. 溶胶剂
D. 乳剂
E. 混悬剂

39. 由难溶性固体药物以微粒状态分散在液体分散介质中形成的非均相分散体系是
A. 低分子溶液剂
B. 高分子溶液剂
C. 溶胶剂
D. 乳剂
E. 混悬剂

40. 液体制剂按分散相大小可分为
A. 低分子溶液剂、高分子溶液剂、混悬剂
B. 胶体溶液剂、高分子溶液剂、乳剂
C. 胶体溶液剂、混悬剂、乳剂
D. 分子分散系、胶体分散系、粗分散系
E. 低分子溶液剂、混悬剂、乳剂

41. 液体制剂的特点是
A. 不能用于皮肤、黏膜和人体腔道
B. 药物分散度大,吸收快,药效发挥迅速
C. 药物分散度大,不易引起化学降解
D. 给药途径广泛,易于分剂量,但不适用

于婴幼儿和老年人

E. 某些固体制剂制成液体制剂后生物利用度降低

42. 乳剂形成的必要条件包括
A. 提高两相液体的表面张力
B. 加入适量的乳化剂
C. 有时可不必形成牢固的乳化膜
D. 有任意的相比
E. 很高的温度

43. 注射用水应于制备后
A. 4h 内使用 B. 8h 内使用
C. 12h 内使用 D. 16h 内使用
E. 18h 内使用

44. 下列属于化学灭菌法的是
A. 紫外线灭菌
B. 环氧乙烷灭菌
C. γ 射线灭菌
D. 微波灭菌
E. 火焰灭菌

45. 下列各种蒸汽中灭菌效率最高的是
A. 饱和蒸汽 B. 湿饱和蒸汽
C. 不饱和蒸汽 D. 过热蒸汽
E. 流通蒸汽

46. 制备注射用水的最经典的方法是
A. 离子交换法 B. 蒸馏法
C. 反渗透法 D. 电渗析法
E. 吸附法

47. 安钠咖注射液的处方如下

苯甲酸钠	1 300g
咖啡因	1 301g
EDTA-2Na	2g
注射用水加至	10 000ml

其中苯甲酸钠的作用是
A. 镇痛剂 B. 助悬剂
C. 主药之一 D. 增溶剂
E. 抑菌剂

48. 热原的主要成分是
A. 蛋白质 B. 胆固醇
C. 脂多糖 D. 磷脂
E. 生物激素

49. 依据《医疗机构药事管理规定》，医疗机构药学专业技术人员配置
A. 不得少于本机构卫生专业技术人员的4%
B. 不得少于本机构卫生专业技术人员的6%
C. 不得少于本机构卫生专业技术人员的8%
D. 不得少于本机构卫生专业技术人员的10%
E. 不得少于本机构卫生专业技术人员的12%

50. 依据《静脉用药集中调配质量管理规范》，应当接受岗位专业知识培训并经考核合格，定期接受药学专业继续教育的人员是
A. 静脉用药调配中心（室）负责人
B. 负责静脉用药医嘱或处方适宜性审核的人员
C. 负责摆药、加药混合调配、成品输液核对的人员
D. 从事静脉用药集中调配工作的药学专业技术人员
E. 与静脉用药调配工作相关的人员

51. 临床药师通过搜集、评价科研证据，评估其在治疗方案中的作用，并以此作出临床药物治疗决策，进行合理用药研究，利用的方法是
A. 临床医学
B. 临床药学
C. 循证医学
D. 循证药学
E. 药物治疗学

52. 关于芬太尼的叙述，**不正确**的是
A. 为μ阿片受体激动剂，作用与吗啡相似，镇痛强度为吗啡的 75~125 倍
B. 芬太尼主要在肝内生物转化，可通过血脑屏障
C. 芬太尼只用于治疗晚期癌性疼痛
D. 快速静脉注射芬太尼可引起胸壁和腹壁肌肉强直而影响通气，可用肌肉松弛药处理
E. 反复注射或大剂量注射芬太尼后，可在用药后的 3~4h 出现延迟性呼吸抑制

53. 对于入睡困难的患者应选用的镇静催眠药是
A. 氯硝西泮 B. 咪达唑仑
C. 扎来普隆 D. 阿普唑仑
E. 劳拉西泮

54. 关于手术预防使用抗菌药物的说法,**错误**的是
A. 手术预防用抗菌药物应在术前 0.5~2h 静脉滴注
B. 手术时间超过 3h 或失血量 >1 500ml,术中可给予第 2 剂
C. 清洁手术用药时间不超过 24h,个别情况可延长至 48h
D. 清洁 - 污染手术用药时间不超过 48h,个别情况可延长至 72h
E. 抗菌药物的有效覆盖时间应包括整个手术过程和手术结束后 4h

55. 抗菌药物的疗程因感染不同而异,一般情况下的停药时间为体温正常、症状消退后
A. 24~48h B. 24~72h
C. 72~96h D. 立即停药
E. 12~24h

56. 处方药是指该药品
A. 必须凭执业医师或执业助理医师处方才可调配、购买和使用
B. 必须凭医院医师处方在医院调配、购买和使用
C. 必须在医院调配、购买和使用
D. 必须凭执业药师处方才可购买和使用
E. 必须凭执业医师或执业助理医师处方才可批发和零售

57.《处方管理办法》属于
A. 法律
B. 行政法规
C. 地方性法规
D. 部门规章
E. 其他规范性文件

58. 麻醉药品和第二类精神药品处方的颜色分别是
A. 白色,白色
B. 白色,淡红色
C. 淡红色,白色
D. 淡红色,淡黄色
E. 淡绿色,淡黄色

59. 下列**不属于**第二类精神药品的是
A. 巴比妥 B. 地西泮
C. 唑吡坦 D. 佐匹克隆
E. 布桂嗪

60. 处方差错的原因**不包括**
A. 处方辨认不清
B. 药品名称相似
C. 药品外观相似
D. 药物的化学性质导致
E. 药品调配错误

61. 调配处方药要做到“四查十对”,其中的“四查”**不包括**
A. 查处方
B. 查适应证
C. 查配伍禁忌
D. 查用药合理性
E. 查药品

62. 依据《中华人民共和国药品管理法》,医疗机构应当依法向药品价格主管部门提供
A. 其药品的实际购销价格清单等资料
B. 其药品售出的价格和数量清单等资料
C. 其药品购入的价格和数量清单等资料
D. 其药品购入和售出的数量清单等资料
E. 其药品的实际购销价格和购销数量等资料

63. 关于乙类非处方药的说法,**不正确**的是
A. 不需执业医师或执业助理医师处方消费者可以自行判断、购买和使用
B. 不需审批直接可以在大众传播媒介进行广告宣传
C. 必须具有药品经营许可证才能经营批发
D. 必须具有药品生产许可证和药品批准文号才能生产
E. 医疗机构可以根据医疗需要决定或推荐使用

64. 依据我国《药品不良反应报告和监测管理办法》,药品不良反应是指
A. 药品使用过程中出现的用药不当
B. 药品出现的可预防或避免的事件

C. 用药过程中出现的有害反应
D. 合格药品在正常用法用量下出现的不可避免的有害反应
E. 合格药品在正常用法用量下出现的与用药目的无关的有害反应

65. 麻醉药品连续使用后易产生瘾癖及
A. 精神依赖性
B. 躯体依赖性
C. 兴奋性
D. 抑制性
E. 二重性

66. 依据《麻醉药品和精神药品管理条例》，处方至少保存 3 年的是
A. 麻醉药品
B. 精神药品
C. 毒性药品
D. 放射性药品
E. 戒毒药品

67. 三级医院药事管理委员会的成员包括
A. 具有高级技术职务任职资格的药学、临床医学等方面的专家
B. 具有高级技术职务任职资格的药学、医院感染管理和医疗行政管理等方面的专家
C. 具有高级技术职务任职资格的临床医学、医院感染管理和医疗行政管理等方面的专家
D. 具有高级技术职务任职资格的药学、临床医学、医院感染管理和医疗行政管理等方面的专家
E. 具有中级以上技术职务任职资格的药学、临床医学、医院感染管理和医疗行政管理等方面的专家

68. 下列属于毒性药品管理的西药品种是
A. 砒霜　B. 阿托品
C. 可卡因　D. 吗啡
E. 芬太尼

69. 药师应当对医院处方用药适宜性进行审核，审核内容**不包括**
A. 用药金额的准确性
B. 处方用药与临床诊断的相符性
C. 用药剂量、用法的正确性
D. 选用剂型与给药途径的合理性
E. 是否有重复给药现象

70. 药品说明书和标签必须印有规定的标识，**除外**的药品是
A. 麻醉药品
B. 外用药品
C. 处方药品
D. 第二类精神药品
E. 放射性药品

71. 在处方调剂过程中，药师发药的做法**不正确**的是
A. 核对患者姓名，最好询问患者所就诊科室，以确认患者
B. 只需核对药品的名称和数量
C. 发现处方调剂错误时，应将处方和药品退回调剂者，并及时更正
D. 发药时向患者交代每种药品的服用方法和特殊注意事项
E. 处方药品，需要对患者进行用药指导

72. 药物临床试验必须执行
A. GMP　B. GSP
C. GCP　D. GLP
E. GAP

73. 属于处方审核中的“不规范处方”的是
A. 未使用药品规范名称
B. 重复用药
C. 有配伍禁忌
D. 用法用量不适宜
E. 无正当理由开具高价药

74. **不得**在其包装、标签、说明书及有关宣传资料上进行含有预防、治疗、诊断人体疾病等有关内容的宣传的是
A. 中药材品种
B. 预防性生物制品
C. 非药品
D. 中药饮片
E. 血液制品

75. 药品的质量特性**不包括**
A. 有效性　B. 新颖性
C. 稳定性　D. 均一性
E. 经济性

76. 关于麻醉药品和精神药品管理的叙述,**错误的是**
   A. 国家对麻醉药品的生产实行总量控制
   B. 麻醉药品、精神药品均不可在药店零售
   C. 麻醉药品和第一类精神药品的临床试验不得以健康人为受试对象
   D. 医疗机构不得自行提货
   E. 麻醉药品的大包装原料药不得销售给任何药品批发企业

77. 应按《中华人民共和国药品管理法》没收违法生产、销售的药品和违法所得,责令停产停业整顿,吊销药品批准证明文件,并处违法生产、销售的药品货值金额 15 倍以上 30 倍以下的罚款的是
   A. 被污染的药品
   B. 擅自添加防腐剂、辅料的药品
   C. 超过有效期的药品
   D. 药品成分的含量不符合国家药品标准
   E. 药品所含成分与国家药品标准规定的成分不符

78. 静脉用药调配中心(室)洁净区应当设有温度、湿度、气压等监测设备和通风换气设施,保持静脉用药调配室的温度在
   A. 10~30℃
   B. 18~26℃
   C. 15~28℃
   D. 20~25℃
   E. 10~20℃

79. 下列影响合理用药的因素中,**不属于**药物方面的因素是
   A. 给药途径
   B. 反复用药的影响
   C. 给药间隔时间、疗程及用药时间
   D. 联合用药与药物相互作用
   E. 药物不良反应

80. 麻醉药品定点生产企业应当将
   A. 麻醉药品原料药和制剂分别存放
   B. 精神药品原料药和制剂分别存放
   C. 麻醉药品原料药和精神药品原料药分别存放
   D. 麻醉药品和精神药品分别存放
   E. 麻醉药品和精神药品原料药分别存放

二、以下提供若干组考题,每组考题共用在考题前列出的 A、B、C、D、E 五个备选答案。请从中选择一个与考题关系最密切的答案。每个备选答案可能被选择一次、多次或不被选择。

(81~83 题共用备选答案)
   A. 润滑剂
   B. 黏合剂
   C. 崩解剂
   D. 填充剂
   E. 主药
   指出以下处方中的各成分的作用
81. 磺胺甲噁唑(SMZ)500g 是
82. 淀粉浆 24g 是
83. 硬脂酸镁 3g 是

(84~86 题共用备选答案)
   A. 减少与空气接触
   B. 避光
   C. 调节 pH
   D. 添加抗氧剂
   E. 添加金属络合剂
   在防止药物制剂氧化的过程中
84. 加入 BHT 的作用是
85. 通入 CO_2 的作用是
86. 加入磷酸盐缓冲液的作用是

(87~89 题共用备选答案)
   A. 不溶性骨架片
   B. 亲水凝胶骨架片
   C. 阴道环
   D. 溶蚀性骨架片
   E. 渗透泵型片
87. 用脂肪或蜡类物质作骨架制成的片剂是
88. 用海藻酸钠或羧甲纤维素钠作骨架的片剂是
89. 用乙基纤维素、醋酸纤维素包衣的片剂,片面用激光打一个孔的是

(90~92 题共用备选答案)
   A. 重新分散试验
   B. 微粒大小测定
   C. 沉降容积比测定
   D. 絮凝度测定
   E. 流变学测定
90. 混悬剂放置一定时间后,以一定的速度转动,观察混合情况的是

91. 用库尔特粒度仪测定混悬剂的是
92. 用旋转黏度计测定混悬剂的流动曲线的是

（93~95 题共用备选答案）

A. 凭方发药
B. 流水作业配方法
C. 摆药法
D. 独立配方法
E. 结合法

93. 适宜于医院急诊药房发药的方法是
94. 适宜于大医院门诊调剂室及门诊药房窗口候药患者比较多时发药的方法是
95. 多用于麻醉药品、精神药品、毒性药品等少数的临床用药的住院药房调剂方法是

（96~97 题共用备选答案）

A. 观察人体对于新药的耐受程度和药动学，为制订给药方案提供依据
B. 初步评价药物对目标适应证患者的治疗作用和安全性
C. 进一步验证药物对目标适应证患者的治疗作用和安全性
D. 评价在普通或者特殊人群中使用的利益与风险关系
E. 考查在广泛使用条件下的药物的疗效和不良反应

96. Ⅰ期临床试验的目的是
97. Ⅲ期临床试验的目的是

（98~100 题共用备选答案）

A. 其包装应当明显区别或者规格项明显标注
B. 其标签应当明显区别或者规格项明显标注
C. 其包装的内容、格式及颜色必须一致
D. 其标签的内容、格式及颜色必须一致
E. 两者的包装颜色应当明显区别

98. 同一药品生产企业生产的同一药品，药品规格和包装规格均相同的
99. 同一药品生产企业生产的同一药品，药品规格或者包装规格不同的
100. 同一药品生产企业生产的同一药品，分别按处方药与非处方药管理的

全国卫生专业技术资格考试

药学（中级）专业（专业知识）

姓　　名：

准考证号：

建议完成时间：90 分钟

成　　绩：

一、以下每一道题下面有 A、B、C、D、E 五个备选答案。请从中选择一个最佳答案。

1. 新斯的明的作用机制是
A. 激动 M 受体
B. 激动 N 受体
C. 可逆性地抑制胆碱酯酶
D. 难逆性地抑制胆碱酯酶
E. 阻断 M 受体

2. 阿托品可用于治疗
A. 心房颤动
B. 房室传导阻滞
C. 室上性心动过速
D. 心房扑动
E. 室性心动过速

3. 能引起肾上腺素升血压效应翻转的药物是
A. 利血平　B. 酚苄明
C. 甲氧明　D. 美卡拉明
E. 阿托品

4. 能选择性地阻断 α_2 受体的药物是
A. 可乐定　B. 哌唑嗪
C. 酚妥拉明　D. 甲氧明
E. 育亨宾

5. **不能**与左旋多巴合用的药物是
A. 卡比多巴　B. 维生素 B_6
C. 苯海索　D. 苄丝肼
E. 溴隐亭

6. 吗啡的药理作用是
A. 镇痛、镇静、镇咳
B. 镇痛、镇静、抗帕金森病
C. 镇痛、呼吸兴奋
D. 镇痛、镇静、散瞳
E. 镇痛、止泻、缩血管

7. 关于奎尼丁的抗心律失常作用的叙述，**错误**的是
A. 降低浦肯野纤维的自律性
B. 减慢心房、心室和浦肯野纤维的传导性
C. 延长心房、心室和浦肯野纤维的动作电位时程和有效不应期
D. 阻滞钠通道，不影响钾通道
E. 对钠通道、钾通道都有抑制作用

8. **不具有**扩张冠状动脉作用的药物是
A. 硝酸甘油　B. 硝苯地平
C. 维拉帕米　D. 硝酸异山梨酯
E. 普萘洛尔

9. 卡托普利可以特异性抑制的酶是
A. 单胺氧化酶
B. 胆碱酯酶
C. 甲状腺过氧化物酶
D. 肽聚糖代谢酶
E. 血管紧张素转换酶

10. 可用于治疗急性肺水肿的药物是
A. 乙酰唑胺　B. 呋塞米
C. 氢氯噻嗪　D. 螺内酯
E. 氨苯蝶啶

11. 肝素可用于治疗
A. 先兆流产
B. 严重高血压
C. 血小板减少性紫癜
D. 肺栓塞
E. 血友病

12. 下列药物中，属于抗过敏平喘药的是
A. 特布他林
B. 异丙肾上腺素
C. 布地奈德
D. 异丙托溴铵
E. 色甘酸钠

13. 下列情况**禁用**糖皮质激素的是
A. 角膜溃疡　B. 角膜炎
C. 视网膜炎　D. 虹膜炎
E. 视神经炎

14. 甲状腺素的主要适应证是
A. 甲状腺危象
B. 轻、中度甲状腺功能亢进症
C. 甲状腺功能亢进症的术前准备
D. 交感神经活性增强引起的病变
E. 黏液性水肿

15. 下列磺胺药中，血浆蛋白结合率最低，容易进入各种组织的是
A. 磺胺二甲嘧啶
B. 磺胺甲噁唑

C. 磺胺嘧啶
D. 磺胺间甲氧嘧啶
E. 柳氮磺吡啶

16. 青霉素吸收后在体内主要分布于
A. 心血管系统中
B. 细胞内
C. 泌尿生殖系统中
D. 除脑脊液外的所有体液中
E. 如果脑膜有炎症或给予大剂量时,可以分布到包括脑脊液在内的所有细胞外液中

17. 下列**不属于**大环内酯类药物的是
A. 红霉素 B. 林可霉素
C. 克拉霉素 D. 阿奇霉素
E. 罗红霉素

18. 两性霉素 B 抗菌作用的主要机制是
A. 增加真菌细胞膜的通透性
B. 抑制真菌细胞的蛋白质合成
C. 抑制核酸的合成
D. 抑制真菌细胞壁的合成
E. 抑制叶酸的合成

19. 下列药物**不是**一线抗结核药的是
A. 利福平 B. 异烟肼
C. 乙胺丁醇 D. 对氨基水杨酸
E. 吡嗪酰胺

20. 主要用于急性淋巴细胞白血病的抗生素是
A. 丝裂霉素 B. 博来霉素
C. 放线菌素 D D. 多柔比星
E. 柔红霉素

21. 具有抗肠虫作用的免疫增强剂是
A. 白细胞介素 B. 干扰素
C. 转移因子 D. 左旋咪唑
E. 胸腺素

22. 急 / 慢性鼻炎、鼻窦炎引起鼻充血时,可用于滴鼻的药物是
A. 去甲肾上腺素
B. 麻黄碱
C. 异丙肾上腺素
D. 肾上腺素
E. 多巴胺

23. 下列**不属于** β 受体拮抗药的适应证是
A. 支气管哮喘 B. 心绞痛
C. 心律失常 D. 高血压
E. 青光眼

24. 用于抢救苯二氮䓬类药物过量中毒的药物是
A. 氯丙嗪 B. 水合氯醛
C. 纳洛酮 D. 氟马西尼
E. 阿托品

25. 首过效应作用最显著的给药途径是
A. 吸入给药 B. 静脉注射
C. 透皮给药 D. 直肠给药
E. 口服给药

26. 阿托品对眼的作用是
A. 散瞳,升高眼内压,视远物模糊
B. 散瞳,升高眼内压,视近物模糊
C. 散瞳,降低眼内压,视近物模糊
D. 散瞳,降低眼内压,视远物模糊
E. 散瞳,升高眼内压,视近物清楚

27. 局部麻醉药对神经纤维的作用是
A. 阻滞 Na^+ 内流 B. 阻滞 Ca^{2+} 内流
C. 阻滞 K^+ 外流 D. 阻断 ACh 释放
E. 阻滞 Cl^- 通道

28. 对癫痫大发作、小发作和精神运动性发作均有效的药物是
A. 苯巴比妥 B. 乙琥胺
C. 卡马西平 D. 苯妥英钠
E. 丙戊酸钠

29. 左旋多巴治疗帕金森病的机制是
A. 左旋多巴在脑内转变为 DA,补充纹状体内 DA 的不足
B. 提高纹状体中 ACh 的含量
C. 提高纹状体中 5-HT 的含量
D. 降低黑质中 ACh 的含量
E. 阻断黑质中的胆碱受体

30. 下列药物中,可用于人工冬眠的是
A. 吗啡 B. 哌替啶
C. 喷他佐辛 D. 曲马多
E. 可待因

31. 强心苷中毒所致的快速型心律失常的最佳治疗药物是
A. 奎尼丁　B. 胺碘酮
C. 普罗帕酮　D. 苯妥英钠
E. 阿托品

32. 普萘洛尔、硝酸甘油、硝苯地平治疗心绞痛的共同作用是
A. 减慢心率
B. 缩小心室容积
C. 扩张冠状动脉
D. 降低心肌氧耗量
E. 抑制心肌收缩力

33. 降血压作用持续时间最短的药物是
A. 哌唑嗪　B. 硝苯地平
C. 硝普钠　D. 氢氯噻嗪
E. 卡托普利

34. 红霉素抗菌作用最弱的细菌是
A. 肺炎球菌
B. 脑膜炎球菌
C. 军团菌
D. 肺炎支原体
E. 变形杆菌

35. 下列为浅表部抗真菌药的是
A. 灰黄霉素　B. 氟胞嘧啶
C. 两性霉素 B　D. 酮康唑
E. 咪康唑

36. 羟基脲的抗肿瘤作用机制是
A. 抑制二氢叶酸还原酶
B. 阻止嘧啶核苷酸生成
C. 阻止嘌呤核苷酸生成
D. 抑制核苷二磷酸还原酶
E. 抑制 DNA 聚合酶

37. 控制间日疟症状及复发的有效治疗方案是
A. 氯喹 + 乙胺嘧啶
B. 奎宁 + 乙胺嘧啶
C. 氯喹 + 伯氨喹
D. 乙胺嘧啶 + 伯氨喹
E. 奎宁 + 青蒿素

38. 关于氯霉素的抗菌作用的叙述，**不正确**的是
A. 高浓度杀菌，低浓度抑菌
B. 对 G^- 菌的作用强于 G^+ 菌
C. 抗菌机制为与细菌核糖体 50S 亚基结合，抑制蛋白质合成
D. 临床上可用于细菌性脑膜炎的治疗
E. 对衣原体、支原体、立克次体无作用

39. 使用胆碱受体拮抗药可加重氯丙嗪的不良反应是
A. 帕金森综合征
B. 迟发性运动障碍
C. 静坐不能
D. 直立性低血压
E. 急性肌张力障碍

40. 广泛地应用于治疗海洛因成瘾的药物是
A. 吗啡　B. 哌替啶
C. 美沙酮　D. 纳曲酮
E. 曲马多

41. 能引起瑞氏综合征的药物是
A. 吡罗昔康
B. 阿司匹林
C. 双氯芬酸
D. 对乙酰氨基酚
E. 保泰松

42. 某患者长期酗酒，近期在体检中发现血压增高(190/100mmHg)，伴有左心室肥厚。该患者最宜服用的抗高血压药是
A. 钙通道阻滞剂
B. 利尿药
C. 神经节阻滞药
D. β 受体拮抗药
E. 血管紧张素转换酶抑制药

43. 关于生物药剂学的叙述，正确的是
A. 剂型因素是指片剂、胶囊剂、丸剂和溶液剂等药物的不同剂型
B. 药物所产生的疗效仅与药物本身的化学结构有关
C. 生物药剂学可以为临床合理用药提供依据
D. 改善难溶性药物的溶出速率是生物药剂学的主要研究内容
E. 药物稳定性研究不属于生物药剂学的内容

44. 药物进入体循环后向各组织器官或者体液转运的过程称为
A. 吸收　B. 分布
C. 代谢　D. 排泄
E. 处置

45. 下列**不是**单纯扩散的特征是
A. 不消耗能量
B. 有部位特异性
C. 由高浓度区域向低浓度区域转运
D. 不须借助载体进行转运
E. 无饱和现象和竞争性抑制现象

46. 下列属于介导药物外排的转运体是
A. P 糖蛋白
B. 肽转运体
C. 葡萄糖转运体
D. 有机阳离子转运体
E. 核苷转运体

47. 胃肠道中影响高脂溶性药物透膜吸收的屏障是
A. 溶媒牵引效应
B. 不流动水层
C. 微绒毛
D. 紧密连接
E. 刷状缘膜

48. 根据药物生物药剂学分类系统,属于第Ⅱ类药物的是
A. 高的溶解度,高的渗透性
B. 低的溶解度,高的渗透性
C. 高的溶解度,低的渗透性
D. 低的溶解度,低的渗透性
E. 高的溶解度,低的代谢率

49. **没有**吸收过程的是
A. 口服给药
B. 肺部吸入给药
C. 透皮给药
D. 静脉注射给药
E. 眼部给药

50. 口腔黏膜吸收的转运机制主要是
A. 促进扩散　B. 主动转运
C. 被动扩散　D. 胞饮作用
E. 膜动转运

51. 可以用来估算总体液容积的药物是
A. 伊文思蓝
B. 溴离子
C. 氯离子
D. 阿司匹林
E. 安替比林

52. 代谢最常见的部位是
A. 肝脏和肾脏
B. 肺脏和脾脏
C. 肝脏和胃肠道
D. 脾脏和胰脏
E. 皮肤和呼吸道

53. 下列最有可能从汗腺排泄的药物是
A. 氯化钠　B. 青霉素
C. 链霉素　D. 乙醚
E. 格列本脲

54. 表示一段时间内药物在血浆中的相对累积量的是
A. 吸收速度
B. 消除速度
C. 血浆蛋白结合率
D. 剂量
E. 血药浓度 - 时间曲线下面积

55. 最经典的药物动力学模型是
A. 隔室模型
B. 药动 - 药效结合模型
C. 非线性药物动力学模型
D. 统计矩模型
E. 生理药物动力学模型

56. 下列公式中,属于单室模型静脉注射尿药速率法的是
A. $\lg(X_u^\infty - X_u) = -\dfrac{k}{2.303}t + \lg X_u^\infty$
B. $\lg C = -\dfrac{k}{2.303}t + \lg C_0$
C. $\lg C = -\dfrac{k}{2.303}t + \lg\dfrac{k_0}{kV}$
D. $\lg\dfrac{\Delta X_u}{\Delta t} = -\dfrac{k}{2.303}t_c + \lg(k_e X_0)$
E. $\lg(X_u^\infty - X_u) = \dfrac{k}{2.303}t + \lg(k_e X_0)$

57. 多剂量函数的计算公式是

A. $R=\frac{1}{1-e^{-k\tau}}$

B. $C_{ss}=\frac{C_0 e^{-kt}}{1-e^{-k\tau}}$

C. $r=\frac{1-e^{-nk\tau}}{1-e^{-k\tau}}$

D. $f_{ss(n)}=1-e^{-nk\tau}$

E. $\bar{C}_{ss}=\frac{\int_0^{\tau} C_{ss}dt}{\tau}$

58. 可用于表示多剂量给药血药浓度波动程度的是

A. R　　B. DF

C. $f_{ss(n)}$　　D. $\bar{C}_{ss}$

E. $\frac{C_{min}^{ss}}{C_{min}}$

59. 在线性药物动力学模型中，与给药剂量**无关**的参数是

A. AUC　　B. C

C. X_u　　D. C_0

E. $t_{1/2}$

60. 以静脉注射为标准参比制剂求得的生物利用度是

A. 绝对生物利用度

B. 相对生物利用度

C. 静脉生物利用度

D. 生物利用度

E. 参比生物利用度

二、以下提供若干个案例，每个案例下设若干个考题，请根据各考题题干所提供的信息，在每题下面 A、B、C、D、E 五个备选答案中选择一个最佳答案。

（61~63 题共用题干）

患者，女，46 岁。意识突然丧失、双侧强直后出现阵挛，临床诊断为癫痫大发作。

61. 治疗癫痫大发作最有效的药物是

A. 氯丙嗪　　B. 地西泮

C. 乙琥胺　　D. 苯妥英钠

E. 卡马西平

62. 这种治疗癫痫大发作的药物的作用机制是

A. 抑制病灶本身的异常放电

B. 稳定神经细胞膜

C. 抑制脊髓神经元

D. 具有肌肉松弛作用

E. 对中枢神经系统普遍抑制

63. 长期应用这种治疗癫痫大发作的药物应注意补充

A. 维生素 A　　B. 维生素 B_{12}

C. 叶酸　　D. 亚叶酸钙

E. 铁剂

（64~66 题共用题干）

患者，男，45 岁。主诉近期指端有麻木感、指尖凉，检查可见指尖皮肤苍白，诊断为肢端动脉痉挛。

64. 下列可以选择的药物是

A. 酚妥拉明　　B. 多巴胺

C. 普萘洛尔　　D. 坦洛新

E. 可乐定

65. 该药物扩张血管的机制是

A. 单纯阻断 α 受体

B. 激动 M 受体

C. 激动 β 受体

D. 直接扩张血管作用和阻断 α 受体

E. 激动多巴胺受体

66. 该药物过量引起血压下降时，升血压可用

A. 肾上腺素静脉滴注

B. 异丙肾上腺素静脉注射

C. 去甲肾上腺素皮下注射

D. 大剂量去甲肾上腺素静脉滴注

E. 肾上腺素皮下注射

（67~68 题共用题干）

患者，男，42 岁。误服敌百虫后大汗淋漓、瞳孔缩小、肌肉抽搐、血压 110/82mmHg，诊断为有机磷中毒。

67. 有机磷中毒的机制是

A. 抑制 Na^+,K^+-ATP 酶

B. 抑制胆碱酯酶

C. 激动胆碱酯酶

D. 激动 Na^+,K^+-ATP 酶

E. 抑制血管紧张素转换酶

68. 解救该患者的最佳药物选择是

A. 阿托品 + 哌替啶

B. 阿托品 + 山莨菪碱

C. 阿托品 + 碘解磷定

D. 碘解磷定 + 哌替啶

E. 哌替啶 + 山莨菪碱

(69~71 题共用题干)

患者,男,65 岁。诊断为房性心律失常,医师给予胺碘酮治疗。近日因患胃溃疡开始用西咪替丁治疗,出现窦性心动过缓症状。

69. 胺碘酮的典型不良反应**不包括**
   A. 光敏感性
   B. 肺毒性
   C. 心动过缓
   D. 甲状腺功能障碍
   E. 耳毒性
70. 合用西咪替丁出现窦性心动过缓,原因是
   A. 西咪替丁抑制 CYP1A2,升高胺碘酮的血浆药物浓度
   B. 西咪替丁诱导 CYP2C9,升高胺碘酮的血浆药物浓度
   C. 胺碘酮与西咪替丁竞争 CYP2C19,减慢胺碘酮的代谢
   D. 西咪替丁抑制 CYP3A4,升高胺碘酮的血浆药物浓度
   E. 胺碘酮与西咪替丁竞争 CYP2D6,减慢胺碘酮的代谢
71. 仅用于室性心律失常的是
   A. 胺碘酮　B. 奎尼丁
   C. 利多卡因　D. 维拉帕米
   E. 普罗帕酮

(72~73 题共用题干)

患者,男,56 岁。有糖尿病病史 15 年,近日并发肺炎,呼吸 35 次 /min,心率 105 次 /min,血压 160/90mmHg,呼出气体有丙酮味,意识模糊,尿酮呈强阳性,血糖 27.8mmol/L。

72. 治疗药物应选用
   A. 三碘甲腺原氨酸
   B. 珠蛋白锌胰岛素
   C. 胰岛素
   D. 格列齐特
   E. 低精蛋白锌胰岛素
73. 此时药物的给药途径是
   A. 口服　B. 皮下注射
   C. 静脉滴注　D. 舌下含服
   E. 灌肠

(74~75 题共用题干)

患者,男,24 岁。主诉"反复黏液血便 1 年"。1 年前无明显诱因反复黏液脓血便,后逐渐加重至 10 余次 /d,伴阵发性脐周疼痛,无发热、口腔溃疡、肛周疼痛和流脓等不适,抗感染治疗无效。经肠镜检查诊断为"溃疡性结肠炎(初发型)"。

74. 该患者可以选择的治疗药物是
   A. 磺胺醋酰　B. 磺胺嘧啶银
   C. 磺胺甲氧嘧啶　D. 柳氮磺吡啶
   E. 磺胺异噁唑
75. 一旦用该药物过量需服用等剂量碳酸氢钠的原因是
   A. 减少肝损伤
   B. 减慢药物吸收速度
   C. 减少过敏发生概率
   D. 促进药物代谢
   E. 碱化尿液而增加药物溶解

(76~77 题共用题干)

患者,女,49 岁。因恶心、呕吐、腹泻每日十数次,以急性胃肠炎收入院治疗。给予卡那霉素抗感染、平衡盐口服,4d 后患者出现步态不稳、共济失调。

76. 患者出现步态不稳、共济失调的原因是卡那霉素具有
   A. 耳毒性
   B. 肾毒性
   C. 神经肌肉麻痹
   D. 过敏性休克
   E. 球后视神经炎
77. 发生该现象的原因可能是
   A. 药物在内耳淋巴液中的浓度高
   B. 药物在肾淋巴液中的浓度高
   C. 药物抑制神经肌肉接头递质传递
   D. 药物的代谢产物具有致敏性
   E. 药物在脑脊液中的浓度高

(78~80 题共用题干)

患者,男,29 岁。发热 3d,乏力、纳差、恶心、呕吐 1 周。患者 3d 前出现畏寒、发热、午后体温高达 40~41℃。查体神清、表情淡漠,消瘦,重听;舌尖红、舌苔黄厚;右胸前皮肤有数个淡红色皮疹,压之褪色。伤寒血清凝集试验阳性,血培养见伤寒沙门菌。

78. 下列可用于治疗的药物是
   A. 青霉素　B. 万古霉素
   C. 美罗培南　D. 头孢曲松
   E. 头孢唑林
79. 该药物用于治疗伤寒沙门菌感染的机制是
   A. 抑制细菌细胞壁合成
   B. 抑制细菌叶酸代谢

C. 抑制细菌 DNA 合成
D. 抑制细菌 RNA 合成
E. 抑制细菌蛋白质合成

80. 6d 后患者未遵医嘱饮酒 1h 后出现面红心痛、心慌、胸闷,继而呼吸困难、口唇发绀。该患发生该现象的原因是
A. 乙醇具有缩血管作用,减少抗菌药物的吸收
B. 乙醇增加抗菌药物的分解
C. 乙醇与抗菌药物发生双硫仑样反应
D. 乙醇与药物主要在肾脏竞争排泄
E. 原有的伤寒病情加重

(81~83 题共用题干)

患者,女,19 岁。主诉间断发热 1 周,伴咳嗽 3d。患者于入院 1 周前受凉后发热,体温最高 39.1℃,阵发性刺激性咳嗽,少痰,不易咳出。胸片提示双肺纹理增粗,右上肺片状影。实验室检查:肺炎支原体 IgM 抗体(+)。

81. 首选的治疗药物是
A. 万古霉素　　B. 多黏菌素
C. 阿奇霉素　　D. 链霉素
E. 阿莫西林

82. 该药物的主要抗菌机制是
A. 抑制细菌细胞壁合成
B. 抑制细菌叶酸代谢
C. 抑制细菌 DNA 合成
D. 结合细菌核糖体 50S 亚基
E. 结合细菌核糖体 30S 亚基

83. 用药 2d 后患者出现全身皮疹、潮红,停用阿奇霉素。治疗时,还可更换的治疗药物是
A. 青霉素　　B. 林可霉素
C. 头孢唑林　　D. 左氧氟沙星
E. 舒巴坦

(84~85 题共用题干)

患者,男,58 岁。因心肌梗死、心力衰竭接受心脏移植术。术后长期服用他克莫司等抗排斥药,并定期监测他克莫司的血药浓度。近 5d 患者发热,CT 提示肺内多发病灶,考虑真菌感染,遵医嘱使用伏立康唑,用药 3d 后复查他克莫司的血药浓度为 21.1ng/ml(5~15ng/ml)。

84. 长期服用他克莫司的理由是
A. 抑制钙调磷酸酶的活性,抑制 B 细胞活化及相关基因表达
B. 与细胞内的结合蛋白 FKBP 形成复合物,抑制 IL-2 基因转录
C. 干扰嘌呤代谢的所有环节,抑制嘌呤核苷酸合成
D. 选择性地抑制 B 细胞
E. 抑制二氢乳清酸脱氢酶的活性,阻断嘧啶的从头合成途径

85. 患者的他克莫司血药浓度上升的原因是
A. 血浆蛋白结合率降低,游离药物增多
B. 药物排泄途径受阻
C. 伏立康唑抑制 CYP3A4 酶系统,使他克莫司代谢减少
D. 患者移植术后吸收功能不良,药物吸收缓慢
E. 患者术后感染,炎症反应拮抗他克莫司代谢

(86~88 题共用题干)

患者,女,57 岁。右乳腺癌扩大切除术后,病理显示浸润性导管癌 I 级。本次给予蒽环类与紫杉醇类联合方案多周期行 CAF 方案(环磷酰胺 + 多柔比星 + 氟尿嘧啶)化疗,用药期间常规心电监护。治疗后发现,心电图、心电监护显示窦性心动过缓、非特异性 ST-T 改变。

86. 患者出现心电变化的最可能的原因是
A. 环磷酰胺的副作用
B. 多柔比星的副作用
C. 氟尿嘧啶的副作用
D. 乳腺癌切除术后应激
E. 静脉注射的非特异性反应

87. 为预防心脏毒性的发生,可使用的保护剂是
A. 亚叶酸钙　　B. 右雷佐生
C. 美司钠　　D. 碳酸氢钠
E. 枸橼酸铋钾

7d 后,该患者的免疫组织化学检查显示雌激素受体(ER)++、孕激素受体(PR)++、人表皮生长因子受体 2(HER2)++。

88. 可加用的分子靶向药物是
A. 利妥昔单抗
B. 阿仑珠单抗
C. 曲妥珠单抗
D. 全反式维 A 酸
E. 亚砷酸

(89~91 题共用题干)

维生素 B_2 又称为核黄素,当人体缺乏维生素 B_2 时,人体腔道内的黏膜层就会出现问题,引起黏膜病变,造成黏膜细胞代谢失调,需要口服补充。

89. 维生素 B_2 口服后通过胃肠道上皮细胞的机制是

A. 单纯扩散 B. 促进扩散
C. 主动转运 D. 胞饮作用
E. 吞噬作用

90. 加大胃排空速率后,维生素 B_2 口服吸收发生的变化及其机制是

A. 吸收减少,内流转运体被饱和
B. 吸收增加,内流转运体被饱和
C. 吸收减少,外排转运体被饱和
D. 吸收增加,外排转运体被饱和
E. 吸收不变

91. 维生素 B_2 与食物和其他药物合用时,下列叙述正确的是

A. 镇痛药如阿司匹林加速胃排空,增加维生素 B_2 吸收
B. 镇痛药如阿司匹林降低胃排空,降低维生素 B_2 吸收
C. 抗胆碱药如阿托品加速胃排空,降低维生素 B_2 吸收
D. 抗胆碱药如阿托品加速胃排空,增加维生素 B_2 吸收
E. 脂肪类食物可以减缓胃排空,增加维生素 B_2 吸收

(92~94 题共用题干)

某患者快速静脉注射一单室模型药物 100mg,立即测得血药浓度为 10mg/L,5h 后血药浓度为 1mg/L,该药物符合线性动力学特征。

92. 该药物的消除速率常数是

A. $0.576h^{-1}$ B. $0.461h^{-1}$
C. $0.384h^{-1}$ D. $0.329h^{-1}$
E. $0.866h^{-1}$

93. 该药物的生物半衰期是

A. 1.5h B. 2.0h
C. 2.5h D. 3h
E. 0.5h

94. 该药物的表观分布容积是

A. 5.0L B. 7.5L
C. 10L D. 15L
E. 20L

(95~97 题共用题干)

某药物为单室模型药物,其消除速率常数为 $0.346\,5h^{-1}$。该药物是小肠吸收型载体寡肽转运蛋白的底物。

95. 该药物若静脉注射给药,则它的生物半衰期是

A. 0.693h B. 1.0h
C. 1.5h D. 2.0h
E. 4.0h

96. 该药物若静脉滴注给药,达稳态血药浓度的 99% 所需的时间是

A. 12.52h B. 6.64h
C. 13.28h D. 26.56h
E. 40.36h

97. 当该药物的剂量增加到一定程度后

A. AUC 按剂量的比例下降
B. AUC 按剂量的比例增加
C. AUC/dose 会随剂量增加而下降
D. AUC/dose 会随剂量增加而增大
E. AUC/dose 不随剂量变化

(98~100 题共用题干)

奎尼丁为金鸡纳树皮含有的生物碱,是奎宁的异构体。口服适用于房性期前收缩、心房颤动、阵发性室上性心动过速,口服后吸收快而完全。主要经肝脏代谢,半衰期为 6~8h。

98. 苯巴比妥为肝脏代谢酶诱导剂,与奎尼丁联用会使其

A. 代谢减弱,半衰期延长
B. 代谢增强,半衰期缩短
C. 代谢减弱,半衰期缩短
D. 代谢增强,半衰期延长
E. 不变

99. 西咪替丁为肝脏代谢酶抑制剂,与奎尼丁联用会使其

A. 代谢减弱,半衰期延长
B. 代谢增强,半衰期缩短
C. 代谢减弱,半衰期缩短
D. 代谢增强,半衰期延长
E. 不变

100. 老年人的肝脏清除能力下降,则

A. 半衰期延长,应增大给药剂量
B. 半衰期缩短,应增大给药剂量
C. 半衰期缩短,应降低给药剂量
D. 半衰期延长,应降低给药剂量
E. 不变

全国卫生专业技术资格考试

药学（中级）专业（专业实践能力）

姓　　　名：________________

准 考 证 号：________________

建议完成时间：　　90 分钟　　

成　　　绩：________________

一、以下每一道题下面有 A、B、C、D、E 五个备选答案。请从中选择一个最佳答案。

1. 按照《处方管理办法》,急诊处方应是
   A. 白色　B. 淡红色
   C. 淡紫色　D. 淡绿色
   E. 淡黄色

2. 对规定做皮试的药物,处方医师应该在处方上
   A. 注明注意事项
   B. 注明过敏试验及结果的判定
   C. 提醒患者做过敏试验
   D. 开处方前做皮试
   E. 无须特殊标注

3. 康唑类药品的药名词干是
   A. fungin　B. tricin
   C. conazole　D. oxef
   E. bactam

4. 处方的结构包括
   A. 患者姓名、药品名称
   B. 药品名称、剂型、用法
   C. 前记、正文、后记
   D. 剂型、用法、医师签字盖章
   E. 药品名称、规格、数量、用法用量

5. 处方正文中的 Rp. 代表
   A. 中药　B. 正文
   C. 开始　D. 西药
   E. 请取

6. 属于特殊管理药品的是
   A. 医疗用毒性药品、麻醉药品、放射性药品
   B. 贵重药品、急诊药品、精神药品
   C. 医疗用毒性药品、麻醉药品、急诊药品
   D. 医疗用毒性药品、第一类精神药品、贵重药品
   E. 抢救药品、麻醉药品、急诊药品

7. 肠外营养液中,能促进维生素 C 的氧化分解,降低维生素 B_{12} 活性的成分是
   A. 锌　B. 铜
   C. 磷　D. 钾
   E. 钙

8. 药品储存应实行色标管理,其中**不合格**药品的色标是
   A. 黄色　B. 红色
   C. 绿色　D. 粉色
   E. 黄绿色

9. 下列中药在储存过程中**不需要**经常检查霉变的是
   A. 片剂　B. 颗粒剂
   C. 口服液　D. 糖浆剂
   E. 蜜丸

10. 毒性药品的包装容器必须贴有的规定毒药标记的颜色是
    A. 黑底白字　B. 白底黑字
    C. 白底红字　D. 红底白字
    E. 红底黑字

11. 某药品的批号为240529,生产日期为2024年5月29日,有效期为3年,表明本品可使用到
    A. 2024 年 5 月 28 日为止
    B. 2024 年 5 月 29 日为止
    C. 2027 年 5 月 28 日为止
    D. 2027 年 5 月 29 日为止
    E. 2027 年 5 月 30 日为止

12. 亚砷酸氯化钠注射液应存放于
    A. 普通库　B. 阴凉库
    C. 毒性药品库　D. 麻醉药品库
    E. 危险品库

13. 主要用作注射用灭菌粉末的溶剂或注射剂的稀释剂是
    A. 饮用水
    B. 注射用水
    C. 灭菌注射用水
    D. 天然矿物质水
    E. 纯化水

14. 下列**不属于**“四查十对”范畴的是
    A. 查规格、剂量、数量,对患者姓名
    B. 查处方,对科别、姓名、年龄
    C. 查药品,对药名、剂型、规格、数量
    D. 查配伍禁忌,对药品性状、用法用量
    E. 查用药合理性,对临床诊断

15. 物理灭菌法中**不包括**
A. 射线灭菌法　B. 紫外线灭菌法
C. 干热灭菌法　D. 湿热灭菌法
E. 臭氧灭菌法

16. 薄层色谱法和纸色谱法在药品检验中多用于
A. 含量测定
B. 鉴别
C. 一般杂质检查
D. 分离
E. 性状检查

17. 调剂室原则上**不能**领用的药品距失效期的期限应是
A. 6个月　B. 3个月
C. 9个月　D. 12个月
E. 1个月

18. 枸橼酸舒芬太尼注射液应保存在
A. 普通库　B. 阴凉库
C. 危险品库　D. 毒性药品库
E. 麻醉药品库

19. 药物临床安全性评价主要是以
A. 不良反应监测为主
B. 疗效观察为主
C. 急性毒性试验为主
D. 慢性毒性试验为主
E. 致癌、致畸、致突变试验为主

20. 下列**不是**医药市场信息分析作用的是
A. 了解医药市场的产品结构及消费结构的变化趋势
B. 了解价格变化趋势
C. 了解宏观调控趋势
D. 了解产品的市场占有率和市场增长率
E. 预测新开发或新上市品种的市场前景

21. 小剂量的噻嗪类利尿药对代谢的影响很小,与其他抗高血压药合用可显著增加其他药物的降血压作用。有此作用的氢氯噻嗪的剂量范围是
A. 3.5~12.5mg　B. 6.25~12.5mg
C. 6.25~25mg　D. 12.5~25mg
E. 25~50mg

22. 下列药物中,长期应用可引起全身红斑狼疮样综合征的是
A. 奎宁　B. 奥美拉唑
C. 普鲁卡因胺　D. 多巴胺
E. 硝苯地平

23. 可引起听觉损害的药物是
A. 莫西沙星　B. 阿米卡星
C. 替硝唑　D. 头孢替唑
E. 罗红霉素

24. 长期服用可使男性患者女性化的药物是
A. 美克洛嗪　B. 尼扎替丁
C. 雷尼替丁　D. 法莫替丁
E. 西咪替丁

25. 必须与左旋多巴同时服用才有效的药物是
A. 普拉克索　B. 吡贝地尔
C. 司来吉兰　D. 恩他卡朋
E. 金刚烷胺

26. 关于生物利用度的说法,正确的是
A. 表示药物在应用部位吸收进入体循环的速率
B. 饮食及服药时间不影响药物的生物利用度
C. 同一药物的不同剂型的生物利用度相同
D. 了解药物的生物利用度有助于制订个体化剂量方案
E. 生物利用度与给药剂量无关

27. 药物情报的内容**不包括**
A. 药品的临床研究进展情况
B. 新药、进口药品、国产药品的供应情况、销售情况和临床应用情况
C. 制药企业的规模、生产能力、产品信息
D. 商业销售单位的规模、销售能力、销售品种的基本结构
E. 各级卫生管理机构、医院的基本情况、医疗条件、医疗水平、人员状况

28. 中度肝功能障碍的抑郁症患者的每日总剂量较正常需减半的药物是
A. 碳酸锂　B. 多巴胺
C. 文拉法辛　D. 曲唑酮
E. 烟酸

29. 社区获得性肺炎(CAP)最常见的致病菌是
A. 肺炎链球菌
B. MRSA
C. 铜绿假单胞菌
D. 大肠埃希菌
E. 嗜麦芽窄食单胞菌

30. 预防及治疗支气管哮喘控制期的最有效的药物是
A. 糖皮质激素 B. 茶碱类
C. 抗胆碱药 D. β_2受体激动药
E. 色甘酸钠

31. 下列因素会增高茶碱的血药浓度的是
A. 吸烟
B. 饮酒
C. 同时应用利福平
D. 同时应用氟喹诺酮类药物
E. 同时应用抗惊厥药

32. COPD患者如果基础FEV_1<50%的预计值,除应用支气管扩张药外,还可考虑应用的药物是
A. 吸入糖皮质激素
B. 口服糖皮质激素
C. 口服祛痰药
D. 静脉使用抗菌药物
E. 口服白三烯调节剂

33. 长期应用可能导致男性乳房发育的利尿药是
A. 呋塞米 B. 氢氯噻嗪
C. 氨苯蝶啶 D. 螺内酯
E. 布美他尼

34. 患者,男,54岁。体检发现空腹血糖为6.4mmol/L,确诊该患者应
A. 择日再查1次空腹血糖
B. 查尿糖
C. 查糖化血红蛋白
D. 做糖耐量试验
E. 查餐后2h血糖

35. 卡托普利抗高血压作用的机制是
A. 抑制肾素活性
B. 抑制血管紧张素Ⅰ生成
C. 阻滞血管紧张素受体
D. 抑制血管紧张素Ⅰ转换酶活性
E. 抑制β-羟化酶活性

36. 大剂量应用可引起尿酸增加、血糖升高的调血脂药是
A. 辛伐他汀 B. 环丙贝特
C. 普罗布考 D. 考来烯胺
E. 烟酸

37. 适用于非甾体抗炎药引起的慢性胃出血的药物是
A. 泮托拉唑 B. 雷尼替丁
C. 多潘立酮 D. 昂丹司琼
E. 米索前列醇

38. 对于无并发症的消化性溃疡,治疗原则是
A. 内科综合治疗
B. 手术治疗
C. 无须处理,密切观察
D. 药物治疗
E. 少食多餐

39. 患者,女,26岁。慢性肾炎5年,肌酐清除率为70ml/min,3d前患社区获得性肺炎。进行治疗应选用的抗生素是
A. 卡那霉素 B. 链霉素
C. 庆大霉素 D. 四环素
E. 阿莫西林

40. 西咪替丁属于
A. 组胺H_2受体拮抗剂
B. 质子泵抑制剂
C. 抗幽门螺杆菌药
D. 胃肠促动药
E. 制酸药

41. 作用机制与其他药物不同的是
A. 布洛芬 B. 洛索洛芬
C. 萘普生 D. 双氯芬酸
E. 甲泼尼龙

42. 下列药物可抑制T_4在外周组织中转化为T_3的是
A. 磺胺嘧啶 B. 甲硫氧嘧啶
C. 丙硫氧嘧啶 D. 复方碘溶液
E. 碳酸锂

43. 关于二甲双胍的叙述,**不正确**的是
   A. 促进外周组织摄取葡萄糖
   B. 促进糖原合成,抑制糖原分解
   C. 接受血管内注射碘化造影剂检查前应暂停用本品
   D. 可致罕见严重的乳酸酸中毒
   E. 促进酮体形成

44. 关于糖化血红蛋白的叙述,**不正确**的是
   A. 可以了解取血前 2~3 个月的平均血糖控制情况
   B. 属于目前判断糖尿病血糖控制水平的最好指标之一
   C. 属于糖尿病分型的鉴别指标
   D. 糖化血红蛋白越高,糖尿病并发症的发生风险越大
   E. OGTT 正常但糖化血红蛋白高于正常者更应该定期复查血糖

45. 关于妊娠糖尿病的叙述,**不正确**的是
   A. 妊娠过程中初次发现的任何程度的糖耐量减低,不论是否需要胰岛素或单用饮食治疗,不论分娩后这一情况是否继续
   B. 不包括妊娠前已知的糖尿病患者
   C. 因为妊娠糖尿病患者中可能存在其他类型的糖尿病,只是在妊娠期间表现出来,应在产后 6 周以上给予复查,重新按常规诊断标准明确诊断
   D. 产后血糖将恢复正常,产后 5~10 年发生糖尿病的危险性并无增加
   E. 有效处理妊娠糖尿病,有利于降低围产期母子疾病的患病率和死亡率

46. 关于 α- 葡糖苷酶抑制药的说法,**不正确**的是
   A. 1 型糖尿病患者也可应用
   B. 适用于空腹血糖正常而餐后血糖明显升高者
   C. 常见不良反应为胃肠道反应
   D. 单独应用不会发生低血糖
   E. 进食高蛋白饮食,降血糖作用明确

47. 下列**不是**他汀类药物用于肾病综合征中高脂血症治疗的主要作用是
   A. 降低血浆中的胆固醇
   B. 使血浆中的高密度脂蛋白降低
   C. 加速清除外周组织中的胆固醇
   D. 减少 LDL 对动脉内膜的浸润
   E. 保护动脉血管壁

48. 急性肾炎起病的首发症状和患者就诊的原因是
   A. 高血压
   B. 水肿
   C. 血尿
   D. 中等量以上的蛋白尿
   E. 尿比重下降

49. 急性肾衰竭的治疗原则**不包括**
   A. 去除可逆性病因
   B. 纠正水与电解质代谢紊乱
   C. 防治并发症
   D. 出血倾向
   E. 血液净化

50. 急性肾衰竭少尿期的治疗原则是
   A. 量出为入　　B. 量入为出
   C. 入量为出　　D. 出入减量
   E. 出入加量

51. 关于急性肾炎急性期并发症的治疗措施,**不正确**的是
   A. 急性循环充血的治疗
   B. 高血压脑病的治疗
   C. 急性肾衰竭的治疗
   D. 应用肾上腺皮质激素治疗
   E. 相应的对症治疗(腹膜透析或止痉治疗)

52. 主要用于贫血、再生障碍性贫血、老年性骨质疏松症治疗的激素是
   A. 皮质激素类
   B. 抗孕激素类
   C. 雌激素类
   D. 雄激素类
   E. 孕激素类

53. 慢性再生障碍性贫血的主要治疗药物是
   A. 雌激素　　B. 雄激素
   C. 利妥昔单抗　　D. 糖皮质激素
   E. 免疫增强剂

54. 恶性贫血导致巨幼细胞贫血的原因是
   A. 维生素 B_6 摄入不足
   B. 维生素 B_{12} 吸收障碍

C. 维生素 B_{12} 利用障碍
D. 维生素 B_{12} 丢失过多
E. 维生素 B_6 利用障碍

55. 患者，男，25 岁。半年来苍白无力，血红蛋白为 70g/L，白细胞、血小板正常，血清铁为 300μg/L，骨髓铁阴性，诊断为缺铁性贫血。经口服铁剂治疗 3 周后无效的原因**不包括**
A. 诊断不正确
B. 未按医嘱服药
C. 胃肠吸收障碍
D. 出血不止
E. 存在干扰铁利用的因素

56. 艾滋病的一线抗病毒治疗**不推荐**
A. 替诺福韦　B. 拉米夫定
C. 恩曲他滨　D. 利巴韦林
E. 依非韦伦

57. 关于癌性疼痛药物镇痛治疗的五项基本治疗原则，**不正确**的是
A. 口服给药
B. 按阶梯用药
C. 按需用药
D. 个体化给药
E. 注意具体细节

58. 用于哌替啶中毒的解救药物是
A. 盐酸烯丙吗啡
B. 谷胱甘肽
C. 二巯丁二钠
D. 氯丙嗪
E. 亚甲蓝

59. 下列解毒药中，能通过血 - 脑脊液屏障的是
A. 碘解磷定　B. 双解磷
C. 氯解磷定　D. 双复磷
E. 硫代硫酸钠

60. 药物利用研究的定性研究侧重于药物使用的质量评价，其衡量标准常采用
A. 地方制定的有区域性特点的药物使用标准
B. 部颁标准
C. 权威性的或公认的药物使用标准
D. 医疗机构制定的药物使用标准
E. 地方药品管理法规

二、以下提供若干个案例，每个案例下设若干个考题，请根据各考题题干所提供的信息，在每题下面 A、B、C、D、E 五个备选答案中选择一个最佳答案。

（61~62 题共用题干）

CYP2C19 等位基因决定代谢 *S*- 美芬妥因的能力，而且呈现出显著的基因剂量 - 效应关系。

61. CYP2C19 等位基因纯合子是
A. CYP2C19*2/CYP2C19*2
B. CYP2C19*1/CYP2C19*2
C. CYP2C19*1/CYP2C19*3
D. CYP2C19*1/CYP2C19*1
E. CYP2C19*2/CYP2C19*3

62. *S*- 美芬妥因的代谢酶活性从高到低依次是
A. 等位基因纯合子、杂合子、突变基因纯合子
B. 等位基因纯合子、突变基因杂合子、杂合子
C. 突变基因纯合子、杂合子、等位基因纯合子
D. 突变基因纯合子、等位基因纯合子、杂合子
E. 杂合子、等位基因纯合子、突变基因杂合子

（63~64 题共用题干）

同类药品不同品种的给药频次可能不同，如大环内酯类药物阿奇霉素每日 1 次给药，而红霉素则必须每日 3 次给药。

63. 阿奇霉素和红霉素的给药频次不同的原因是
A. 半衰期不同
B. 生物利用度不同
C. V_d 不同
D. K_a 不同
E. 剂型不同

64. 下列**不属于**药动学参数的是
A. 半衰期　B. 生物利用度
C. V_d　D. K_a
E. LD_{50}/ED_{50}

（65~67 题共用题干）

孕妇用药，药物毒性可能影响胚胎分化和发育。

65. 药物致畸最敏感的时期是
A. 妊娠前期

B. 妊娠 1~2 周
C. 妊娠 3~12 周
D. 妊娠 12 周至分娩
E. 妊娠全过程

66. 因药物影响,胎儿出现牙齿和生殖系统畸形,最可能的发生时间是
A. 妊娠前期
B. 妊娠 1~2 周
C. 妊娠 3~12 周
D. 妊娠 12 周至分娩
E. 妊娠全过程

67. 因药物影响,胎儿出现神经系统畸形,最可能的发生时间是
A. 妊娠前期
B. 妊娠 1~2 周
C. 妊娠 3~12 周
D. 妊娠 12 周至分娩
E. 妊娠全过程

(68~70 题共用题干)

患者,男,58 岁。因头晕就诊,血压 165/96mmHg,临床诊断为高血压。医师处方盐酸哌唑嗪片控制血压。

68. 该患者最可能的不良反应是
A. 直立性低血压
B. 恶心、呕吐
C. 肝功能异常
D. 白细胞下降
E. 过敏反应

69. 为防止药物不良反应,服药时间应选择
A. 清晨　　B. 餐前
C. 进餐中　　D. 餐后
E. 睡前

70. 这一药物不良反应属于
A. 首剂效应　　B. 继发效应
C. 变态反应　　D. 戒断症状
E. 特异质反应

(71~72 题共用题干)

患者,女,30 岁。反复发作性呼吸困难、胸闷、咳嗽 3 年。每年春季发作,可自行缓解。此次已发作 1d,症状仍持续加重。体检:双肺满布哮鸣音,心率 88 次 /min,律齐,无杂音。诊断为支气管哮喘。

71. 对该患者的治疗应选用的药物是
A. 抗生素类药物
B. α 受体激动药
C. β_2 受体激动药
D. α 受体拮抗药
E. β_2 受体拮抗药

72. 给予足量特布他林和氨茶碱治疗 1d,病情无好转,呼吸困难加重,口唇发绀。此时应采取
A. 原有药物加大剂量再用 1d
B. 吸入大剂量二丙酸倍氯米松
C. 静脉滴注头孢菌素
D. 静脉滴注 5% 碳酸氢钠
E. 静脉滴注琥珀酸氢化可的松

(73~74 题共用题干)

患者,女,19 岁。因 2 周前异常兴奋,挥霍乱花钱而就诊入院。患者入院近 2 周来情绪异常愉快,整天兴高采烈,忙东忙西,自我感觉良好,打扮花哨一改以往,话多,滔滔不绝,精力旺盛,晚上忙忙碌碌到后半夜。

73. 该女性患者最可能的临床诊断是
A. 抑郁症
B. 躁狂症
C. 双相障碍
D. 精神分裂症
E. 环性心境障碍

74. 这种情况下**不宜**选用的药物是
A. 卡马西平
B. 碳酸锂
C. 丙戊酸钠
D. 地西泮
E. 哌甲酯(利他林)

(75~79 题共用题干)

患者,女,70 岁。昨日早晨起床时发现右侧上、下肢麻木,但可以自行上厕所。回到卧室因右侧下肢无力摔倒。检查:BP 180/100mmHg,神志清楚,右侧轻偏瘫,偏身感觉减退。既往:原发性高血压病史 5 年,冠心病病史 6 年,哮喘病史 2 年,高脂血症病史 1 年。

75. 该患者最可能的诊断是
A. 蛛网膜下腔出血
B. 脑血栓形成
C. 脑出血
D. 脑栓塞
E. 脑挫裂伤

76. 针对该患者的脑血管病不可控制的危险因素是
A. 高龄　　B. 高血压

C. 冠心病 D. 哮喘
E. 高脂血症

77. 若该患者的实验室检查示纤维蛋白原5.6g/L偏高,给予下列药物控制更为合适的是
A. 肝素
B. 尿激酶
C. 低分子量肝素
D. 巴曲酶
E. 阿司匹林

78. 针对该患者治疗药物的选择,**不正确**的是
A. 尿激酶
B. 阿司匹林
C. 依达拉奉
D. 奥拉西坦
E. 活血化瘀的中药

79. **不适合**该患者的抗高血压药是
A. 贝那普利 B. 非洛地平
C. 厄贝沙坦 D. 吲达帕胺
E. 普萘洛尔

(80~82 题共用题干)

患者,男,53 岁。因发热、咳嗽、咳痰 1 周就诊。有吸烟、酗酒史。肺 CT 显示右肺下叶斑片影,临床诊断为肺炎。静脉滴注头孢哌酮钠,用药后中午饮白酒约 150ml,出现烦躁、头痛、恶心、呕吐、心悸、胸闷;血压 100/65mmHg,心率 110 次 /min;心电图示窦性心动过速。

80. 该患者发生上述不良反应的最可能的诱发因素是
A. 肺炎 B. 咳嗽
C. 吸烟 D. 饮酒
E. 发热

81. 上述不良反应最可能是
A. 二重感染
B. 特异质反应
C. 毒性反应
D. 过敏反应
E. 双硫仑样反应

82. 适合与头孢哌酮合用的 β- 内酰胺酶抑制药是
A. 克拉维酸 B. 舒巴坦钠
C. 西司他丁 D. 法硼巴坦
E. 甲氧苄啶

(83~85 题共用题干)

患者,女,50 岁。糖尿病病史 8 年,以“左侧肢体瘫 2h”入院,诊断为脑梗死。血压 190/115mmHg。

83. 该患者可选用的溶血栓药是
A. 华法林 B. 阿司匹林
C. 巴曲酶 D. 降纤酶
E. 尿激酶

84. 该患者控制颅内压预防脑水肿,宜选择的药物是
A. 硝苯地平 B. 肝素
C. 阿司匹林 D. 甘油果糖
E. 链激酶

85. 该患者住院治疗脑梗死期间,控制血糖宜选择的药物是
A. 二甲双胍 B. 阿司匹林
C. 胰岛素 D. 格列齐特
E. 阿替普酶

(86~88 题共用题干)

依据世界卫生组织癌性疼痛三阶梯镇痛治疗指南。

86. 疼痛治疗的基本药物是
A. 吗啡
B. 芬太尼
C. 度洛西汀
D. 卡马西平
E. 对乙酰氨基酚

87. 长期使用上述药物易导致的不良反应是
A. 便秘 B. 成瘾性
C. 尿潴留 D. 精神异常
E. 消化性溃疡

88. 中至重度疼痛治疗的首选药是
A. 吗啡
B. 芬太尼
C. 度洛西汀
D. 卡马西平
E. 对乙酰氨基酚

(89~93 题共用题干)

患者,女,38 岁。最近因精神压力等因素导致失眠多梦、易醒,医师诊断为“睡眠障碍”。处方开具艾司唑仑片,睡前服用 1 片。

89. 艾司唑仑片属于
A. 毒性药品
B. 第一类精神药品
C. 第二类精神药品
D. 麻醉药品
E. 普通药品

90. 艾司唑仑片的处方量是

A. 只能开 1d 用量
B. 不能超过 3d 常用量
C. 特殊情况可以超过 14d 常用量
D. 一般不得超过 7d 常用量
E. 根据需要,不限量开具

91. 该药品处方的管理方法是
A. 保存 5 年备查
B. 保存 3 年备查
C. 处方调剂完就可卖废纸了
D. 保存 2 年备查
E. 保存 1 年备查

92. 艾司唑仑片的处方纸颜色是
A. 绿色
B. 红色
C. 白色
D. 黄色
E. 随意

93. 可用于艾司唑仑过量中毒的解救和诊断的是
A. 碘解磷定
B. 氟马西尼
C. 硫代硫酸钠
D. 纳洛酮
E. 亚甲蓝

(94~95 题共用题干)

药师在进行文件资料查询与整理的过程中,需要用到医药文献检索工具。

94. 关于《中国药学文摘》的说法,正确的是
A. 为常用的二次文献
B. 为药品不良反应的国际百科全书
C. 我国自行编写的第一部有关药品使用的重要参考书
D. 属于药品标准类药学核心典籍
E. 收集了国内外的多种医药期刊及会议论文和部分内部刊物

95.《国际药学文摘》的英文缩写是
A. IPA
B. CA
C. BA
D. IM
E. EM

(96~97 题共用题干)

医疗机构向设区的市级卫生行政部门提出办理"印鉴卡"申请,需要提供有关材料。

96. 下列材料**不需要**提供的是
A. "印鉴卡"申请表
B. "医疗机构执业许可证"副本复印件
C. 医院本年度用药计划
D. 麻醉药品和第一类精神药品安全储存设施情况及相关管理制度
E. 市级卫生行政部门规定的其他材料

97. 关于"印鉴卡"的说法,**不正确**的是
A. "印鉴卡"有效期满前 6 个月,医疗机构应当向市级卫生行政部门重新提出申请
B. 市级卫生行政部门自收到医疗机构变更申请之日起 5d 内完成"印鉴卡"变更手续
C. "印鉴卡"的有效期为 3 年
D. 申请"印鉴卡"的医疗机构不需要进行现场检查
E. "印鉴卡"有效期满需要换新卡的医疗机构,还应当交原"印鉴卡"有效期间内的麻醉药品、第一类精神药品使用情况

(98~100 题共用题干)

处方标准要求由国务院卫生行政部门统一规定,医疗机构按照规定的标准和格式要求进行管理。

98. 关于处方书写的说法,**不正确**的是
A. 患者的临床诊断与病历记载相一致
B. 每张处方限于 1 名患者的用药
C. 每张处方不得超过 4 种药品
D. 处方如果有修改应当在修改处签名并注明修改日期
E. 药品名称使用规范的中文名称书写

99. 关于中药饮片处方的书写的说法,**不正确**的是
A. 一般应当按照"君、臣、佐、使"的顺序排列
B. 调剂、煎煮的特殊要求注明在药品左上方,并加括号
C. 对饮片的产地、炮制有特殊要求的,应当在药品名称之前写明
D. 中药饮片不可以与中成药在一张处方中开具
E. 药品名称、剂量、规格、用法、用量要标准规范

100. 医师在书写处方的过程中,**不正确**的做法是
A. 不得使用"遵医嘱""自用"等含糊不清的字句
B. 药师不得自行编制药品缩写名称或者使用代号
C. 婴幼儿写日、月龄,必要时要注明体重
D. 药品书写不可以使用拉丁文
E. 不可以给医师本人开药

全国卫生专业技术资格考试

药学（中级）专业

模拟试卷（二）

全国卫生专业技术资格考试

药学（中级）专业（基础知识）

姓　　　名：＿＿＿＿＿＿＿＿
准 考 证 号：＿＿＿＿＿＿＿＿
建议完成时间：90分钟
成　　　绩：＿＿＿＿＿＿＿＿

一、以下每一道题下面有 A、B、C、D、E 五个备选答案。请从中选择一个最佳答案。

1. 葡萄糖进入红细胞膜属于
   A. 主动转运　　B. 单纯扩散
   C. 易化扩散　　D. 入胞
   E. 吞饮

2. 巨幼细胞贫血(大细胞贫血)是由于
   A. 缺少铁和蛋白质
   B. 缺少铁
   C. 缺少维生素 B_{12} 或叶酸
   D. 缺少促红细胞生成素
   E. 缺少雄激素

3. 心肌**不会**产生强直收缩的原因是
   A. 心肌有“全或无”的特性
   B. 心肌的收缩是细胞外钙触发式释放
   C. 心肌的电生理特性中有自律性
   D. 心肌的有效不应期特别长
   E. 心肌的传导速度快

4. 呼吸频率加倍而潮气量减半时
   A. 每分通气量增加
   B. 肺泡通气量不变
   C. 肺泡通气量减少
   D. 肺泡通气量增加
   E. 每分通气量减少

5. 促进胰液中胰酶分泌的是
   A. 促胃液素　　B. 促胰液素
   C. 缩胆囊素　　D. 抑胃素
   E. 球抑胃素

6. 给高热患者乙醇擦浴是为了增加
   A. 辐射散热
   B. 对流散热
   C. 传导散热
   D. 对流散热和蒸发散热
   E. 蒸发散热

7. 滤过分数是指
   A. 肾小球滤过率 / 肾血浆流量
   B. 肾血浆流量 / 肾血流量
   C. 肾血流量 / 肾血浆流量
   D. 肾小球滤过率 / 肾血流量
   E. 肾血流量 / 心输出量

8. 神经纤维兴奋的标志是
   A. 极化状态　　B. 锋电位
   C. 局部电位　　D. 后电位
   E. 静息电位

9. 在线粒体中进行的代谢过程是
   A. 磷酸戊糖途径　　B. 糖原合成
   C. 三羧酸循环　　D. 糖酵解
   E. 棕榈酸合成

10. 关于脂肪氧化分解过程的叙述,**错误**的是
    A. 脂肪酸首先要活化生成脂酰 CoA
    B. β 氧化的 4 步反应为脱氢、加水、再脱氢和硫解
    C. 机体的大多数组织都能氧化脂肪酸
    D. β 氧化中的受氢体为 NAD^+ 和 FAD
    E. 含 16 个碳原子的软脂酸经过 8 次 β 氧化

11. 生理条件下完全依靠糖无氧酵解获能的组织是
    A. 小肠黏膜　　B. 视网膜
    C. 皮肤　　D. 肾
    E. 成熟红细胞

12. 肾脏中产生的氨主要来自
    A. 氨基酸联合脱氨基作用
    B. 谷氨酰胺的水解
    C. 尿素的水解
    D. 胺的氧化
    E. 嘌呤核苷酸循环

13. 肝功能不全患者摄入葡萄糖后会出现
    A. 低血糖症
    B. 血糖正常
    C. 一时性高血糖症
    D. 血糖持续性升高
    E. 先低血糖,后高血糖

14. 缺氧伴 CO_2 潴留的呼吸衰竭患者不能高浓度吸氧,是因为
    A. 诱发肺不张
    B. 消除外周化学感受器的兴奋性
    C. 可能会引起氧中毒
    D. 促进 CO_2 的排出过快
    E. 迅速降低 CO_2 的浓度,持续抑制呼吸中枢

15. 糖、脂肪酸与氨基酸三者代谢的交叉点是
A. 磷酸烯醇丙酮酸
B. 丙酮酸
C. 延胡索酸
D. 琥珀酸
E. 乙酰辅酶 A

16. 由于弥散性血管内凝血引起的贫血属于
A. 再生障碍性贫血
B. 失血性贫血
C. 中毒性贫血
D. 溶血性贫血
E. 缺铁性贫血

17. 休克治疗的首要措施是
A. 使用强心药
B. 补充血容量
C. 纠正中心静脉压
D. 使用血管扩张药
E. 使用血管收缩药

18. 维生素E的含量测定在《中国药典》(2020年版)中采用的方法是
A. 液相色谱法　B. 酸碱滴定法
C. 气相色谱法　D. 非水滴定法
E. 铈量法

19. 酮体生成的原料是
A. 葡萄糖氧化分解所产生的乙酰 CoA
B. 甘油转变的乙酰 CoA
C. 脂肪酸 β 氧化生成的乙酰 CoA
D. 丙氨酸转变而成的乙酰 CoA
E. 甘氨酸转变而成的乙酰 CoA

20. 前体为核内不均一 RNA（hnRNA）的分子是
A. tRNA　B. mRNA
C. rRNA　D. snRNA
E. snoRNA

21. 某肾小球肾炎患者的血气分析测定显示 pH 7.30，$PaCO_2$ 4.0kPa（30mmHg），HCO^-_3 18mmol/L。该患者应诊断为
A. 代谢性酸中毒
B. 代谢性碱中毒
C. 呼吸性酸中毒
D. 呼吸性碱中毒
E. 代谢性酸中毒合并呼吸性碱中毒

22. 慢性应激时，血液系统的常见表现是
A. 非特异性抗感染能力增强
B. 血液黏滞度升高
C. 红细胞沉降率增快
D. 类似于缺铁性贫血
E. 血小板减少

23. 休克时血压下降的主要发病机制是
A. 心功能不全
B. 外周动脉紧张度不足
C. 交感神经过度兴奋后衰竭
D. 血液中的儿茶酚胺过低
E. 微循环障碍，组织灌流量不足

24. 甘油糖异生转变为葡萄糖的关键酶是
A. 丙酮酸激酶
B. 己糖激酶
C. 磷酸果糖激酶 -1
D. 葡糖 -6- 磷酸酶
E. 醛缩酶

25. 下列属于亲水性溶剂的一组是
A. 乙醇、乙醚、丙酮
B. 乙醇、三氯甲烷、甲醇
C. 乙酸乙酯、丙酮、甲醇
D. 丙酮、乙醇、甲醇
E. 乙醇、正丁醇、甲醇

26. 应用糖皮质激素治疗休克的主要机制是
A. 疏通微循环，扩张小血管
B. 稳定细胞膜和细胞器
C. 阻断儿茶酚胺的有害作用
D. 增强肝脏的解毒功能
E. 抗感染

27. 青霉素的抗菌作用机制是
A. 干扰细菌蛋白质合成
B. 抑制细胞壁中的肽聚糖合成
C. 破坏细胞膜结构
D. 抑制细菌的酶活性
E. 抑制细菌的核酸代谢

28. 用于消毒的乙醇的最适宜浓度是
A. 100%　B. 95%
C. 75%　D. 50%
E. 30%

29. 卡介苗的接种对象主要是
A. 结核菌素试验阳性者
B. 人类免疫缺陷病毒(HIV)感染者
C. 结核菌素试验强阳性者
D. 新生儿和结核菌素试验阴性的儿童
E. 免疫功能低下者

30. 具有动力的肠道致病菌是
A. 伤寒沙门菌
B. 宋氏志贺菌
C. 福氏志贺菌
D. 鲍氏志贺菌
E. 痢疾志贺菌

31. 我国肾综合征出血热的传染源主要是
A. 黑线姬鼠、褐家鼠等鼠类
B. 野兽类
C. 牛、羊、猪等家畜
D. 鸡、鹅等家禽
E. 野鸟类

32. 引起烫伤样皮肤综合征的病原体是
A. 乙型溶血性链球菌
B. 白喉棒状杆菌
C. 金黄色葡萄球菌
D. 产气荚膜梭菌
E. 大肠埃希菌

33. 衣原体**不引起**
A. 沙眼
B. 泌尿生殖道感染
C. 包涵体结膜炎
D. 大叶性肺炎
E. 性病淋巴肉芽肿

34. 关于苷键裂解的叙述,正确的是
A. 酸催化水解常用的是丙酸
B. 强烈酸水解法适合裂解苷键,获得的苷元结构不易发生变化
C. 碱催化水解多用于酯苷、酚苷的水解
D. 麦芽糖酶可水解 β- 果糖苷键
E. 转化糖酶可水解 α- 葡糖苷键

35. 某孕妇产前检查时发现有淋病性子宫颈炎,分娩后应
A. 迅速将患儿放入无菌隔离室
B. 给婴儿 1% 硝酸银滴眼
C. 给婴儿注射青霉素
D. 给婴儿口服诺氟沙星
E. 用 0.01% 氯己定清洗婴儿的皮肤

36. 关于萜类化合物的叙述,正确的是
A. 紫杉醇是具有抗癌活性的二萜类化合物
B. 青蒿素是具有抗疟活性的环烯醚萜类化合物
C. 穿心莲内酯属于倍半萜类
D. 单萜和二萜是挥发油的主要成分
E. 由三萜类成分甘草酸制备的甘草酸二铵在临床上用于治疗癌症

37. 下列化合物中,可导致急性肾衰竭、急性肾血管坏死等严重毒副作用的是
A. 蒿甲醚
B. 羟甲香豆素
C. 山柰酚
D. 马兜铃酸
E. 穿心莲内酯

38. 一般黄酮苷元难溶于水,但有的黄酮为非平面型分子,分子间作用力小,所以在水中的溶解度稍大。该黄酮类化合物是
A. 黄酮
B. 黄酮醇
C. 二氢黄酮
D. 查耳酮
E. 异黄酮

39. 甾体皂苷与三萜皂苷在理化性质和提取分离方法等方面有很多相似之处,这是由于
A. 结构中均具有 2- 苯基色原酮母核
B. 结构中均含有 C_6-C_3 单元
C. 均由甲戊二羟酸途径衍生而来
D. 均是苯丙烷骨架的聚合体
E. 结构中均含有不饱和内酯环

40. 关于布洛芬的性质和药理作用的叙述,**不正确**的是
A. 临床上用其消旋体
B. 其药效成分为 *S*-(+)- 异构体
C. 在消化道吸收过程中 *R*-(−)- 异构体经酶作用可转化成 *S*-(+)- 异构体
D. 临床上可用于风湿性及类风湿关节炎和骨关节炎的治疗
E. 可溶于盐酸及碳酸钠溶液

41. 关于蛋白质的叙述,**错误**的是
A. 属于由氨基酸聚合而成的高分子化合物
B. 可采用水 / 醇法去除蛋白质

C. 易溶于有机溶剂
D. 天花粉蛋白可用于中期妊娠引产
E. 半夏蛋白具有抑制早期妊娠的作用

42. 从中药的水提取液中除去鞣质的方法是
A. 透析法
B. 盐析法
C. 结晶法
D. 醇溶液调 pH 法
E. 石灰沉淀法

43. 阿昔洛韦的化学结构是
A. 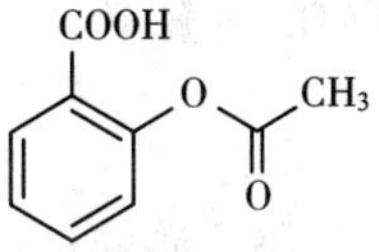
B. 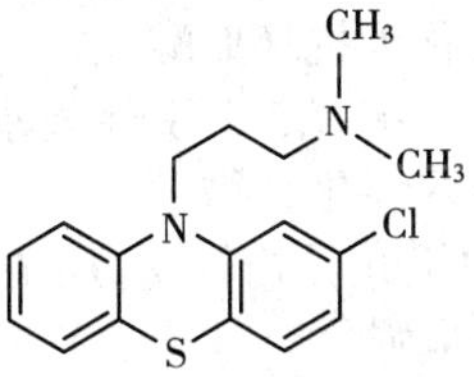
C. 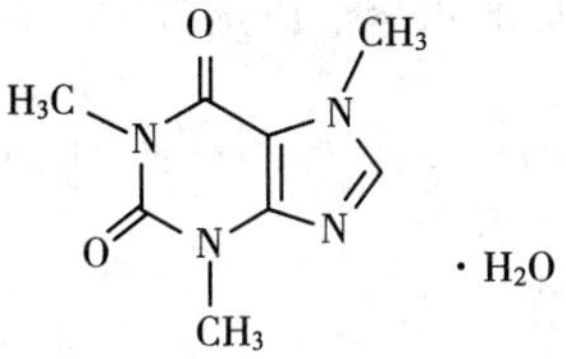
D. 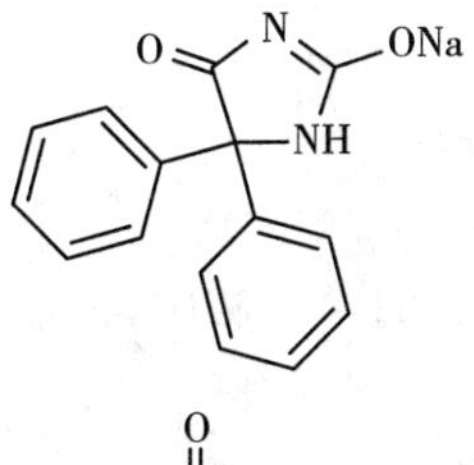
E.

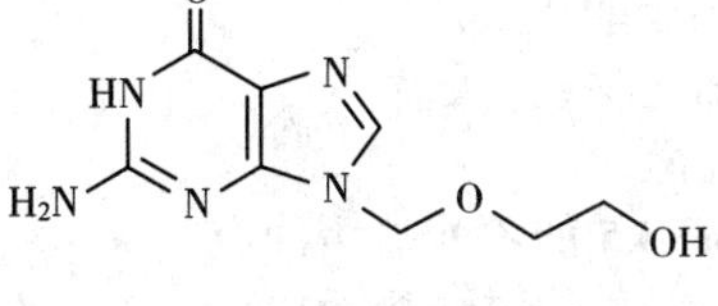

44. 青霉素类抗生素都具备的结构特征是
A. 成盐相同
B. 都具有酯基侧链
C. 分子内都有呋喃环
D. 分子内都有噻吩环
E. 都含有 β- 内酰胺环

45. 酮康唑的主要临床用途是
A. 治疗各型肺结核及肺外结核
B. 治疗烧伤和烫伤创面的感染
C. 对皮肤真菌及深部真菌感染均有效
D. 治疗呼吸道感染、尿路感染、肠道感染
E. 治疗脑膜炎和败血症

46. 关于吗啡的性质的叙述，正确的是
A. 不溶于水，易溶于非极性溶剂
B. 具有旋光性，天然存在的吗啡为右旋体
C. 显酸碱两性
D. 结构稳定，不易被氧化
E. 为半合成镇痛药

47. 关于吗啡的构效关系的叙述，正确的是
A. 酚羟基醚化则活性增加
B. 氮原子上引入不同的取代基使激动作用增强
C. 双键被还原则活性和成瘾性均降低
D. 叔胺是镇痛活性的关键基团
E. 羟基被烃化则活性及成瘾性均降低

48. 关于半合成头孢菌素的构效关系的说法，正确的是
A. 7 位酰基侧链的取代基引入亲脂性基团可扩大抗菌谱
B. 7 位酰胺的 α 位引入亲水性基团可减小抗菌谱
C. 7 位侧链肟型的甲氧基改变成任何基团都不能避免交叉过敏
D. 7 位引入甲氧基可得到氯霉素类抗生素
E. 7 位引入甲基可得到青霉素类抗生素

49. 关于苯唑西林钠的性质和用途的叙述，正确的是
A. 为黄色结晶性粉末
B. 不易溶于水
C. 水溶液的 pH 为 9.0~11.0
D. 在弱碱性条件下经微量铜离子的催化，在 440nm 波长处有最大吸收
E. 不仅能耐酶，而且耐酸，抗菌作用也比较强

50. 第一个在临床上使用的长效抗风湿药是
A. 阿司匹林
B. 吲哚美辛
C. 对乙酰氨基酚
D. 吡罗昔康
E. 卡马西平

51. 临床上用于抗衰老,治疗心血管疾病的维生素是
A. 维生素 A　B. 维生素 B_1
C. 维生素 C　D. 维生素 D_3
E. 维生素 E

52. 盐酸利多卡因的主要临床用途是
A. 为局部麻醉药
B. 麻醉作用较弱
C. 穿透力弱
D. 起效慢
E. 用于各种麻醉,但不能用于治疗心律失常

53. 关于异烟肼的叙述,正确的是
A. 异烟肼可与醛缩合成腙,失去活性
B. 可与金属离子结合,生成有色螯合物
C. 不能口服给药
D. 难溶于水
E. 结构稳定,不易发生化学反应

54. 维生素 B_6 的主要临床用途是
A. 脚气病
B. 夜盲症
C. 维生素 C 缺乏症
D. 妊娠呕吐、脂溢性皮炎
E. 佝偻病

55. 体内药物分析中,可以加入强酸去除蛋白质,常用的强酸是
A. 发烟盐酸　B. 发烟硝酸
C. 浓硫酸　D. 10% 三氯乙酸
E. 冰醋酸

56. 地高辛的有关物质检查采用的杂质对照品是
A. 紫花洋地黄
B. 毛花洋地黄
C. 洋地黄毒苷
D. 异羟基洋地黄毒苷
E. 毛地黄皂苷

57. 下列固相萃取小柱的基本操作程序正确的是
A. 活化—预洗—上样—淋洗—洗脱
B. 预洗—活化—上样—淋洗—洗脱
C. 预洗—固化—上样—洗脱—淋洗
D. 固化—预洗—上样—淋洗—洗脱
E. 活化—预洗—固定—洗脱—淋洗

58. 与空气长时间接触或者遇到氧化剂可被氧化成具有荧光的硫色素而失效的是
A. 维生素 B_1　B. 维生素 B_2
C. 维生素 B_6　D. 维生素 B_{12}
E. 维生素 B_4

59. 为保证每瓶气雾剂的给药次数不低于规定的次数,需要进行的气雾剂的检查项目是
A. 每瓶总吸次　B. 每瓶总喷次
C. 每瓶总揿次　D. 泄漏率
E. 雾滴分布

60. 关于维生素 C 的说法,**不正确**的是
A. 维生素 C 又称为抗坏血酸
B. 维生素 C 分子中有 2 个手性碳原子
C. 维生素 C 为两性化合物
D. 维生素 C 的旋光异构体中,L(+)- 抗坏血酸的效力最强
E. 维生素 C 的水溶液以烯醇式存在

61. 下列可以作为硫酸链霉素的鉴别反应的是
A. 麦芽酚反应
B. Keller-Kiliani 反应
C. 硝酸银反应
D. Vitali 反应
E. 硫酸 - 荧光反应

62. 在重金属检查法的第一法中,需加入的试剂是
A. 稀硝酸
B. 稀盐酸
C. 盐酸
D. pH 3.5 的乙酸盐缓冲液
E. pH 7.4 的磷酸盐缓冲液

63. 采用非水滴定法进行硫酸阿托品的含量测定时,硫酸阿托品与高氯酸的反应摩尔比是
A. 1 : 1　B. 2 : 1
C. 3 : 1　D. 4 : 1
E. 1 : 2

64. 古蔡氏法进行砷盐检查时所使用的试纸是
A. 氯化汞试纸

B. 硝酸汞试纸
C. 溴化汞试纸
D. 硝酸银试纸
E. Ag-DDC 试纸

65. 重金属检查的第二法供试品在 500~600℃炽灼破坏后,在残渣中继续加入的破坏试剂是
A. 硝酸,盐酸
B. 氢氧化钠,硝酸
C. 硝酸,硫酸铜
D. 硫酸,硫酸铜
E. 硫酸,过氧化氢

66. **不具有**抗结核作用的化学药物是
A. 异烟肼
B. 乙胺丁醇
C. 葡烟腙
D. 阿司匹林
E. 对氨基水杨酸钠

67. 用薄层色谱法进行药物鉴别时,一般采用
A. 归一化法
B. 对照品(标准品)比较法
C. 标准曲线法
D. 自身稀释对照法
E. 标准图谱法

68. 凡检查含量均匀度的制剂**不再**检查
A. 崩解时限
B. 重(装)量差异
C. 溶散时限
D. 溶化性
E. 融变时限

69. 在规定的条件下,同一个均匀样品经多次取样测定所得结果之间的接近程度称为
A. 精密度
B. 准确度
C. 灵敏度
D. 生物利用度
E. 专一性

70. 能发生托烷生物碱反应的药物是
A. 阿托品　B. 普鲁卡因
C. 异烟肼　D. 地高辛
E. 地西泮

71. 盐酸普鲁卡因的分子结构中含有芳香伯胺,《中国药典》(2020 年版)采用的含量测定方法是
A. 酸碱滴定法
B. 络合滴定法
C. 非水滴定法
D. 碘量法
E. 亚硝酸钠滴定法

72. 需做释放度检查的药物制剂是
A. 普通片　B. 分散片
C. 泡腾片　D. 缓释片
E. 含片

73. 在稀盐酸酸性条件下与氯化钡反应可检查的杂质是
A. 重金属　B. 砷盐
C. 铁盐　D. 硫酸盐
E. 铵盐

74. 需进行无菌检查的药物制剂是
A. 片剂　B. 胶囊剂
C. 注射剂　D. 栓剂
E. 气雾剂

75. 生物样品中的药物分析进行前处理时,主要是去除样品中的
A. 有机酸　B. 糖
C. 蛋白质　D. 脂肪
E. 核酸

76. 采用鲎试剂法可检查注射剂中的
A. 细菌　B. 可见异物
C. 不溶性微粒　D. 细菌内毒素
E. 热原

77. 铁盐检查中,加入的氧化剂是
A. 双氧水　B. 高锰酸钾
C. 发烟硝酸　D. 过硫酸铵
E. 碘液

78. 铵盐检查法中,所采用的显色剂是
A. 盐酸溶液
B. 标准氯化铵溶液
C. 硫氰酸铵溶液
D. 碱性碘化钾试液
E. 碱性碘化汞钾试液

79. 衡量UV和HPLC的准确度时,一般回收率应达到
A. 99.7%~100.3%
B. 99.0%~101.0%
C. 98%~102%
D. 95%~105%
E. 90%~110%

80. 精密度验证内容的中间精密度是指
A. 同一实验室,同一分析人员、相同设备上测得结果的精密度
B. 同一实验室,同一分析人员、不同设备上测得结果的精密度
C. 同一实验室,不同日期、不同分析人员、不同设备上测得结果的精密度
D. 不同实验室,不同分析人员测定结果的精密度
E. 不同实验室,相同分析人员测定结果的精密度

二、以下提供若干组考题,每组考题共用在考题前列出的A、B、C、D、E五个备选答案。请从中选择一个与考题关系最密切的答案。每个备选答案可能被选择一次、多次或不被选择。

(81~83题共用备选答案)
A. 10~30℃
B. 不超过20℃
C. 2~10℃
D. 避光且不超过20℃
E. 2℃以下

81. 冷处是指
82. 常温是指
83. 阴凉处是指

(84~85题共用备选答案)
A. 羟基香豆素
B. 黄曲霉毒素
C. 七叶内酯
D. 海棠果内酯
E. 双香豆素

84. 具有抗菌作用的是
85. 在极低浓度就能引起动物肝损伤并导致癌变的是

(86~88题共用备选答案)
A. 物理鉴别法
B. 化学鉴别法
C. 光谱鉴别法
D. 色谱鉴别法
E. 微生物检定法

86. 显色反应鉴别属于
87. TLC鉴别属于
88. IR鉴别属于

(89~90题共用备选答案)
A. 远距分泌
B. 外分泌
C. 旁分泌
D. 自分泌
E. 神经分泌

89. 体内大多数由内分泌腺释放的激素转送到靶组织的方式是
90. 激素通过组织液扩散作用于邻近细胞的方式是

(91~92题共用备选答案)
A. 肽单元
B. 结构域
C. 模体
D. 亚基
E. 分子伴侣

91. 具有四级结构的蛋白质中每条拥有完整三级结构的多肽链称为
92. 分子量较大的蛋白质常可折叠成多个较为紧密且稳定的区域,并各行其功能,称为

(93~94题共用备选答案)
A. 肌肉组织
B. 胃肠道
C. 肾脏
D. 肝脏
E. 神经组织

93. 清除血中的芳香族氨基酸的主要器官组织是
94. 清除血中的支链氨基酸的主要器官组织是

(95~96题共用备选答案)
A. 菌毛
B. 荚膜
C. 鞭毛
D. 异染颗粒
E. 芽孢

95. 与细菌抗吞噬作用有关的是
96. 作为灭菌是否彻底的指标是破坏

（97~98 题共用备选答案）

A. 阿米卡星

B. 苯唑西林钠

C. 阿奇霉素

D. 四环素

E. 氯霉素

97. 属于大环内酯类抗菌药物的是

98. 服用后，引起牙齿持久着色的药物是

（99~100 题共用备选答案）

A. 氟康唑

B. 头孢噻肟钠

C. 阿莫西林

D. 酮康唑

E. 克拉维酸

99. 第一个用于临床的 β- 内酰胺酶抑制药是

100. 以三氮唑替换咪唑环后，得到的抗真菌药是

全国卫生专业技术资格考试

药学（中级）专业（相关专业知识）

姓　　　　名：________________

准 考 证 号：________________

建议完成时间：90 分钟

成　　　　绩：________________

一、以下每一道题下面有 A、B、C、D、E 五个备选答案。请从中选择一个最佳答案。

1. 一般制成倍散的是
   A. 含毒性药品的散剂
   B. 眼用散剂
   C. 含液体药物的散剂
   D. 含低共熔成分的散剂
   E. 含浸膏的散剂

2. 下列各项中，**不影响**散剂混合质量的因素是
   A. 组分的堆密度
   B. 含易吸湿性成分
   C. 组分的吸湿性与带电性
   D. 组分的比例
   E. 各组分的色泽

3. 必须测定溶出度的片剂是
   A. 水溶性药物
   B. 吸湿性药物
   C. 风化性药物
   D. 刺激性药物
   E. 难溶性药物

4. 可作片剂的助流剂是
   A. 糊精　B. 聚维酮
   C. 糖粉　D. 硬脂酸镁
   E. 微粉硅胶

5. 压片的工作过程是
   A. 混合—饲料—压片—出片
   B. 混合—压片—出片
   C. 压片—出片
   D. 饲料—压片
   E. 饲料—压片—出片

6. 冲头表面粗糙将主要造成片剂
   A. 黏冲　B. 硬度不够
   C. 花斑　D. 裂片
   E. 崩解迟缓

7. 包粉衣层的主要材料是
   A. 糖浆和滑石粉
   B. 稍稀的糖浆
   C. 食用色素
   D. 川蜡
   E. 10% CAP 的乙醇溶液

8. 软胶囊的胶皮处方，较适宜的重量比是增塑剂：明胶：水是
   A.（0.4~0.6）：1：1
   B. 1：（0.4~0.6）：1
   C. 1：1：1
   D. 0.5：1：1
   E. 1：0.5：1

9. 关于滴制法制备滴丸剂的特点的叙述，**错误**的是
   A. 工艺周期短，生产率高
   B. 受热时间短，易氧化及具有挥发性的药物溶于基质后可增加其稳定性
   C. 可使液态药物固态化
   D. 用固体分散技术制备的滴丸降低药物的生物利用度
   E. 生产条件较易控制，含量较准确

10. 关于膜剂特点的叙述，**错误**的是
    A. 含量准确
    B. 仅适用于剂量小的药物
    C. 成膜材料用量较少
    D. 起效快且可控速释药
    E. 配伍变化少

11. 下列给药途径**不适合**膜剂的是
    A. 眼结膜囊内给药
    B. 口服给药
    C. 口含给药
    D. 吸入给药
    E. 舌下给药

12. 常用于 W/O 型乳剂型基质的乳化剂的是
    A. 司盘类　B. 吐温类
    C. 月桂硫酸钠　D. 卖泽类
    E. 泊洛沙姆

13. 下列属于软膏烃类基质的是
    A. 羊毛脂　B. 蜂蜡
    C. 硅酮　D. 凡士林
    E. 聚乙二醇

14. 氮酮在全身作用软膏剂中的作用是
    A. 乳化作用　B. 油脂性基质
    C. 分散作用　D. 促渗作用
    E. 保湿作用

15. 按给药途径分类,栓剂属于
A. 呼吸道给药
B. 皮肤给药
C. 口服给药
D. 腔道给药
E. 静脉给药

16. 以聚乙二醇为基质的栓剂选用的润滑剂是
A. 肥皂　B. 甘油
C. 水　D. 液体石蜡
E. 乙醇

17. 关于药物制剂设计的主要内容的叙述,**错误**的是
A. 在处方前,全面掌握药物的理化性质、药理学与药物动力学特性
B. 确定最佳的给药途径,并选择适当的剂型
C. 选择合适的辅料或添加剂,采用适当的测试手段,考查制剂的各项质量指标
D. 进行临床试验,进一步优化制剂的处方和工艺
E. 对处方和制备工艺进行改进、优化或完善

18. 已知某栓剂的置换价为1.5,纯基质栓的平均栓重为0.5g,每枚栓剂的平均含药重量为0.3g,制备100枚含药栓需要基质的重量是
A. 10g　B. 20g
C. 30g　D. 40g
E. 50g

19. 下列**不属于**药剂学的任务是
A. 药剂学基本理论的研究
B. 新剂型的研究与开发
C. 新原料药的研究与开发
D. 新辅料的研究与开发
E. 制剂新机械和新设备的研究与开发

20. 关于肺部吸收的叙述,正确的是
A. 喷射的粒子越小,吸收越好
B. 药物在肺泡液中的溶出速率快,有利于吸收
C. 抛射剂的蒸气压越大,吸收越好
D. 药物的脂溶性越小,吸收越好
E. 喷射的粒子越大,吸收越好

21. 乳剂型气雾剂是
A. 单相气雾剂　B. 二相气雾剂
C. 三相气雾剂　D. 双相气雾剂
E. 吸入粉雾剂

22. 酯类药物易产生
A. 水解反应　B. 聚合反应
C. 氧化反应　D. 变旋反应
E. 差向异构

23. 影响药物制剂降解的外界因素是
A. pH
B. 离子强度
C. 赋形剂或附加剂
D. 光线
E. 溶剂

24. 下列属于天然高分子材料的囊材是
A. 明胶　B. 羧甲纤维素
C. 乙基纤维素　D. 聚维酮
E. 聚乳酸

25. 固体分散物中药物溶出速度的顺序正确的是
A. 分子态 > 无定形 > 微晶态
B. 无定形 > 微晶态 > 分子态
C. 分子态 > 微晶态 > 无定形
D. 微晶态 > 分子态 > 无定形
E. 微晶态 > 无定形 > 分子态

26. 下列适合制成缓释、控释制剂的药物是
A. 抗生素
B. 半衰期 <1h 的药物
C. 药效剧烈的药物
D. 吸收很差的药物
E. 氯化钾

27. 可用于溶蚀性骨架片的材料是
A. 羟丙甲纤维素
B. 卡波姆
C. 聚乙烯
D. 蜡类
E. 乙基纤维素

28. 透皮制剂中加入二甲基亚砜(DMSO)的目的是
A. 增加塑性

B. 促进药物的吸收
C. 起分散作用
D. 起致孔剂的作用
E. 增加药物的稳定性

29. 属于被动靶向给药系统的是
A. DNA-柔红霉素结合物
B. 药物-抗体结合物
C. 氨苄西林毫微粒
D. 抗体-药物载体复合物
E. 磁性微球

30. 关于靶向制剂的概念,正确的是
A. 又称为自然靶向制剂
B. 是指进入体内的载药微粒被巨噬细胞摄取,通过正常的生理过程运至肝、脾等器官的剂型
C. 是指将微粒表面修饰后作为"导弹"性载体,将药物定向地运送到并浓集于预期的靶向部位发挥药效的制剂
D. 是指通过载体使药物浓集于病变部位的给药系统
E. 是指利用某种物理或化学方法使药物在特定部位发挥药效的制剂

31. 制备中药酒剂的常用方法有
A. 溶解法和稀释法
B. 稀释法和浸渍法
C. 浸渍法和渗漉法
D. 渗漉法和煎煮法
E. 煎煮法和溶解法

32. 最适合作 O/W 型乳剂的乳化剂的 HLB 值是
A. 1~3
B. 3~8
C. 8~16
D. 7~9
E. 13~16

33. 表面活性剂能够使液体表面张力
A. 降低
B. 显著降低
C. 升高
D. 不变
E. 不规则变化

34. 在低温、高真空度条件下,利用水的升华特性进行干燥的方法是
A. 低温干燥
B. 真空干燥
C. 冷冻干燥
D. 喷雾干燥
E. 对流干燥

35. Pluronic F68
A. 有起昙现象
B. 有起浊现象
C. 有 Krafft 点
D. 属于非离子型表面活性剂
E. 属于两性离子型表面活性剂

36. 表面活性剂由于能在油水界面做定向排列而起
A. 乳化作用
B. 助溶作用
C. 增溶作用
D. 潜溶作用
E. 絮凝作用

37. 关于糖浆剂的说法,**错误**的是
A. 可作矫味剂、助悬剂及片剂的包糖衣材料
B. 蔗糖浓度高时渗透压大,微生物的繁殖受到抑制
C. 糖浆剂为高分子溶液剂
D. 冷溶法适用于对热不稳定或挥发性药物制备糖浆剂,制备的糖浆剂颜色较浅
E. 热溶法制备有溶解快、滤速快、可以杀死微生物等优点

38. 关于乳剂特点的叙述,**错误**的是
A. 乳剂液滴的分散度大
B. 乳剂中的药物吸收快
C. 乳剂的生物利用度高
D. 一般 W/O 型乳剂专供静脉注射用
E. 静脉注射乳剂注射后分布较快,有靶向性

39. 能形成 W/O 型乳剂的乳化剂是
A. 硬脂酸钠
B. 硬脂酸钙
C. 聚山梨酯 80
D. 十二烷基硫酸钠
E. 阿拉伯胶

40. 制备 O/W 型或 W/O 型乳剂的主要因素是
A. 乳化剂的 HLB 值
B. 乳化剂的量
C. 乳化剂的 HLB 值和性质
D. 制备工艺
E. 两相的量比

41. 下列属于天然乳化剂的是
A. 西黄蓍胶 B. 卖泽
C. 硬脂酸钠 D. 皂土
E. 氢氧化镁

42. 以西黄蓍胶为乳化剂形成乳剂,其乳化膜是
A. 单分子乳化膜
B. 多分子乳化膜
C. 固体粉末乳化膜
D. 复合凝聚膜
E. 液态膜

43. 关于输液灭菌的叙述,正确的是
A. 输液从配制到灭菌以不超过 12h 为宜
B. 输液灭菌时一般不需预热
C. 输液灭菌时可不必排出空气
D. 输液灭菌时间应确认达到灭菌温度后计算
E. 输液灭菌完毕后为节省灭菌时间应立即打开灭菌器门

44. 两种水溶性物质 A 和 B,10g 的 A 物质与 20g 的 B 物质(CRH 值分别为 80% 和 60%)混合,按 Elder 假说计算,两者混合物的 CRH 值是
A. 70% B. 80%
C. 60% D. 66.7%
E. 48%

45. 包合物的验证方法是
A. HPLC
B. 热分析法
C. 透析法
D. 离心法
E. 容量分析法

46. 下列制备注射用水的流程中,最合理的是
A. 自来水—滤过—电渗析—蒸馏—离子交换—注射用水
B. 自来水—滤过—离子交换—电渗析—蒸馏—注射用水
C. 自来水—滤过—电渗析—离子交换—蒸馏—注射用水
D. 自来水—离子交换—滤过—电渗析—蒸馏—注射用水
E. 自来水—蒸馏—离子交换—电渗析—注射用水

47. 下列因素中,对生物的 F_0 值**没有**影响的是
A. 容器在灭菌器内的数量和排布
B. 待灭菌溶液的黏度、容器填充量
C. 溶剂系统
D. 容器的大小、形状、热穿透系数
E. 药液的颜色

48. 硫酸阿托品滴眼液
处方:

硫酸阿托品	10g
氯化钠	适量
注射用水	适量
全量	1 000ml

氯化钠的作用是
A. 主药 B. 防腐剂
C. pH 调节剂 D. 等渗调节剂
E. 溶剂

49. 依据《医院处方点评管理规范(试行)》,用药不适宜处方包括
A. 无适应证用药
B. 无正当理由开具高价药
C. 无正当理由超说明书用药
D. 无正当理由为同一患者同时开具 2 种以上药理作用相同的药物
E. 无正当理由不首选国家基本药物

50. 依据《静脉用药集中调配质量管理规范》,静脉用药调配中心(室)洁净区的相对湿度应控制在
A. 35%~55% B. 40%~60%
C. 40%~65% D. 40%~55%
E. 35%~60%

51. 具有麻醉药品和第一类精神药品处方资格的执业医师
A. 可以为自己开具该种处方
B. 如违反规定开具处方,依法追究刑事责任
C. 可以在本省的任何医疗机构开具麻醉药品和第一类精神药品
D. 对确需要使用麻醉药品和第一类精神药品的患者,应当在本医疗机构满足其合理用药需求
E. 执业医师应当使用专用处方开具麻醉药品和精神药品,单张处方最大用量为 4d 用量

52. 阿片类药物终身不耐受的不良反应是
A. 恶心　　B. 呕吐
C. 便秘　　D. 嗜睡
E. 尿潴留

53. 苯二氮䓬类药物具有成瘾性,临床上成瘾性或危险性低的人群是
A. 大剂量、长期连续应用者
B. 与其他可能形成依赖性的药物合用者
C. 长期饮酒依赖者或有酒精中毒史者
D. 其他镇静药成瘾者
E. 有过大型手术史者

54. 关于青霉素使用的说法,**错误**的是
A. 青霉素不可用于鞘内注射
B. 静脉滴注青霉素可选用葡萄糖作为溶媒
C. 青霉素钾盐不可快速静脉注射
D. 无论采用何种给药途径,都需要先做青霉素皮肤试验
E. 大剂量全身应用青霉素会出现中枢神经系统反应

55. 抗菌药物治疗性应用的基本原则**不包括**
A. 诊断为细菌性感染者方有指征应用抗菌药物
B. 尽早查明感染的病原,根据病原种类及细菌药敏试验结果选用抗菌药物
C. 只根据药敏试验结果选择有效的抗菌药物即可
D. 按照药物的抗菌作用特点及其体内过程特点选择用药
E. 抗菌药物治疗方案应综合患者病情、病原菌种类及抗菌药物特点制订

56. 负责全国药品不良反应监测管理工作的是
A. 市级药品不良反应监测中心
B. 省级药品不良反应监测中心
C. 各级卫生行政部门
D. 省级药品监督管理部门
E. 国务院药品监督管理部门

57. 调剂过程的步骤正确的是
A. 收方、检查处方、调配处方、包装贴标签、复查处方、发药
B. 收方、检查处方、协定处方、调配处方、复查处方、发药
C. 收方、协定处方、检查处方、调配处方、复查处方、发药
D. 收方、检查处方、调配处方、复查处方、包装贴标签、发药
E. 收方、检查处方、调配处方、协定处方、发药

58. 关于医院制剂的说法,正确的是
A. 可以在市场进行销售
B. 可以进行广告宣传
C. 无须审批即可配制
D. 应为医疗机构临床所需
E. 可供其他医院随意使用

59. 门诊患者第一类精神药品胶囊剂的处方用量是
A. 1 次常用量
B. 不得超过 3d 常用量
C. 不得超过 7d 常用量
D. 不得超过 15d 常用量
E. 不得超过 21d 常用量

60. 依据《药品说明书和标签管理规定》,下列说法**不正确**的是
A. 预防用生物制品有效期的标注按照国家药品监督管理局批准的注册标准执行
B. 治疗用生物制品有效期的标注自分装日期计算
C. 其他药品有效期的标注自生产日期计算
D. 有效期若标注到日,应当为起算日期对应年月日的当日
E. 有效期若标注到月,应当为起算月份对应年月的前 1 个月

61. 医院药学是以
A. 用药合理、科学、安全、经济为目的
B. 用药安全、有效、经济、科学为目的
C. 用药有效、安全、经济、合理为目的
D. 用药科学、有效、合理、安全为目的
E. 用药经济、合理、有效、科学为目的

62. 依据《中华人民共和国药品管理法》规定的药品含义,下列**不属于**药品的是
A. 中药饮片
B. 中药材
C. 生物制品
D. 卫生材料
E. 化学药

63. 下列叙述符合《医疗机构麻醉药品、第一类精神药品管理规定》的是
A. 卫生行政部门接到医疗机构销毁麻醉药品、第一类精神药品的申请后,应当于 3d 内到场监督医疗机构销毁行为
B. 医疗机构购买药品时,付款应当采取银行转账或现金付款的方式
C. 在验收中发现缺少、缺损的麻醉药品、第一类精神药品应当双人清点登记,报药监部门负责人批准并加盖公章后向供货单位查询、处理
D. 执业医师开具麻醉药品、第一类精神药品处方时,应当在病历中记录
E. 医疗机构应不定期对涉及麻醉药品、第一类精神药品的管理、药学、医护人员进行有关法律、法规、规定、专业知识、职业道德的教育和培训

64. 关于麻黄碱购销和使用管理的说法,**不正确**的是
A. 麻黄碱生产企业自用麻黄碱必须到省级药品监督管理部门办理购用证明
B. 麻黄碱购用证明一次使用有效,购买时不可以使用复印件
C. 麻黄碱购销活动中应当采取银行转账或现金付款的方式
D. 医疗单位开具的麻黄碱单方制剂处方每次不得超过 7d 常用量,处方留存 2 年
E. 各省级药品监督管理部门每年 7 月底和 1 月底将上半年和上一年度调进、调出及库存数量汇总后报国家药品监督管理局

65. 为门(急)诊癌性疼痛患者和中、重度慢性疼痛患者开具的麻醉药品、第一类精神药品注射剂的处方用量是
A. 1 次常用量
B. 不得超过 3d 常用量
C. 不得超过 7d 常用量
D. 不得超过 15d 常用量
E. 处方用量可以适当延长,医师应当注明理由

66. 收购、经营、加工、使用毒性药品的单位符合《医疗用毒性药品管理办法》规定的内容是
A. 必须建立验收、检验、保管、领发、核对等制度
B. 必须建立验收、保管、养护、领发、核对等制度
C. 必须建立健全保管、验收、领发、核对等制度
D. 必须建立检验、验收、保管、领发、核对等制度
E. 必须建立双人验收、复核检验、专人保管、领发、核对等制度

67. 药品不良反应报告的内容和统计资料的作用是
A. 加强药品监督管理、指导合理用药的依据
B. 处理医疗事故的依据
C. 处理医疗诉讼的依据
D. 处理药品质量事故的依据
E. 处理药品不良事件的依据

68. 医疗机构需要使用麻醉药品和第一类精神药品,应当取得
A. 麻醉药品、第一类精神药品购用印鉴卡
B. 麻醉药品、第一类精神药品购用卡
C. 麻醉药品、第一类精神药品专用卡
D. 麻醉药品、第一类精神药品购用申请卡
E. 麻醉药品、第一类精神药品使用卡

69. 急诊处方印刷用纸的颜色是
A. 白色　　B. 淡绿色
C. 淡蓝色　　D. 淡黄色
E. 淡红色

70. 住院药房实行
A. 大窗口发药
B. 柜台式发药
C. 大窗口或柜台式发药
D. 个体化用药
E. 单剂量配发药品

71. 由国务院药品监督管理部门会同国务院公安部门、国务院卫生行政部门制定、调整并公布的药品目录是
A. 戒毒药品目录
B. 抗肿瘤药品品种目录
C. 放射性药品品种目录
D. 医疗用毒性药品品种目录
E. 麻醉药品和精神药品品种目录

72. 调配医疗用毒性药品处方时,必须认真负责,计量准确,按医嘱注明要求,并
A. 由配方人员签名盖章后方可发出
B. 由配方人员和复核人员共同签名盖章后方可发出
C. 由配方人员及具有药士以上技术职称的复核人员签名盖章后方可发出
D. 由配方人员及具有药师以上技术职称的复核人员签名盖章后方可发出
E. 由配方人员及具有主管药师以上技术职称的复核人员签名盖章后方可发出

73.《药品不良反应报告和监测管理办法》规定,新药监测期内的药品应报告
A. 所有不良反应
B. 严重的不良反应
C. 药物相互作用引起的不良反应
D. 严重和新的不良反应
E. 迟发型不良反应

74. 下列**不属于**临床药师职责的是
A. 调配药品发药给患者
B. 参与临床疾病诊断、治疗
C. 对患者进行用药教育
D. 促进药物合理应用
E. 直接参与临床用药

75. 依据《中华人民共和国药品管理法》,下列必须符合药用要求的**不包括**
A. 生产药品的辅料
B. 生产药品的原料
C. 直接接触药品的包装材料
D. 直接接触药品的容器
E. 药品的运输包装

76. 下列**不属于**药品严重不良反应的是
A. 引起死亡
B. 致癌、致畸、致出生缺陷
C. 导致对人伤害
D. 对器官功能产生永久损伤
E. 导致住院或住院时间延长

77. 军队医疗机构麻醉药品和精神药品的供应、使用应
A. 由国务院药品监督管理部门会同中国人民解放军总后勤部依据《麻醉药品和精神药品管理条例》制定具体管理办法
B. 由中国人民解放军总后勤部依据《麻醉药品和精神药品管理条例》制定具体管理办法
C. 由国务院药品监督管理部门会同中国人民解放军总后勤部制定具体管理办法
D. 由国务院药品监督管理部门依据《麻醉药品和精神药品管理条例》制定具体管理办法
E. 由国务院卫生行政部门会同中国人民解放军总后勤部依据《麻醉药品和精神药品管理条例》制定具体管理办法

78. 2019 年 6 月 7 日,某药房因地方狭小,准备销毁一批处方。处方按月码放,经过药房负责人检查,下列可以销毁的处方是
A. 2017 年 5 月的哌替啶片处方
B. 2016 年 4 月的哌替啶注射液处方
C. 2018 年 5 月的氯胺酮注射液处方
D. 2019 年 3 月的普通处方
E. 2019 年 1 月的急诊处方

79. 中药二级保护品种的保护期限是
A. 10 年　　B. 15 年
C. 7 年　　D. 5 年
E. 20 年

80. 医疗机构抢救患者急需麻醉药品和第一类精神药品而本医疗机构无法提供时
A. 不得接诊患者
B. 必须及时转诊
C. 应尽快申请"麻醉药品、第一类精神药品购用印鉴卡"
D. 可以从定点生产企业紧急借用
E. 可以从其他医疗机构或者定点批发企业紧急借用

二、以下提供若干组考题,每组考题共用在考题前列出的 A、B、C、D、E 五个备选答案。请从中选择一个与考题关系最密切的答案。每个备选答案可能被选择一次、多次或不被选择。

(81~83 题共用备选答案)
A. 舌下片
B. 粉针
C. 肠溶衣片
D. 糖衣片
E. 植入片

81. 激素类药物宜制成
82. 硝酸甘油宜制成
83. 红霉素宜制成

(84~86 题共用备选答案)
A. industrial pharmacy
B. physical pharmacy
C. pharmacokinetics
D. clinical pharmacy
E. biopharmacy
84. 工业药剂学的英文是
85. 物理药剂学的英文是
86. 临床药剂学的英文是

(87~89 题共用备选答案)
A. 溶剂蒸发法
B. 交联剂固化法
C. 胶束聚合法
D. 注入法
E. 饱和水溶液法
87. 脂质体最适宜的制备方法是
88. β- 环糊精包合物最适宜的制备方法是
89. 固体分散物最适宜的制备方法是

(90~92 题共用备选答案)
A. 复方氯化钠注射液
B. 葡萄糖注射液
C. 山梨醇注射液
D. 静脉脂肪乳注射液
E. 羟乙基淀粉注射液
90. 属于代血浆输液的是
91. 属于乳剂输液的是
92. 属于多元醇输液的是

(93~95 题共用备选答案)
A. 市场监督管理部门处罚
B. 纪检督察部门处罚
C. 医疗保障部门处罚
D. 经济综合主管部门处罚
E. 卫生健康主管部门或者本单位处分

依据《中华人民共和国药品管理法》
93. 医院在药品购销中给予、收受回扣或者其他不正当利益的,由
94. 药品生产企业、药品经营企业或者代理人给予使用其药品的医疗机构的负责人、药品采购人员、医师、药师等有关人员财物或者其他不正当利益的,由
95. 医院负责人、药品采购人员、医师、药师等有关人员收受药品生产企业给予的财物或者其他不正当利益的,由

(96~98 题共用备选答案)
A. 由具有初级技术职务任职资格的药学、临床医学、医院感染管理和医疗行政管理等方面的专家组成
B. 由具有初级以上技术职务任职资格的药学、临床医学、医院感染管理和医疗行政管理等方面的专家组成
C. 由具有高级技术职务任职资格的药学、临床医学、医院感染管理和医疗行政管理等方面的专家组成
D. 由具有中级以上技术职务任职资格的药学、临床医学、医院感染管理和医疗行政管理等方面的专家组成
E. 由具有中、高级以上技术职务任职资格的药学、临床医学、医院感染管理和医疗行政管理等方面的专家组成
96. 三级医院的药事管理与药物治疗学委员会
97. 二级医院的药事管理与药物治疗学委员会
98. 其他医疗机构的药事管理与药物治疗学组

(99~100 题共用备选答案)
A. 应于不良反应发现之日起 1 个月内报告国家不良反应中心
B. 首次获准进口之日满 5 年的,应报告该药品发生的所有不良反应
C. 首次取得进口药品注册证之日起 5 年内,报告该药品发生的所有不良反应
D. 应报告该药品发生的新的和严重的不良反应
E. 首次获准进口之日 5 年内,报告该药品发生的新的严重的不良反应
99. 进口药品
100. 进口药品在其他国家和地区发生新的或严重不良反应

全国卫生专业技术资格考试

药学（中级）专业（专业知识）

姓　　　　名：________________

准 考 证 号：________________

建议完成时间：　　90 分钟　　

成　　　　绩：________________

一、以下每一道题下面有 A、B、C、D、E 五个备选答案。请从中选择一个最佳答案。

1. 碘解磷定治疗有机磷酸酯类中毒的作用机制是
   A. 阻断 M 受体的作用
   B. 阻断 N 受体的作用
   C. 直接对抗体内积聚的 ACh 的作用
   D. 恢复 AChE 水解 ACh 的活性
   E. 与 AChE 结合而抑制酶的活性

2. 为了延长局部麻醉药的作用时间和减少不良反应,可配伍应用的药物是
   A. 肾上腺素
   B. 异丙肾上腺素
   C. 多巴胺
   D. 去甲肾上腺素
   E. 麻黄碱

3. 奎尼丁的电生理作用是
   A. 0 相去极明显抑制,传导明显抑制,APD 延长
   B. 0 相去极轻度抑制,传导轻度抑制,APD 不变
   C. 0 相去极适度抑制,传导适度抑制,APD 延长
   D. 0 相去极适度抑制,传导明显抑制,APD 不变
   E. 0 相去极轻度抑制,传导轻度抑制,APD 延长

4. 格列本脲降血糖的主要作用机制是
   A. 拮抗胰高血糖素的作用
   B. 增强肌肉组织糖的无氧酵解
   C. 妨碍葡萄糖的肠道吸收
   D. 刺激胰岛 β 细胞释放胰岛素
   E. 升高血清糖原水平

5. 红细胞外期对疟原虫最有效的药物是
   A. 乙胺嘧啶　B. 氯喹
   C. 奎宁　D. 伯氨喹
   E. 青蒿素

6. 治疗阴道滴虫病的首选药是
   A. 吡喹酮　B. 哌嗪
   C. 奎宁　D. 甲硝唑
   E. 二氯尼特

7. 利多卡因对下述心律失常**无效**的是
   A. 室性颤动
   B. 室性期前收缩
   C. 室上性心动过速
   D. 心肌梗死所致的室性期前收缩
   E. 强心苷中毒所致的室性心律失常

8. 胺碘酮的主要作用是
   A. 阻滞钠通道
   B. 阻断 β 受体
   C. 促进 K^+ 外流
   D. 选择性地延长复极过程(APD)
   E. 阻滞钙通道

9. 肝肠循环最显著的强心苷类药物是
   A. 地高辛
   B. 洋地黄毒苷
   C. 毛花苷丙
   D. 毒毛花苷 K
   E. 黄夹苷

10. 使用强心苷**无效**的心力衰竭是
    A. 原发性高血压所致的心力衰竭
    B. 先天性心脏病所致的心力衰竭
    C. 甲状腺功能亢进症、贫血所致的心力衰竭
    D. 肺源性心脏病所致的心力衰竭
    E. 缩窄性心包炎所致的心力衰竭

11. **不能**用于心源性哮喘的药物是
    A. 吗啡
    B. 毒毛花苷 K
    C. 氨茶碱
    D. 硝普钠
    E. 异丙肾上腺素

12. 治疗高胆固醇血症的首选药是
    A. 低分子量肝素
    B. 氯贝丁酯
    C. 烟酸
    D. 洛伐他汀
    E. 苯扎贝特

13. 长期用药后出现频繁干咳而必须停药的抗高血压药是
    A. 可乐定　B. 氯沙坦
    C. 氯噻酮　D. 卡托普利
    E. 拉西地平

14. 高血压病合并冠心病者首选的抗高血压药是
A. 呋塞米　B. 利血平
C. 尼群地平　D. 卡托普利
E. 硝普钠

15. 作用于髓袢升支粗段皮质部的利尿药是
A. 乙酰唑胺　B. 呋塞米
C. 氢氯噻嗪　D. 螺内酯
E. 氨苯蝶啶

16. 噻嗪类利尿药的利尿作用机制是
A. 增加肾小球滤过
B. 抑制近曲小管的碳酸酐酶,减少 H^+-Na^+ 交换
C. 抑制髓袢升支粗段髓质部的 Na^+-K^+-$2Cl^-$ 共转运体
D. 抑制远曲小管近端的 Na^+-Cl^- 共转运体
E. 抑制远曲小管的 K^+-Na^+ 交换

17. 双香豆素类药物抗凝作用显效慢的主要原因是
A. 吸收慢
B. 生物利用度低
C. 药物与血浆蛋白的结合率高
D. 半衰期长
E. 对体内原有的凝血因子无作用

18. 使用香豆素类药物期间调整剂量必须测定
A. 凝血酶原时间
B. 活化部分凝血活酶时间
C. 凝血时间
D. 出血时间
E. 止血时间

19. 用于抢救华法林所致严重出血的药物是
A. 维生素 K　B. 亚叶酸钙
C. 硫酸鱼精蛋白　D. 氨甲苯酸
E. 凝血酶

20. 哌仑西平抑制胃酸分泌的机制是
A. 阻断 H_1 受体
B. 阻断 H_2 受体
C. 阻断 D_2 受体
D. 阻断 M_1 受体
E. 抑制胃壁细胞的氢泵

21. 奥美拉唑主要用于治疗
A. 消化不良
B. 慢性腹泻
C. 慢性便秘
D. 恶心、呕吐
E. 胃溃疡

22. 下列药物中,属于选择性 α_1 受体拮抗药的是
A. 酚妥拉明　B. 可乐定
C. 甲基多巴　D. 哌唑嗪
E. 妥拉唑林

23. 癫痫大发作可首选
A. 苯妥英钠　B. 乙琥胺
C. 丙戊酸钠　D. 地西泮
E. 扑米酮

24. 下列**不属于**抗精神分裂症药的是
A. 氯丙嗪　B. 奋乃静
C. 氟奋乃静　D. 五氟利多
E. 氟尿嘧啶

25. 强心苷治疗心房颤动的机制主要是
A. 缩短心房有效不应期
B. 减慢房室传导
C. 抑制窦房结
D. 降低浦肯野纤维的自律性
E. 阻断 β 受体

26. 关于硝酸甘油的作用,**错误**的是
A. 扩张脑血管
B. 扩张冠状血管
C. 心率减慢
D. 扩张静脉
E. 降低外周阻力

27. 与链霉素合用可增加耳毒性的利尿药是
A. 氢氯噻嗪　B. 呋塞米
C. 氨苯蝶啶　D. 螺内酯
E. 阿米洛利

28. 胰岛素的适应证是
A. 肥胖者的轻症糖尿病
B. 胰岛功能尚存的糖尿病
C. 对胰岛素产生耐受性的重症糖尿病
D. 重症糖尿病
E. 尿崩症

29. 红霉素的抗菌机制是
A. 抑制 RNA 聚合酶
B. 抑制二氢叶酸还原酶
C. 抑制转肽作用和 / 或 mRNA 移位
D. 与青霉素的作用机制相似
E. 与细菌核糖体 30S 亚基结合，从而阻碍蛋白质合成

30. 关于利福平的叙述，正确的是
A. 对耐药金黄色葡萄球菌感染有效
B. 不能治疗麻风病
C. 对结核分枝杆菌不易产生耐药性
D. 常见副作用为肾毒性
E. 无致畸作用

31. 双胍类药物降血糖作用的机制是
A. 抑制胰高血糖素的分泌
B. 刺激胰岛 β 细胞
C. 增强胰岛素的作用
D. 促进葡萄糖的排泄
E. 抑制糖原异生，促进组织摄取葡萄糖

32. 雌激素临床上用于治疗
A. 痛经
B. 功能性子宫出血
C. 绝经期前乳腺癌
D. 先兆流产
E. 消耗性疾病

33. 磺酰脲类降血糖药的作用机制是
A. 加速胰岛素合成
B. 抑制胰岛素降解
C. 抑制二肽基肽酶 -4
D. 刺激胰岛 β 细胞释放胰岛素
E. 促进胰岛素与受体结合

34. 关于 SMZ 和 TMP 联合应用的特点，**不正确**的是
A. 抗菌活性增加，甚至呈现杀菌作用
B. 抗菌谱扩大
C. 减少细菌耐药性的产生
D. 减少不良反应
E. 对磺胺类耐药的细菌仍然有效

35. 下列药物中，具有明显肾毒性的是
A. 青霉素
B. 氯霉素
C. 链霉素
D. 红霉素
E. 四环素

36. 伯氨喹引起急性溶血性贫血，其原因是红细胞内缺乏
A. 腺苷酸环化酶
B. 二氢叶酸还原酶
C. 葡糖 -6- 磷酸脱氢酶
D. 谷胱甘肽还原酶
E. 磷酸二酯酶

37. 对变异型心绞痛疗效最好的药物是
A. 硝酸甘油　　B. 普萘洛尔
C. 硝苯地平　　D. 地尔硫䓬
E. 维拉帕米

38. 患者，女，47 岁。有 10 年的糖尿病病史，近 1 年来并发肺结核，并经常患有肺炎或支气管肺炎，长期局部肌内注射下列药物造成注射部位萎缩。引起该症状的药物是
A. 青霉素　　B. 链霉素
C. 庆大霉素　　D. 胰岛素
E. 头孢唑林

39. 患者，男，36 岁。手指、足趾关节红肿、疼痛 5 年，夜间尤甚，时好时坏，关节部有小的硬结，X 线检查发现有肾结石，血尿酸检查高于 60mg/L。**不正确**的治疗措施是
A. 泼尼松 + 秋水仙碱
B. 地塞米松 + 苯磺唑酮
C. 氢化可的松 + 丙磺舒
D. 氢化可的松 + 别嘌醇
E. 曲安西龙 + 呋塞米

40. 患者，女，20 岁。看书时突然僵立不动，呼吸停止，在去医院的途中颠簸苏醒。经诊断为失神发作，应该首选
A. 硝苯地平　　B. 普萘洛尔
C. 氯硝西泮　　D. 苯妥英钠
E. 乙琥胺

41. 患者，女，65 岁。经冠状动脉造影诊断为左心室大面积心肌梗死，如果该患者突然出现急性左心衰竭并发肺水肿，最为有效的药物是
A. 呋塞米　　B. 肾上腺素

C. 米诺地尔　　D. 普萘洛尔
E. 螺内酯

42. 患者，女，25 岁。流感嗜血杆菌引起上呼吸道感染，应用磺胺甲噁唑 - 甲氧苄啶复方制剂治疗。患者反映应用 TMP-SMZ 治疗后疗效很好。请选择复方制剂抑制细菌繁殖的抗菌机制是
A. 抑制细胞壁合成
B. 抑制叶酸合成
C. 抑制蛋白质合成
D. 抑制 RNA 聚合酶
E. 抑制 DNA 促旋酶

43. 下列**不属于**生物药剂学研究中的生物因素是
A. 种族差异
B. 性别差异
C. 年龄差异
D. 生理和病理条件差异
E. 药物的剂型及用法用量

44. 下列过程中，属于药物消除的是
A. 代谢和排泄
B. 代谢和分布
C. 排泄和分布
D. 吸收和排泄
E. 吸收和代谢

45. 药物被动扩散的特点是
A. 需要消耗机体能量
B. 小于膜孔的药物分子通过膜孔进入细胞膜
C. 黏附于细胞膜上的某些药物随着细胞膜向内陷而进入细胞内
D. 药物由高浓度区域向低浓度区域扩散
E. 具有饱和现象

46. 在整个消化道中 pH 最高的是
A. 盲肠　　B. 结肠
C. 直肠　　D. 胃
E. 小肠

47. 根据药物生物药剂学分类系统，属于第Ⅲ类药物的是
A. 高的溶解度，高的渗透性
B. 低的溶解度，高的渗透性
C. 低的溶解度，低的渗透性
D. 高的溶解度，低的渗透性
E. 高的溶解度，低的代谢率

48. 影响口腔黏膜给药制剂吸收的最大因素是
A. 酶
B. 黏膜损伤和炎症
C. pH 和渗透压
D. 唾液的冲洗
E. 药物的分子量

49. 下列**不属于**药物的Ⅰ相代谢的是
A. 氮原子氧化反应
B. 硫原子氧化反应
C. 脱卤还原反应
D. 酯类药物水解反应
E. 葡糖醛酸结合反应

50. 药物排泄的主要器官是
A. 肝　　B. 肾
C. 肺　　D. 小肠
E. 大肠

51. 药物在体内作用的持续时间主要取决于
A. 吸收速度
B. 消除速度
C. 血浆蛋白结合率
D. 剂量
E. 血药浓度 - 时间曲线下面积

52. 关于隔室模型的叙述，正确的是
A. 周边室是指心脏以外的组织
B. 机体最多只有双室模型
C. 隔室具有解剖学的实际意义
D. 隔室是以速度论的观点来划分的
E. 单室模型中的药物在各个器官和组织中的浓度相等

53. 单室模型静脉注射尿药亏量法的公式是
A. $\lg C=-\dfrac{k}{2.303}t+\lg C_0$
B. $\lg(X_u^{\infty}-X_u)=-\dfrac{k}{2.303}t+\lg X_u^{\infty}$
C. $\lg C=-\dfrac{k}{2.303}t+\lg\dfrac{k_0}{kV}$
D. $\lg\dfrac{\Delta X_u}{\Delta t}=-\dfrac{k}{2.303}t_c+\lg(k_eX_0)$

E. $\lg(X_u^{\infty}-X_u)=\dfrac{k}{2.303}t+\lg(k_eX_0)$

54. 单室单剂量血管外给药的 C-t 关系式是
A. $C=C_0\cdot e^{-kt}$
B. $C=\dfrac{k_0}{kV}(1-e^{-kt})$
C. $C=A\cdot e^{-\alpha t}+Be^{-\beta t}$
D. $C=\dfrac{k_aFX_0}{V(k_a-k)}(e^{-kt}-e^{-k_at})$
E. $\lg\dfrac{\Delta X_u}{\Delta t}=-\dfrac{k}{2.303}t_c+\lg(k_eX_0)$

55. 关于多剂量静脉注射给药的叙述，正确的是
A. 平均稳态血药浓度等于 C_{max}^{ss} 与 C_{min}^{ss} 的算术平均值
B. 达稳态时每个剂量间隔内的 AUC 小于单剂量给药的 AUC
C. 达稳态时每个剂量间隔内的 AUC 大于单剂量给药的 AUC
D. 平均稳态血药浓度的计算公式是 $\bar{C}_{ss}=\dfrac{\int_0^{\tau}C_{ss}dt}{\tau}$
E. 平均稳态血药浓度是 C_{max}^{ss} 与 C_{min}^{ss} 的几何平均值

56. 多剂量给药，首次剂量加倍的原因是
A. 为了使血药浓度迅速达到 C_{ss}
B. 为了加快药物排泄
C. 为了降低药物代谢
D. 为了延长半衰期
E. 为了提高生物利用度

57. 关于多剂量给药体内药物波动程度的叙述，正确的是
A. $DF=\dfrac{C_{max}^{ss}-C_{min}^{ss}}{C_{min}^{ss}}\times100\%$
B. $PF=(1-e^{kt})\times100\%$
C. $PF=\dfrac{C_{max}^{ss}-C_{min}^{ss}}{C_{max}^{ss}}\times100\%$
D. $DF=\dfrac{C_{max}^{ss}-\bar{C}_{ss}}{\bar{C}_{ss}}$
E. 血药浓度变化率 $=\dfrac{C_{max}^{ss}-\bar{C}_{ss}}{C_{min}^{ss}}\times100\%$

58. 在线性药物动力学模型中，与给药剂量有关的参数是
A. k　　B. k_a
C. V　　D. Cl
E. AUC

59. 关于药物生物半衰期的叙述，正确的是
A. 具有一级动力学特征的药物其生物半衰期与剂量有关
B. 代谢快、排泄快的药物其生物半衰期短
C. 具有线性动力学特征的药物其生物半衰期与给药途径有关
D. 具有线性动力学特征的药物其生物半衰期与释药速率有关
E. 药物的生物半衰期与药物的吸收速率有关

60. 如果两制剂含有等量的相同活性成分，具有相同的剂型，符合同样的或可比较的质量标准，可认为两制剂
A. 具有药学等效性
B. 具有治疗等效性
C. 具有化学等效性
D. 具有药理学等效性
E. 为基本相似药物

二、以下提供若干个案例，每个案例下设若干个考题，请根据各考题题干所提供的信息，在每题下面 A、B、C、D、E 五个备选答案中选择一个最佳答案。

（61~65 题共用题干）

患者，女，20 岁。因腹痛服用硫酸阿托品 0.6mg，当日感到口干、便秘。

61. 服用阿托品出现的这种现象属于药物的
A. 不良反应　　B. 毒性反应
C. 后遗效应　　D. 停药反应
E. 变态反应

62. 阿托品**不具有**的作用是
A. 松弛睫状肌
B. 松弛瞳孔括约肌
C. 调节麻痹、视近物不清
D. 降低眼内压
E. 瞳孔散大

63. 若患者服用此药物产生中毒反应，其治疗措施中**错误**的是
A. 口服药物中毒时应尽快洗胃
B. 用乙醇擦浴降低患者体温
C. 解救有机磷酸酯类中毒而用阿托品过

量时，不能用毒扁豆碱
D. 用新斯的明对抗中枢症状
E. 用地西泮控制患者的躁动情绪

64. 治疗剂量的阿托品对下列平滑肌作用最强的是
A. 胃肠道平滑肌
B. 子宫平滑肌
C. 胆道平滑肌
D. 膀胱平滑肌
E. 输尿管平滑肌

65. 患者在服用此药物的过程中出现短暂性心率减慢，其原因可能是
A. 激动突触前膜的 M_1 受体
B. 阻断突触前膜的 β_1 受体
C. 激动突触前膜的 β_1 受体
D. 阻断突触前膜的 M_1 受体
E. 阻断神经节的 N 受体

（66~68 题共用题干）

患者，男，27 岁。4 年前被诊断为精神分裂症，服用氯丙嗪后有效控制发作，但在使用过程中出现急性肌张力障碍。

66. 缓解氯丙嗪引起的急性肌张力障碍的药物是
A. 苯海索　　B. 卡比多巴
C. 溴隐亭　　D. 金刚烷胺
E. 左旋多巴

67. 下列病症中，不建议选择氯丙嗪治疗的是
A. 以幻觉妄想为主要表现的精神分裂症
B. 躁狂症
C. 以兴奋为主要表现的精神分裂症
D. 紧张症伴抑郁症状的精神分裂症
E. 抑郁症

68. 下列**不属于**吩噻嗪类抗精神病药的药物是
A. 氯丙嗪　　B. 三氯拉嗪
C. 氯普噻吨　　D. 硫利达嗪
E. 奋乃静

（69~71 题共用题干）

患者，女，59 岁。因胸闷、气短、双下肢水肿反复发作 11 年，病情加重入院。给予强心苷治疗后心电图出现室性期前收缩、完全左束支阻滞，伴有恶心、呕吐、视物不清等。临床初步诊断为心力衰竭，强心苷类药物中毒早期。

69. 关于强心苷的叙述，正确的是
A. 安全范围大
B. 有正性肌力作用
C. 有正性频率作用
D. 有正性心肌传导功能
E. 有抗利尿作用

70. 强心苷**禁用于**
A. 室上性心动过速
B. 心房颤动
C. 心房扑动
D. 室性心动过速
E. 使心房扑动转为心房颤动

71. 强心苷类药物的作用靶点是
A. Na^+,K^+-ATP 酶
B. Na^+,K^+-$2Cl^-$ 同向转运体
C. Na^+-Cl^- 共转运体
D. Na^+-Ca^{2+} 共转运体
E. Na^+-K^+ 交换

（72~74 题共用题干）

患者，女，47 岁。有 10 年的糖尿病病史，近 1 年来并发肺结核，并经常患有肺炎或支气管肺炎，长期局部肌内注射部分药物造成注射部位萎缩。

72. 该患者应用的药物中最可能引起注射部位萎缩的是
A. 青霉素　　B. 链霉素
C. 庆大霉素　　D. 胰岛素
E. 头孢唑林

73. 该患者在治疗结核的过程中逐渐出现步态不稳、麻木、针刺感、手脚疼痛，诊断为周围神经病。导致该不良反应的药物最可能是
A. 异烟肼
B. 链霉素
C. 吡嗪酰胺
D. 对氨基水杨酸
E. 利福平

74. 可以改善上述症状的药物是
A. 维生素 K　　B. 维生素 B_{12}
C. 叶酸　　D. 维生素 A
E. 维生素 B_6

（75~76 题共用题干）

患者，男，36 岁。手指、足趾关节红肿、疼痛 5 年，夜间尤甚，时好时坏，关节部有小的硬结，X 线检查发现有肾结石，血尿酸检查高于 60mg/L。

75. 下列**不适用**于该患者的治疗药物是
A. 秋水仙碱
B. 苯溴马隆

C. 丙磺舒
D. 别嘌醇
E. 呋塞米

76. 患者因关节炎长期口服糖皮质激素，逐渐出现满月脸、向心性肥胖、皮肤可见紫纹，该症状的产生原因与糖皮质激素的作用**无关**的是
A. 糖代谢
B. 脂肪代谢
C. 蛋白质代谢
D. 水盐代谢
E. 允许作用下降

（77~78 题共用题干）

患者，女，14 岁。家属反映该患者偶尔吃饭时忽然停止，呼之不应，或者正在前进时突然停下，呆滞不动，与其讲话无反应，该症状持续时间较短，一般为 10~30s，脑电图检查清醒期见全导广泛性 3Hz 棘慢复合波，经诊断为失神发作。

77. 首选药应是
A. 氯丙嗪　　B. 卡比多巴
C. 氯硝西泮　　D. 硫喷妥钠
E. 乙琥胺

78. 该药物抗癫痫作用的主要机制是
A. 抑制 N 型钙通道
B. 抑制钠通道
C. 抑制氯通道
D. 抑制 T 型钙通道
E. 抑制 L 型钙通道

（79~81 题共用题干）

患者，男，55 岁。近期感觉乏力、疲倦、心悸、气短，不想吃饭，经常恶心、呕吐。经医师检查发现，患者皮肤干燥、指甲扁平。实验室检查示 Hb 72g/L。诊断为缺铁性贫血，处方为乳酸亚铁口服。

79. 该类治疗药物的主要不良反应是
A. 肝毒性
B. 肾毒性
C. 胃肠道反应
D. 心脏相关风险
E. 支气管哮喘

80. 对患者的用药指导与教育，**错误**的是
A. 尽量使用铁锅烹饪
B. 注意足够的蛋白质摄入
C. 大便颜色变黑为消化道出血所致
D. 服药时不能饮用碳酸饮料
E. 限制饮酒

81. 患者治疗期间应监测的生化指标**不包括**
A. 血红蛋白
B. 网织红细胞计数
C. 血清铁蛋白
D. 血清铁
E. 白细胞计数

（82~84 题共用题干）

患者，男，21 岁。1 个月前无明显诱因出现发热，呈持续性低热，伴有咳嗽、咳痰、乏力等症状。胸部 X 线检查发现双肺散在粟粒状阴影。PPD 试验：硬结直径为 23mm。

82. 对于该患者可选用的氨基糖苷类药物是
A. 新霉素
B. 卡那霉素
C. 链霉素
D. 多黏菌素
E. 妥布霉素

83. 治疗过程中需叮嘱患者及家属注意不良反应发生，下列**不是**该类药物的不良反应的是
A. 耳鸣、听力减退、耳聋
B. 蛋白尿、血尿
C. 皮疹
D. 球结膜水肿
E. 血压下降、肌肉无力、肢体瘫痪

84. 患者治疗过程中自述恶心、呕吐、口唇麻木、心慌憋闷，立即停药，患者晕倒，面色苍白，呼吸急促，脉搏细数。诊断为过敏性休克，应立即给予注射
A. 去甲肾上腺素
B. 麻黄碱
C. 吗啡 + 阿托品
D. 肾上腺素 + 葡萄糖酸钙
E. 胰岛素

（85~88 题共用题干）

患者，女，57 岁。右乳腺癌扩大切除术后，病理显示浸润性导管癌 I 级，曾给予多周期蒽环类 + 紫杉醇类治疗方案。本周期给予 CAF 方案（环磷酰胺 + 多柔比星 + 氟尿嘧啶）化疗，用药期间常规心电监护。发现心电图、心电监护显示窦性心动过缓、非特异性 ST-T 改变。

85. 多柔比星产生抗肿瘤活性的作用机制是
A. 抑制拓扑异构酶 I 的活性
B. 使微管蛋白变性，阻碍纺锤体的形成

C. 与 DNA 双链交叉联结，干扰转录过程
D. 嵌入 DNA 碱基对之间，干扰转录过程
E. 使门冬酰胺水解，阻碍蛋白质合成

86. 患者出现心电变化的最可能的原因是
A. 环磷酰胺的副作用
B. 多柔比星的副作用
C. 氟尿嘧啶的副作用
D. 乳腺癌切除术后应激
E. 静脉注射的非特异性反应

87. 为预防心脏毒性的发生，可使用的保护剂是
A. 亚叶酸钙
B. 右雷佐生
C. 巯乙磺酸钠
D. 碳酸氢钠
E. 枸橼酸铋钾

88. 7d 后，该患者的免疫组织化学检查显示雌激素受体（ER）++、孕激素受体（PR）++、人表皮生长因子受体 2（HER2）++。可加用治疗的分子靶向药物是
A. 利妥昔单抗
B. 阿仑珠单抗
C. 曲妥珠单抗
D. 全反式维 A 酸
E. 亚砷酸

（89~91 题共用题干）

地西泮为苯二氮䓬类抗焦虑药，分子量约为 285。吲哚美辛是一种人工合成的非甾体解热镇痛抗炎药，分子量约为 358。异氟烷为临床上常用的吸入麻醉药。尿素为人体内蛋白质、氨基酸及其他含氮的有机物的代谢产物。水杨酸是一种天然的消炎药，分子量约为 138。

89. 可通过汗液分泌大量排出体外的是
A. 地西泮
B. 吲哚美辛
C. 尿素
D. 异氟烷
E. 水杨酸

90. 主要通过肺排出体外的是
A. 地西泮
B. 吲哚美辛
C. 尿素
D. 异氟烷
E. 水杨酸

91. 可经胆汁排泄并具有肝肠循环现象的是
A. 地西泮
B. 吲哚美辛
C. 尿素
D. 异氟烷
E. 水杨酸

（92~94 题共用题干）

弱酸性药物水杨酸是一种天然的消炎药，pK_a 为 3.0，分子量约为 138。

92. 在胃（pH=1.0）中，水杨酸分子型所占的比例是
A. 1%　　B. 50%
C. 99%　　D. 90%
E. 10%

93. 水杨酸在小肠中吸收良好，主要是因为
A. 该药物在肠道中的非解离型比例大
B. 该药物在肠道中的解离型比例大
C. 该药物的脂溶性增加
D. 肠蠕动快
E. 小肠的有效吸收面积大

94. 弱酸性药物在碱性尿液中
A. 解离多，重吸收多，排泄慢
B. 解离少，重吸收多，排泄慢
C. 解离少，重吸收少，排泄快
D. 解离多，重吸收少，排泄快
E. 解离多，重吸收少，排泄慢

（95~97 题共用题干）

某药物静脉注射 200mg 后，已知该药物属于单室模型药物，表观分布容积为 30L，定时收集尿液，测得平均尿药排泄速率与中点时间的关系式为 $\lg \frac{\Delta X_u}{\Delta t} = -0.0376t_c + 1.0792$（$10^{1.0792}=12$）。

95. 该药物的生物半衰期约是
A. 5.0h　　B. 8.0h
C. 10.0h　　D. 12h
E. 20h

96. 该药物的肾排泄速率常数 k_e 是
A. $0.021h^{-1}$　　B. $0.21h^{-1}$
C. $0.08h^{-1}$　　D. $0.06h^{-1}$
E. $0.012h^{-1}$

97. 该药物的肾清除率 Cl_r 是
A. 0.6L/h　　B. 0.8L/h
C. 1.0L/h　　D. 1.3L/h
E. 1.8L/h

（98~100 题共用题干）

某药物为单室模型药物，已知 $t_{1/2}$=3.465h、V=200L。

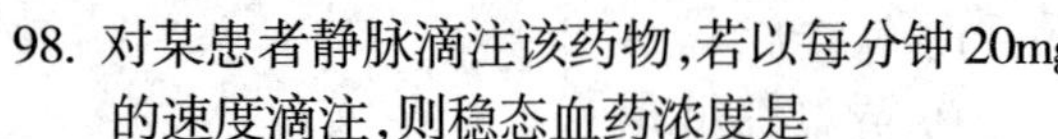

98. 对某患者静脉滴注该药物，若以每分钟 20mg 的速度滴注，则稳态血药浓度是
A. 20mg/L　B. 30mg/L
C. 60mg/L　D. 120mg/L
E. 200mg/L

99. 静脉滴注该药物经 2 个半衰期后，其血药浓度达到稳态血药浓度的
A. 50%　B. 75%
C. 88%　D. 94%
E. 99%

100. 关于该药物在体内分布的叙述，正确的是
A. 药物与组织结合是不可逆性的
B. 药物易在组织中蓄积，会造成药物消除加快
C. 当药物对某些组织具有特殊的亲和性时，该组织往往起到药物贮库的作用
D. 该药物的表观分布容积相当于全身体液容积
E. 药物制成制剂后，其在体内的分布完全与原药相同

全国卫生专业技术资格考试

药学（中级）专业（专业实践能力）

姓　　　名：________________

准考证号：________________

建议完成时间：90分钟

成　　　绩：________________

一、以下每一道题下面有 A、B、C、D、E 五个备选答案。请从中选择一个最佳答案。

1. 肌内注射的缩写应该是
   A. i.v.　　B. p.o.
   C. i.m.　　D. i.d.
   E. Inj.

2. 依据《中华人民共和国药品管理法》，医院药房设药品周转库（柜）时，应当配备保险柜的药品是
   A. 急诊药品、毒性药品
   B. 急诊药品、麻醉药品
   C. 麻醉药品、第一类精神药品
   D. 第一类精神药品、急诊药品
   E. 第一类精神药品、毒性药品

3. 淡黄色的处方是
   A. 普通处方　　B. 急诊处方
   C. 儿科处方　　D. 麻醉处方
   E. 精神药品处方

4. 关于药品效期管理的说法，**错误**的是
   A. 有计划地采购药品，以免积压或缺货
   B. 验收时检查效期
   C. 每一货位要设货位卡，注明效期，货位严禁调整
   D. 可对在库药品实施色标管理
   E. 应定期检查药品，近期先用

5. 麻醉药品要严格执行"五专管理"，**不包括**
   A. 专人负责　　B. 专柜加锁
   C. 专人调剂　　D. 专用账册
   E. 专册登记

6. 肠外营养液输注完毕后，如果用同一条通路续接抗生素，过渡液体可以是
   A. 脂肪乳
   B. 氨基酸
   C. 生理盐水
   D. 含维生素的输液
   E. 含微量元素的输液

7. 关于电解质影响肠外营养液稳定性的方式的叙述，正确的是
   A. 主要通过离子的催化作用
   B. 主要通过离子的浓度
   C. 主要通过离子的催化作用和浓度
   D. 主要通过离子的络合作用
   E. 主要通过离子的氧化作用

8. 误用会引起严重反应的药品应当
   A. 专门放置　　B. 单独放置
   C. 随意放置　　D. 装盒放置
   E. 加锁保管

9. 关于护士在病区为患者给予危害药品的操作，**不正确**的是
   A. 连接输液管线和输液瓶（袋）时应戴手套
   B. 对输液管排气时，在灭菌针头尖处垫一块灭菌纱布
   C. 更换输液管时，用一块灭菌纱布包住输液瓶（袋）口以吸收溢出液
   D. 尽量在齐腰高度操作，避免高出头顶
   E. 可在操作台上放塑料被衬的吸收剂衬垫以吸收偶然的溢出液

10. 下列片剂中，可以避免药物首过效应的是
    A. 泡腾片　　B. 口含片
    C. 舌下片　　D. 肠溶片
    E. 分散片

11. 下列药品中，可以与片剂药品同区存放的是
    A. 胶囊剂　　B. 针剂
    C. 放射性药品　　D. 毒性药品
    E. 麻醉药品

12. 对不可供药用的毒性药品应当
    A. 经专人审核后方可销毁
    B. 经单位领导审核后方可销毁
    C. 经专人审核并由单位领导批准后方可销毁
    D. 经专人审核，报当地主管部门批准后方可销毁
    E. 经单位领导审核，报当地主管部门批准后方可销毁

13. 关于称重操作的叙述，**错误**的是
    A. 称重前，须将天平放置在平稳的台面上，架盘天平的游码应移到标尺的零刻度，调节天平的平衡螺母使指针指到分度盘的中央，或左右偏转的格数相同
    B. 无论是否用到砝码，砝码盒与天平要始终在一起

C. 过热的药物应待冷却后再称重
D. 架盘天平不用时两个托盘要置于一侧
E. 天平经校准后可长期使用

14. 调剂室药品的摆放目前最广泛、最实用的方法是
A. 按剂型分类摆放
B. 按药理作用分类摆放
C. 按内服药与外用药分开摆放
D. 西药与中成药分类摆放
E. 按使用频率摆放

15. 洁净室设计**不符合**要求的是
A. 洁净室的内表面（墙壁、地面、天棚）应平整光滑、无裂缝、接口严密
B. 应当尽可能地避免明沟排水
C. 进入洁净室（区）的空气必须净化
D. 洁净区与非洁净区之间、不同级别的洁净区之间的压差应当不低于 5Pa
E. 洁净室（区）应有足够的照度，主要工作间的照度宜为 300lx

16. 关于氢氧化钠滴定液（0.1mol/L）的配制与标定，**不正确**的是
A. 应用减重法精密称取在 105~110℃干燥至恒重的基准物邻苯二甲酸氢钾进行标定
B. 应将 NaOH 先配制成饱和溶液，静置数日，取上清液配制
C. 冷后贮于磨口棕色试剂瓶中
D. 标定时用酚酞作指示剂
E. 应平行测定 3 次，根据消耗 NaOH 溶液的体积计算 NaOH 标准溶液的浓度和平均浓度

17. 医疗用毒性中药是指毒性剧烈，治疗剂量与中毒剂量相近，使用不当会致死的药品。下列**不是**医疗用毒性中药的是
A. 雄黄　　B. 水银
C. 洋金花　　D. 金银花
E. 砒霜

18. 既是药学信息的提供者，同时也是药学信息服务的传递者、接受者的是
A. 患者　　B. 公众
C. 政府部门　　D. 医师及护士
E. 药师

19. 根据对费用和结果以钱数（货币）进行的测量和评估，计算和比较钱数得失净值或费用与效益比值的经济学分析方法是
A. 成本 - 效益分析
B. 成本 - 效果分析
C. 成本 - 效用分析
D. 成本 - 效率分析
E. 最小成本分析

20. 当用药效果不明显或感觉已经好转时，患者应
A. 立即停止用药
B. 遵从医嘱，完成预定的疗程或向医师咨询
C. 减少用药量
D. 减少用药的种类
E. 自己买点别的广告药吃

21. 产生副作用的用量是
A. 治疗剂量　　B. 极量
C. 中毒量　　D. LD_{50}
E. 最小中毒量

22. 氨基糖苷类药物与氢氯噻嗪合用易发生不可逆性耳聋，氢氯噻嗪的作用是
A. 抑制氨基糖苷类药物的代谢
B. 促进氨基糖苷类药物的吸收
C. 干扰氨基糖苷类药物从肾小管分泌
D. 影响体内的电解质平衡
E. 促进氨基糖苷类药物从肾小管重吸收

23. 糖皮质激素的常见不良反应包括
A. 粒细胞减少
B. 并发或加重感染
C. 肾衰竭
D. 水肿
E. 神经肌肉阻滞

24. 下列**不是**临床疗效评价内容的是
A. 疗效观察的实验设计
B. 疗效评价病例数的选择
C. 与已知同类药物对比疗效评价
D. 病例选择和分组
E. 了解药物的药动学参数及其影响因素

25. 长期大剂量使用可出现氰化物中毒的药物是
A. 肼屈嗪　　B. 硝普钠

C. 二氮嗪　　D. 米诺地尔
E. 普萘洛尔

26. 哺乳期合理用药的正确做法是
A. 哺乳期间随意用药及减少哺乳
B. 哺乳期间随意用药及随意哺乳
C. 哺乳期间少量用药及随意哺乳
D. 哺乳期间大量用药及随意哺乳
E. 哺乳期间用药应暂停哺乳或减少哺乳

27. 下列药物中,对肝药酶有诱导作用的是
A. 苯巴比妥　　B. 西咪替丁
C. 氯丙嗪　　D. 异丙嗪
E. 氨苄西林

28. 药物利用研究可以
A. 测算个体的药物利用
B. 比较药物利用率的时间差异
C. 对药物利用的临床效果、药物的销售价格和消费结构及其社会、经济效益作出评价
D. 可作为计算药物生物利用度的额定数据
E. 预测常规用药可能发生的特殊问题

29. 运用 DDD 方法进行处方用药剂量的衡量,正确的是
A. 为推荐给临床的实用剂量
B. 不同国家或地区人群的 DDD 值相同
C. 包括病程不同时期的用药剂量
D. DDD 值是成人的日平均剂量,不适用于儿童的药物利用研究
E. 不可用于不同国家、地区、医院及不同时间内药物利用的动态比较

30. 患者,女,45 岁。脑梗死后第 2 日出现意识不清,血压 170/100mmHg,左侧偏瘫,颅内压 290mmH_2O。宜首选的治疗药物是
A. 抗高血压药
B. 血管扩张药
C. 尿激酶
D. 20% 甘露醇
E. 低分子量肝素

31. 患者,女,75 岁。反酸 2 年,胃镜检查显示胃食管反流病、浅表性胃炎。规律服用阿司匹林肠溶片,该患者的首选治疗药物是
A. 铝碳酸镁　　B. 奥美拉唑
C. 莫沙必利　　D. 甲泼尼龙
E. 西咪替丁

32. 在支气管哮喘慢性持续期治疗中,中度持续治疗方案根据价格排序首先是
A. 吸入糖皮质激素合用缓释茶碱
B. 吸入糖皮质激素合用口服长效 β_2 受体激动药
C. 吸入大剂量糖皮质激素合用白三烯调节剂
D. 缓释茶碱合用口服长效 β_2 受体激动药
E. 口服长效 β_2 受体激动药合用白三烯调节剂

33. 缬沙坦抗高血压作用的机制是
A. 抑制肾素活性
B. 阻断血管紧张素Ⅰ的生成
C. 阻断血管紧张素Ⅱ受体
D. 抑制血管紧张素Ⅰ转换酶的活性
E. 阻断血管紧张素Ⅰ向血管紧张素Ⅱ的转化

34. 脑血栓形成的最常见的病因是
A. 原发性高血压
B. 脑动脉粥样硬化
C. 各种脑动脉炎
D. 血压偏低
E. 红细胞增多症

35. 治疗癫痫大发作的首选药是
A. 乙琥胺　　B. 卡马西平
C. 丙戊酸钠　　D. 苯妥英钠
E. 戊巴比妥

36. 各型癫痫持续状态的首选药是
A. 水合氯醛　　B. 苯巴比妥
C. 甘露醇　　D. 苯妥英钠
E. 地西泮

37. 可增加左旋多巴的抗帕金森病疗效、减少其不良反应的药物是
A. 利血平　　B. 苯乙肼
C. 溴隐亭　　D. 卡比多巴
E. 溴丙胺太林

38. 下列**不是**抑制胃酸分泌的药物的是
A. 雷尼替丁

B. 西咪替丁
C. 艾司奥美拉唑
D. 奥美拉唑
E. 碳酸氢钠

39. 下列药物中，可促进胃动力的是
A. 多潘立酮　B. 奥美拉唑
C. 环丙沙星　D. 西咪替丁
E. 前列腺素 E

40. 关于艾司奥美拉唑的说法，正确的是
A. 艾司奥美拉唑是单一的 *R* 型异构体
B. 药物之间的相互影响大
C. 主要由 CYP2C19 代谢
D. 艾司奥美拉唑的夜间酸抑制能力强，药效呈现时间 - 剂量依赖性
E. 严重肝功能不全患者不需减少剂量

41. 患者，女，58 岁。以多饮、多食、多尿、体重下降 4 个月为主诉就诊，体重指数 28.5kg/m^2，餐前血糖 7.9mmol/L，餐后血糖 11.9mmol/L，糖化血红蛋白 7.9%，血清 C 肽 2g/L，肝、肾功能正常。该患者首选的药物是
A. 格列吡嗪　B. 二甲双胍
C. 格列本脲　D. 格列齐特
E. 阿卡波糖

42. 下列药物中，**不是**非甾体抗炎药的是
A. 布洛芬　B. 洛索洛芬
C. 吲哚美辛　D. 美洛昔康
E. 布地奈德

43. 糖尿病的治疗原则是
A. 早期治疗，胰岛素治疗，运动疗法，防治并发症
B. 长期治疗，综合治疗，药物治疗，提高患者的生活质量
C. 早期治疗，综合治疗，血糖检测，糖尿病教育
D. 早期治疗，饮食治疗，综合治疗，个体化治疗
E. 长期治疗，对症治疗，个体化治疗，饮食控制

44. 糖尿病的基本病理生理改变是
A. 胰岛素绝对或相对不足
B. 生长激素分泌过多
C. 胰高血糖素分泌过多
D. 胰高血糖素分泌减少
E. 甲状腺素分泌过多

45. 双胍类降血糖药的作用机制**不包括**
A. 抑制肝脏的葡萄糖输出
B. 提高外周组织对葡萄糖的摄取和利用
C. 增加血胰岛素水平
D. 促进无氧糖酵解
E. 改善胰岛素敏感性，减轻胰岛素抵抗

46. 双胍类降血糖药的常见不良反应是
A. 乳酸酸中毒　B. 胃肠道反应
C. 低血糖　D. 过敏反应
E. 白细胞减少

47. 硫脲类抗甲状腺药的主要作用是
A. 抑制碘的吸收
B. 抑制体内的甲状腺激素药理作用减弱
C. 抑制甲状腺激素合成
D. 抑制甲状腺激素释放
E. 抑制促甲状腺激素的作用

48. 肾病综合征药物治疗的目标主要是纠正
A. 大量蛋白尿与血尿
B. 大量蛋白尿与低白蛋白血症
C. 低白蛋白血症与高脂血症
D. 水肿与低白蛋白血症
E. 高脂血症与水肿

49. 肾功能不全时，患者的选药原则是
A. 选择不经肝脏代谢的药物
B. 选择经肾脏排泄的药物
C. 选择以肾脏代谢为主的药物
D. 选择以肝脏代谢为主的药物
E. 与药物的不良反应无关联

50. 慢性肾小球肾炎的一般治疗的目的**不是**
A. 消除蛋白尿
B. 延缓肾功能进行性损伤
C. 防止肾功能进行性损伤
D. 改善或缓解临床症状
E. 防治严重并发症

51. 糖皮质激素治疗肾病综合征的疗效的主要表现是
A. 水肿消退

B. 血尿消失
C. 血黏度恢复
D. 蛋白尿消失
E. 血浆白蛋白恢复正常

52. 急性肾衰竭多尿期治疗的重点是
A. 维持水、电解质和酸碱平衡,控制氮质血症和防止各种并发症
B. 延缓肾功能进行性损伤
C. 防止肾功能进行性损伤
D. 消除蛋白尿,控制氮质血症
E. 消除血尿,防止各种并发症

53. 关于口服铁剂临床应用的叙述,正确的是
A. 有轻度胃肠道反应
B. 可同时使用注射铁剂
C. 维生素 C 可使铁剂的吸收减少
D. 高铁制剂因铁吸收较高为首选
E. 口服糖浆铁制剂后容易使牙齿变黄

54. 适用于年龄 >40 岁或无合适供髓者的再生障碍性贫血的药物是
A. 雄激素
B. 三氧化二砷
C. 免疫抑制剂
D. 糖皮质激素
E. 甲磺酸伊马替尼

55. 恶性贫血引起的巨幼细胞贫血的治疗原则是
A. 需终身叶酸维持
B. 需终身维生素 B_{12} 维持
C. 需终身服用维生素 B_{12} 和叶酸
D. 需间断服用维生素 B_{12} 和叶酸
E. 血红蛋白恢复正常即可,不需维持治疗

56. 可与口服铁制剂同服的药物是
A. 碳酸氢钠
B. 二巯丙醇
C. 维生素 C
D. 西咪替丁
E. 含鞣酸的药物

57. 艾滋病合并肺孢子菌肺炎的患者首选的治疗药物是
A. 氨苯砜 + 甲氧苄啶
B. 氨苯砜 + 克拉霉素
C. 甲氧苄啶 + 克拉霉素
D. 泼尼松
E. 复方磺胺甲噁唑片

58. 吗啡中毒的三联症状是
A. 头痛、头晕、恶心
B. 昏迷、瞳孔散大、抽搐
C. 幻觉、抽搐、呼吸抑制
D. 虚脱、瞳孔散大和呼吸极度抑制
E. 昏迷、针尖样瞳孔和呼吸极度抑制

59. 苯巴比妥的中毒血药浓度是
A. 10~20μg/ml
B. 20~30μg/ml
C. 30~40μg/ml
D. 40~60μg/ml
E. 60~80μg/ml

60. 用以表示药物在体内分布程度的药物代谢动力学参数是
A. 吸收速率常数
B. 生物利用度
C. 表观分布容积
D. 生物半衰期
E. 清除率

二、以下提供若干个案例,每个案例下设若干个考题,请根据各考题题干所提供的信息,在每题下面 A、B、C、D、E 五个备选答案中选择一个最佳答案。

(61~62 题共用题干)

成年人口服地西泮 5mg,测定代谢产物 *N*-去甲地西泮的血药浓度随服药时间而异;早上 7 时服药,1h 后血药浓度达最高峰值;晚上 7 时服药,4h 后达最高峰值。前者的半衰期为 3h,后者则显著延长。

61. 地西泮早、晚给药的差异是由于
A. 药物吸收的时间性差异
B. 药物组织分布的时间性差异
C. 药物代谢的时间性差异
D. 药物排泄的时间性差异
E. 药物的生物转化作用

62. 下列说法**错误**的是
A. 凌晨 2 时到早晨 6 时之间,人体的血浆游离苯妥英钠含量最高
B. 早晨的游离地西泮和卡马西平含量最低

C. 顺铂与血浆蛋白结合的最高值在下午
D. 咪达唑仑的血浆清除率在晚上最高
E. 健康人仰卧位的肝血流量在早晨 8 时最高

(63~64 题共用题干)

新药Ⅲ、Ⅳ期临床试验中,采集与利用老年人、新生儿、儿童、妇女等特殊人群的稀疏数据,研究这类人群的 PPK 特征,及早对发现的危险人群调整给药方案,提高临床试验的安全性。

63. 特殊人群开展 PPK 特征研究的方法通常是
A. 假设检验法
B. NONMEM 法
C. 统计学方法
D. Bayesian 反馈法
E. 归纳法

64. 上述群体药动学在临床上用于
A. 优化个体化给药
B. 药物代谢研究
C. 生物利用度研究
D. 新药开发
E. 治疗药物监测

(65~67 题共用题干)

患者,男,21 岁。因咳嗽、咳痰 3 周,常午后低热就诊。专科诊断为肺结核。

65. 该患者初治的常用药物**不包括**
A. 异烟肼　B. 利福平
C. 阿米卡星　D. 吡嗪酰胺
E. 乙胺丁醇

66. 耐多药肺结核的治疗药物**不包括**
A. 卷曲霉素
B. 利福平
C. 阿米卡星
D. 左氧氟沙星
E. 对氨基水杨酸钠

67. 结核病合理治疗的五项原则即
A. 早期、联合、足量、规律、全程
B. 早期、联合、全面、规律、全程
C. 早期、联合、适量、经济、全程
D. 有效、联合、适量、规律、全程
E. 早期、联合、适量、规律、全程

(68~70 题共用题干)

患者,男,50 岁。临床诊断为伴心房颤动的心功能不全。

68. 该患者宜选用的正性肌力药是
A. 地高辛　B. 氨力农
C. 氢氯噻嗪　D. 卡托普利
E. 维拉帕米

69. 该患者**不宜**使用的药物是
A. 地高辛　B. 氨力农
C. 氢氯噻嗪　D. 卡托普利
E. 维拉帕米

70. 该患者以正常剂量使用正性肌力药及利尿药,患者出现红视、绿视,这一药物不良反应应属于
A. 毒性反应　B. 特异质反应
C. 首剂效应　D. 继发反应
E. 变态反应

(71~72 题共用题干)

患者,女,50 岁。有糖尿病病史,发热、胸痛 3d,咳少量脓痰,偶带血丝。体检:体温 39.5℃,呼吸 24 次 /min,肺部无啰音。胸片示右下叶背段有密度淡薄浸润阴影,中央有透光区。血白细胞计数 18×10^9/L,中性粒细胞百分数 0.90。

71. 为了指导用药,应立即做的检查是
A. 血糖
B. 红细胞沉降率
C. 痰细菌学检查
D. PPD 试验
E. 血电解质

72. 用青霉素 800 万 U/d 治疗 5d,体温未退,复查胸片病灶范围增大,内有空腔,表明周围气囊可能感染
A. 表皮葡萄球菌
B. 金黄色葡萄球菌
C. 厌氧菌
D. 肺炎克雷伯菌
E. 结核分枝杆菌

(73~74 题共用题干)

患者,女,41 岁。平素月经量多,头晕、心悸,近 8 个月伴晕厥 1 次。血分析:血红蛋白 72g/L,红细胞 2.5×10^{12}/L,白细胞 5×10^9/L,红细胞平均体积(MCV)67fl,红细胞平均血红蛋白量(MCH)17pg;血清铁 5.5μmol/L,总铁结合力 100μmol/L,血清铁蛋白 2μg/L。诊断为缺铁性贫血。给予琥珀酸亚铁(0.1g,每日 3 次,共 15d)口服治疗。

73. 关于口服铁剂的说法,正确的是
A. 减少茶水等含鞣酸的饮料
B. 口服碳酸氢钠,减少胃酸分泌

C. 口服西咪替丁,减少胃酸分泌
D. 减少红色肉类的摄入,减少肠胃负担
E. 减少酸性食物的摄入,减少肠胃刺激性

74. 该患者口服琥珀酸亚铁无效的原因是
A. 诊断不明确
B. 未去除病因
C. 应选用高铁制剂
D. 铁剂尚未补足
E. 用法用量不当

(75~79 题共用题干)

患者,男,54 岁。于 7d 前走路时出现心前区疼痛,呈辛辣感,放射至左肩背部,伴大汗、恶心,未呕吐,含服硝酸甘油后症状未见明显缓解。入院时急性病容,胸痛呈进行性加剧,血压 200/100mmHg。既往史:原发性高血压病史 11 年,糖尿病病史 7 年,心力衰竭病史 3 年。发作时心电图示Ⅰ、Ⅱ、Ⅲ、aVF 导联 ST 段压低,aVR 导联 ST 段抬高。实验室检查未见异常值。临床诊断为不稳定型心绞痛、原发性高血压(3 级,极高危)、2 型糖尿病。给予如下药物治疗:阿司匹林肠溶片 100mg 晚餐后 q.d. p.o.,氯吡格雷 75mg q.d. p.o.,美托洛尔 25mg b.i.d. p.o.,非洛地平缓释片 5mg 晨起 q.d. p.o.,单硝酸异山梨酯缓释片 30mg 晨起 q.d. p.o.,阿托伐他汀钙 20mg 睡前 q.d. p.o.,二甲双胍 500mg 餐中 t.i.d. p.o.。

75. 该患者的血压控制目标值是
A. 150/90mmHg
B. 140/90mmHg
C. 140/80mmHg
D. 130/90mmHg
E. 130/80mmHg

76. 该患者应用上述药物期间出现黑便,考虑最有可能导致此不良反应发生的药物是
A. 阿司匹林　B. 美托洛尔
C. 阿托伐他汀　D. 硝酸甘油
E. 非洛地平

77. 该患者用药 2 周后复查肝功能,出现 GOT、GPT 轻度升高,考虑导致此不良反应发生的药物是
A. 阿司匹林　B. 美托洛尔
C. 阿托伐他汀　D. 氯吡格雷
E. 非洛地平

78. 该患者于用药 1 个月后出现心悸,心率 < 50 次 /min,则考虑需停用的药物是
A. 阿司匹林　B. 美托洛尔
C. 阿托伐他汀　D. 氯吡格雷
E. 二甲双胍

79. 停用上题所选的药物后,考虑可选用替代治疗的药物是
A. 氯吡格雷　B. 维拉帕米
C. 瑞格列奈　D. 非诺贝特
E. 贝那普利

(80~82 题共用题干)

患者,男,54 岁。4h 前突发右侧肢体无力,无法持物行走,言语不能,急诊入院。血压 97/67mmHg,颅脑 CT 未见明显的出血灶,1 周前有头部外伤史,1d 前曾突发言语含糊、右上肢无力,约半小时后症状自行缓解,有吸烟史和饮酒史。TG 1.9mmol/L,LDL-C 3.17mmol/L。临床诊断为脑梗死及血脂异常。给药:巴曲酶、奥美拉唑、20% 甘露醇、依达拉奉、硫酸氯吡格雷片、阿托伐他汀钙片。

80. 该患者应用巴曲酶的作用机制是
A. 溶栓
B. 抗凝
C. 脑保护
D. 抑制血小板聚集
E. 降低血中的纤维蛋白含量

81. 该患者应用硫酸氯吡格雷片的作用机制是
A. 降低颅内压
B. 选择性抗胆碱
C. 激活纤溶酶原
D. 抑制血小板聚集
E. 降纤维蛋白的含量

82. 该患者同时应用巴曲酶、氯吡格雷,应注意的不良反应是
A. 过敏反应　B. 骨髓抑制
C. 出血倾向　D. 肝损伤
E. 肾损伤

(83~85 题共用题干)

患者,女,48 岁。半年前诊断为支气管哮喘,间断口服沙丁胺醇 4mg t.i.d.。现因气急、话不成句,急诊入院。临床诊断为支气管哮喘急性发作。

83. 该患者首选的治疗药物是
A. 沙丁胺醇片
B. 噻托溴铵注射剂
C. 茶碱片
D. 孟鲁司特片
E. 沙丁胺醇雾化吸入溶液

84. 控制病情后,该患者长期使用的药物首选
A. 噻托溴铵气雾剂
B. 沙丁胺醇气雾剂
C. 福莫特罗吸入剂
D. 茶碱片
E. 布地奈德气雾剂

85. 沙丁胺醇的作用机制是
A. 激动 α 受体
B. 激动 β_2 受体
C. 激动胆碱受体
D. 拮抗 β_2 受体
E. 拮抗胆碱受体

(86~88 题共用题干)

按照世界卫生组织癌性疼痛三阶梯镇痛治疗指南,完成以下题目。

86. 中至重度疼痛治疗的首选药是
A. 吗啡
B. 芬太尼
C. 双氯芬酸
D. 塞来昔布
E. 对乙酰氨基酚

87. 本药物常见的不良反应是
A. 便秘
B. 出血
C. 尿潴留
D. 消化道溃疡
E. 血小板功能障碍

88. 能增强镇痛作用,与本类药物合用的辅助药物是
A. 布洛芬　B. 吲哚美辛
C. 羟考酮　D. 阿米替林
E. 可待因

(89~91 题共用题干)

患者的疾病诊断为慢性阻塞性肺疾病,开具的处方中有格列美脲片,调剂药师在审核处方时发现问题,和临床医师沟通后,医师修改为正确处方后,药师给患者调剂药品并对患者进行用药交代。

89. 按照用药错误分类,处方的错误内容可能是
A. 药品名称出现错误
B. 药品调剂错误
C. 药品与适应证不符
D. 给药时间错误
E. 药品的识别错误

90. 该处方差错的类别是
A. 发给患者但未造成伤害
B. 发生差错但未发给患者
C. 调剂审核处方差错
D. 需要监测差错造成的伤害
E. 客观环境可能引起的错误

91. 处方差错的原因**不包括**
A. 业务不熟练
B. 药品摆放位置固定
C. 处方辨认不清
D. 药品名称相似
E. 药品外观相似

(92~94 题共用题干)

药师在药学咨询服务过程中,遵守咨询服务的方法步骤可有助于为咨询者做好专业服务。

92. 下列药学信息服务中,属于咨询服务方法步骤内容的是
A. 随访咨询者
B. 注意非语言的运用
C. 关注特殊人群
D. 重视证据原则,强调有形证据
E. 填写用药记录,用药评价

93. 下列**不属于**药师药物咨询服务范畴的是
A. 为医师提供新药信息、合理用药信息
B. 诊断疾病并参与药物治疗方案的制订
C. 为护士提供注射药物的剂量、用法
D. 提供关于药品使用、贮存、运输、携带、包装的方便性的信息
E. 提示护士常用注射药物的适宜溶媒、溶解或稀释的容积等

94. 下列**不是**药师咨询服务步骤的是
A. 将咨询者进行分类
B. 明确咨询者提出的问题
C. 回答问题
D. 获取附加信息
E. 查阅文献

(95~97 题共用题干)

治疗药物监测(TDM)是医院药学的重要工作之一,为患者用药实施个体化给药方案提供测定结果和个体化给药方案设计。

95. TDM 的最基本的咨询服务**不包括**
A. 向临床提供合适的抽血时间
B. 患者可接受的治疗浓度范围
C. 分析患者的病理报告
D. 药动学参数
E. 测定结果的精确度

96. 药师对特殊患者做咨询，并推荐有效的治疗方案，方案**不包括**
A. 剂量大小
B. 剂型
C. 给药间隔
D. 诊断的准确性
E. 预期的血药浓度范围

97. 下列**没有**必要做血药浓度监测的情况是
A. 患者依从性差
B. 具有线性动力学的药物
C. 中毒症状容易和疾病本身的症状相混淆的药物
D. 治疗指数低、毒性大的药物
E. 临床效果不易被察觉的药物

（98~100 题共用题干）

患者，男，55 岁。经检查确诊为哮喘，经系统治疗出院后，医师开具用药处方，要求其继续使用沙美特罗替卡松粉吸入剂（50/250μg）1 喷 b.i.d. 吸入、孟鲁司特钠咀嚼片 10mg 睡前口服，用药后 3 个月复查。

98. 处方中睡前口服的简写是
A. q.n.　p.o.
B. q.n.　i.m.
C. q.d.　p.o.
D. q.d.　i.v.
E. q.i.d.　p.o.

99. 患者去调剂室取孟鲁司特钠咀嚼片，发现该药物的药盒上标着有效期为 2025 年 5 月 5 日，咨询该药物的使用期是
A. 至 2025 年 5 月 4 日起便不得使用
B. 至 2025 年 5 月 5 日起便不得使用
C. 至 2025 年 5 月 6 日起便不得使用
D. 失效期为 2025 年 5 月 4 日
E. 失效期为 2025 年 5 月 5 日

100. 调剂药师发药交代沙美特罗替卡松粉吸入剂的使用方法，**不正确**的是
A. 打开准纳器，一手握住准纳器外壳，另一手的拇指放在拇指柄上，向外推动拇指柄直至滑盖完全打开
B. 药物备置，一手握住准纳器，另一手的拇指向外推动准纳器的滑动杆直至发出咔哒声，表明准纳器已将一个剂量的药物备好以供吸入。在剂量指示窗口有数字显示（不要随意拨动滑动杆以免造成药物浪费）
C. 握住准纳器，在保证平稳呼吸的前提下尽量呼气，将气呼入准纳器中
D. 将吸嘴放入口中，双唇紧密包含准纳器吸嘴（切勿漏气），深深地、平稳地吸气，将药物吸入口中，屏气约 10s
E. 拿出准纳器，缓慢恢复呼气（以免将吸入的药物再呼出），吸药完毕

全国卫生专业技术资格考试

药学（中级）专业

模拟试卷（三）

全国卫生专业技术资格考试

药学（中级）专业（基础知识）

姓　　　名：____________

准 考 证 号：____________

建议完成时间：90 分钟

成　　　绩：____________

一、以下每一道题下面有 A、B、C、D、E 五个备选答案。请从中选择一个最佳答案。

1. 静息电位的大小接近
   A. 钾离子的平衡电位
   B. 钠离子的平衡电位
   C. 氯离子的平衡电位
   D. 钠离子的平衡电位和钾离子的平衡电位的总和
   E. 钙离子的平衡电位

2. 心动周期中，占时间最长的是
   A. 心房收缩期　B. 等容收缩期
   C. 射血期　D. 等容舒张期
   E. 心室充盈期

3. 肺泡通气量是指
   A. 无效腔的气体量
   B. 每次吸入或呼出的气体量
   C. 尽力吸气后所能呼出的最大气体量
   D. 每分钟进入肺泡能与血液进行气体交换的气体量
   E. 每分钟进入或出肺的气体量

4. 促进胃液分泌的是
   A. 促胃液素　B. 促胰液素
   C. 缩胆囊素　D. 抑胃素
   E. 球抑胃素

5. 机体的主要散热器官是
   A. 脑　B. 肝
   C. 皮肤　D. 肺
   E. 尿液

6. 下列与肾小球滤过率**无关**的因素是
   A. 血浆晶体渗透压
   B. 肾小球毛细血管血压
   C. 血浆胶体渗透压
   D. 肾小囊内压
   E. 滤过膜的面积和通透性

7. 能造成细胞膜对 Na^+ 的通透性突然增加的临界膜电位是
   A. 动作电位　B. 阈电位
   C. 局部电位　D. 后电位
   E. 静息电位

8. 调节红细胞生成的主要体液因素是
   A. 雄激素
   B. 雌激素
   C. 红细胞生成素
   D. 红细胞提取物
   E. 集落刺激因子

9. 长期饥饿时糖异生的生理意义包括
   A. 有利于生成乳酸
   B. 有利于合成糖原
   C. 有利于脂肪酸合成
   D. 有利于补充血糖
   E. 有利于脂肪合成

10. 三羧酸循环的中间产物是
    A. 乙酰 CoA　B. 丙酰 CoA
    C. 琥珀酰 CoA　D. HMG-CoA
    E. 脂酰辅酶 A

11. 酶的共价修饰最为常见的方式是
    A. 磷酸化修饰
    B. 乙酰化修饰
    C. 甲基化修饰
    D. 腺苷化修饰
    E. SH 与—S—S—互变

12. 在脂肪酸的合成中，每次碳链的延长都需要直接参加的物质是
    A. 乙酰 CoA
    B. 草酰乙酸
    C. 丙二酸单酰 CoA
    D. 甲硫氨酸
    E. 丙酮酸

13. 酷暑劳动时可发生
    A. 等渗性脱水　B. 高渗性脱水
    C. 低渗性脱水　D. 水中毒
    E. 水肿

14. 各种高脂蛋白血症中不增高的脂蛋白是
    A. VLDL　B. CM
    C. HDL　D. IDL
    E. LDL

15. 对低容量性高钠血症（高渗性脱水）患者的处理原则是补充
    A. 5% 葡萄糖溶液

B. 0.9% NaCl 溶液
C. 先 3% NaCl 溶液，后 5% 葡萄糖溶液
D. 先 5% 葡萄糖溶液，后 0.9% NaCl 溶液
E. 先 50% 葡萄糖溶液，后 0.9% NaCl 溶液

16. 关于代谢性酸中毒的原因的说法，**错误**的是
A. 高热　　B. 休克
C. 长期不进食　　D. 持续大量呕吐
E. 急性肾衰竭

17. 某患者的血氧检查结果为血氧容量 120ml/L，动脉血氧含量 114ml/L，氧分压 13.3kPa（100mmHg），动静脉氧差 35ml/L。该患者最可能的诊断是
A. 慢性支气管炎
B. 硅沉着病
C. 慢性充血性心力衰竭
D. 等张性低氧血症
E. 氰化物中毒

18. 应激性溃疡形成的最基本的条件是
A. 胆汁反流
B. 酸中毒
C. 胃黏膜缺血
D. 胃腔内的 H^+ 向黏膜内反向弥散
E. 碱中毒

19. 判断组织器官灌流不足，下列指标或症状**错误**的是
A. 脉压 <1.33kPa（<110mmHg）
B. 尿量 <15ml/h
C. 中心静脉压 0.69~0.9kPa（7~8cmH_2O）
D. 皮肤苍白甚至发绀
E. 收缩压 <10.8kPa（<80mmHg）

20. 导致弥散性血管内凝血发生的关键环节是
A. 凝血因子Ⅻ的激活
B. 凝血因子Ⅲ大量入血
C. 凝血酶大量生成
D. 纤溶酶原激活物的生成
E. 凝血因子Ⅴ的激活

21. 与心力衰竭时心肌收缩性减弱**无关**的因素是
A. ATP 供给不足
B. 心肌细胞死亡
C. 肌质网 Ca^{2+} 摄取能力下降
D. 肌质网 Ca^{2+} 释放能力下降
E. 肌钙蛋白活性下降

22. 人体的营养非必需氨基酸是
A. 苯丙氨酸　　B. 甲硫氨酸
C. 色氨酸　　D. 苏氨酸
E. 谷氨酸

23. tRNA 分子 3′- 末端的碱基顺序是
A. ACA-3′OH　　B. AAA-3′OH
C. CCC-3′OH　　D. AAC-3′OH
E. CCA-3′OH

24. 蛋白质紫外吸收的最大波长是
A. 250nm　　B. 280nm
C. 260nm　　D. 300nm
E. 290nm

25. 关于糖苷类化合物分类和性质的叙述，正确的是
A. D- 木糖、L- 鼠李糖属于五碳糖
B. 苦杏仁苷属于 N- 苷中的氰苷
C. S- 苷较 C- 苷和 O- 苷更难水解
D. Smith 裂解法使苷键裂解的同时，苷元结构易发生变化
E. 苷类的亲水性通常随糖基的增多而增大

26. 提取药材中的氨基酸、蛋白质和糖类，宜选择的溶剂是
A. 水　　B. 甲醇
C. 正丁醇　　D. 乙醚
E. 丙酮

27. 细菌细胞壁的主要功能是
A. 生物合成
B. 维持细菌固有外形，抗低渗
C. 呼吸作用
D. 产生能量
E. 分泌作用

28. 内毒素的生物学作用**不包括**
A. 发热反应
B. 白细胞反应
C. 弥散性血管内凝血
D. 对不同的机体组织有选择性毒性作用
E. 内毒素血症与休克

29. 原发性非典型病原体肺炎的病原体是
A. 病毒　B. 衣原体
C. 立克次体　D. 支原体
E. 螺旋体

30. 对外毒素具有中和作用的是
A. 抗生素　B. 抗毒素
C. 类毒素　D. 肠毒素
E. 内毒素

31. 霍乱弧菌的最重要的致病物质是
A. 菌毛　B. 鞭毛
C. 荚膜　D. 内毒素
E. 肠毒素

32. 大黄和虎杖中的主要有效成分属于
A. 香豆素类　B. 木脂素类
C. 蒽醌类　D. 倍半萜类
E. 黄酮类

33. 外斐反应所用的抗原是
A. 普氏立克次体
B. 变形杆菌
C. 梅毒螺旋体
D. 衣原体
E. 支原体

34. 克拉霉素的主要临床用途是
A. 局部麻醉药
B. 调血脂药
C. 抗肿瘤药
D. 抗菌药物
E. 全身麻醉药

35. 符合盐酸普鲁卡因的化学性质的是
A. 含有芳伯氨基,可发生重氮化-偶合反应
B. 含有叔胺结构,可发生重氮化-偶合反应
C. 不能发生重氮化-偶合反应
D. 不能与苦味酸试液产生沉淀
E. 不能与碘化汞钾试液产生沉淀

36. 预防脊髓灰质炎的最主要的措施是
A. 隔离患者
B. 消毒排泄物
C. 改善环境卫生
D. 服用减毒活疫苗
E. 加强饮食卫生管理

37. 下列属于硫酸链霉素的主要临床用途是
A. 抗结核　B. 抗肿瘤
C. 抗真菌　D. 镇痛
E. 调血脂

38. 破伤风的发病机制是
A. 破伤风梭菌产生内毒素
B. 破伤风梭菌破坏中枢神经细胞
C. 破伤风梭菌侵入血流引起败血症
D. 破伤风痉挛毒素侵入中枢神经系统
E. 破伤风溶血素破坏中枢神经细胞

39. 具有强心作用的化合物是
A. 秋水仙碱　B. 毒毛花苷 K
C. 苦参碱　D. 喜树碱
E. 甘草酸

40. 青蒿素属于
A. 二环二萜类化合物
B. 单萜类化合物
C. 三环二萜类化合物
D. 倍半萜类化合物
E. 三萜类化合物

41. 下列化合物中,酸性最强的是
A. 7,4'-二羟基黄酮
B. 5,7-二羟基黄酮
C. 3,4-二羟基黄酮
D. 5,4-二羟基黄酮
E. 6,4-二羟基黄酮

42. 盐酸肾上腺素的结构是

A. 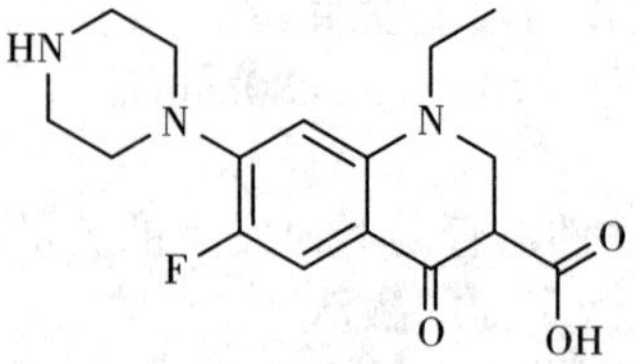 [structure: HN, N, F, N, O, O, OH]

B. 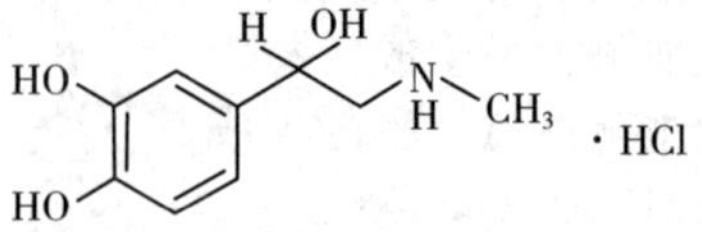 [structure: HO, HO, H, OH, N, H, CH_3, ·HCl]

C. 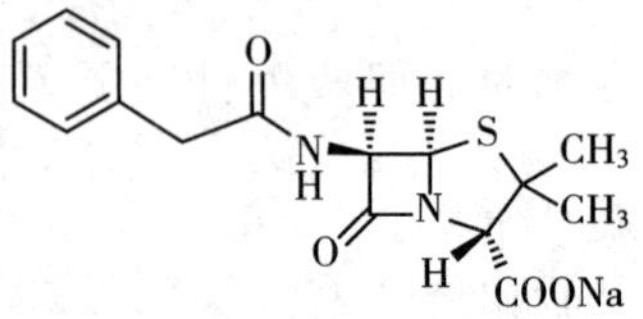 [structure: O, N, H, H, H, S, CH_3, CH_3, N, O, H, COONa]

D.

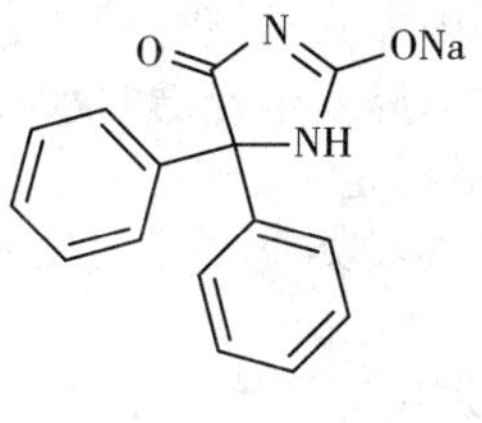

E.

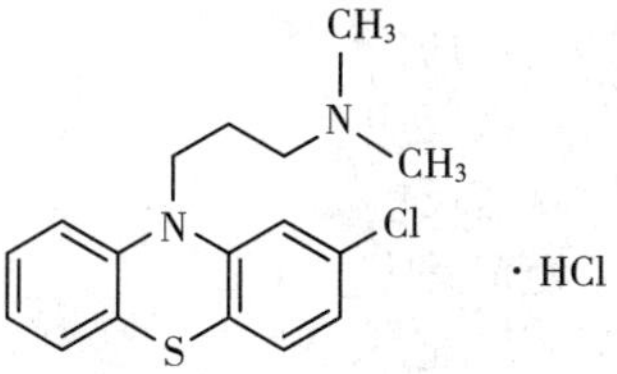

43. 母核结构为苯并 α- 吡喃酮的化合物是
A. 蒽醌类
B. 甾体类
C. 香豆素类
D. 黄酮类
E. 苯丙酸类

44. 米非司酮的主要临床用途是
A. 抗病毒 B. 抗感染
C. 抗过敏 D. 治疗皮炎
E. 抗早孕

45. 对体内的生物样品进行液液提取时,比较常用的提取溶剂是
A. 甲醇、乙腈、丙酮
B. 甲醇、乙醇、乙腈
C. 乙醚、乙酸乙酯、三氯甲烷
D. 水、甲醇、乙醇
E. 石油醚、苯、二甲苯

46. 下列可以作为硫酸链霉素的鉴别反应是
A. 坂口反应
B. Keller-Kiliani 反应
C. 硝酸银反应
D. Vitali 反应
E. 硫酸 - 荧光反应

47. 异烟肼的特殊杂质检查项目是游离肼的检查,《中国药典》(2020 年版)采用的游离肼检查方法是
A. HPLC
B. GC
C. 容量分析法
D. 紫外分光光度法
E. TLC

48. 气雾剂的检查项目中,体现阀门系统密封性的重要指标是
A. 每揿主药含量
B. 含量均匀度
C. 喷出药物粒度
D. 泄漏率
E. 微生物限度

49. 盐酸普鲁卡因中的特殊杂质是
A. 氯化物
B. 游离肼
C. 游离水杨酸
D. 对氨基苯甲酸
E. 对氨基酚

50. 金银花的抗菌有效成分是
A. 阿魏酸 B. 黄芩苷
C. 甘草酸 D. 槲皮素
E. 绿原酸

51. 中国药品通用名称命名的依据是
A. 国际药品通用名
B. 国际专利药品名称
C. 国际药物化学命名
D. 国际非专有药名
E. 国际药品商品名

52. 要求高雅、规范、不庸俗、简易顺口的药物名称是
A. 药品通用名 B. 药品化学名
C. 药品俗名 D. 药品专利名
E. 药品商品名

53. 铵盐检查法中,所采用的标准溶液是
A. 标准乙酸铵溶液
B. 标准氯化铵溶液
C. 硫氰酸铵溶液
D. 标准甲酸铵溶液
E. 碱性碘化汞钾试液

54. 关于局部麻醉药结构改造的构效关系的叙述,正确的是
A. 药物的亲脂性越大,活性越好
B. 药物的亲水性越大,活性越好
C. 药物的脂溶性达到合理值时活性最好
D. 药物的活性与脂溶性无关
E. 药物的脂溶性对药物的活性影响不大

55. 药物化学研究的任务**不包括**
A. 为有效利用现有的化学药物提供理论基础
B. 为生产化学药物提供先进的方法和工艺
C. 为生产化学药物提供经济的方法和工艺
D. 寻找新的给药剂型和方法
E. 为创制新药探索新的途径和方法

56. 中国药品通用名称的英文缩写是
A. CDAN　B. CADN
C. CMAN　D. CAMN
E. CDMN

57. 制剂含量均匀度检查，范围应为测试浓度的
A. 80%~100%　B. 80%~120%
C. 70%~130%　D. 90%~110%
E. 95%~105%

58. 抗代谢类抗肿瘤药是
A. 氮甲　B. 氟尿嘧啶
C. 环磷酰胺　D. 顺铂
E. 长春新碱

59. 用 HPLC 进行青霉素钠的鉴别反应时，供试品溶液的主峰与对照品溶液的主峰相一致的是
A. 峰面积　B. 峰高
C. 保留时间　D. 比移值
E. 半峰宽

60. 环磷酰胺在体内活化的部位是
A. 肝　B. 心
C. 脑　D. 肾
E. 肿瘤组织

61. 下列**不属于** β- 内酰胺类抗生素的是
A. 青霉素　B. 头孢氨苄
C. 螺旋霉素　D. 诺卡菌素
E. 阿莫西林

62. 进口检品的留样至少保存
A. 3 个月　B. 6 个月
C. 1 年　D. 1.5 年
E. 2 年

63. 下列属于红霉素的性质和结构特点的是
A. 在酸性、碱性条件下化学性质稳定
B. 有一个大环内酯为母核
C. 在中性条件下易发生苷键的水解
D. 在 pH 6 以下稳定
E. 属于天然青霉素类

64. 维生素 C 的鉴别反应正确的是
A. 与硝酸银反应
B. 与三氯化铁反应
C. 与茜素氟蓝反应
D. 硫酸 - 荧光反应
E. 与香草醛反应

65. 关于阿莫西林的叙述，**不正确**的是
A. 有 1 个手性碳原子
B. 临床用其右旋体
C. 水溶液在 pH 6 时稳定
D. 含有酸性的羧基和碱性的氨基
E. 可以引起聚合反应

66. 维生素 K_3 在水溶液中存在与甲萘醌与亚硫酸氢钠之间的平衡，能增加其稳定性的化合物是
A. 氯化钠　B. 铁
C. 氯化亚铁　D. 乙醇
E. 维生素 E

67. 精密度的表示参数是
A. 回收率　B. 相关系数
C. 相对标准偏差　D. 信噪比
E. 线性方程

68.《美国国家处方集》的英文缩写是
A. JP　B. USF
C. USP　D. CHP
E. NF

69. 维生素 C 的含量测定方法是
A. 铈量法　B. 银量法
C. 溴量法　D. 碘量法
E. 亚硝酸钠法

70.《中国药典》（2020 年版）中用古蔡氏法可检查药物中微量的
A. 重金属　B. 砷盐
C. 铁盐　D. 氯化物
E. 铵盐

71.《中国药典》（2020 年版）中通则收录在
A. 一部 B. 二部
C. 三部 D. 四部
E. 五部

72. 红外光谱鉴别法主要用于鉴别
A. 单方制剂 B. 复方制剂
C. 中药材 D. 原料药
E. 饮片

73. 同时具有分离和分析功能的方法是
A. 容量分析法 B. 重量法
C. 光谱法 D. 色谱法
E. 生物检定法

74. 注射剂**不需**检查的项目是
A. 微生物限度
B. 无菌
C. 热原或细菌内毒素
D. 可见异物
E. 不溶性微粒

75. 原料药和制剂含量测定的线性范围应为测试浓度的
A. 98%~100%
B. 95%~100%
C. 90%~100%
D. 85%~100%
E. 80%~100% 或更宽

76. 判断药物及其制剂的真伪称为药物
A. 鉴别 B. 检查
C. 含量测定 D. 类别
E. 鉴定

77. 小剂量或单剂量固体制剂、胶囊剂、膜剂或注射用无菌粉末需检查
A. 溶出度 B. 释放度
C. 含量均匀度 D. 溶化性
E. 溶散时限

78. 在确定的分析条件下，测得值与真实值的接近程度称为
A. 精密度 B. 准确度
C. 专一性 D. 定量限
E. 灵敏度

79. 体内药物分析在医院中的应用**不包括**
A. 治疗药物监测
B. 药物滥用监测
C. 药品质量控制
D. 临床毒物分析
E. 新药的药物动力学与生物药剂学研究

80. 生物样品测定方法的定量下限要求至少能满足测定药物浓度为 C_{max} 的
A. 1/20~1/15 B. 1/15~1/10
C. 1/10~1/5 D. 1/15~1/5
E. 1/20~1/10

二、以下提供若干组考题，每组考题共用在考题前列出的 A、B、C、D、E 五个备选答案。请从中选择一个与考题关系最密切的答案。每个备选答案可能被选择一次、多次或不被选择。

（81~82 题共用备选答案）
A. 促甲状腺激素释放激素（TRH）
B. 促甲状腺激素（TSH）
C. 甲状腺激素
D. 雌激素
E. 胰岛素
81. 属于下丘脑调节肽的激素是
82. 腺垂体分泌的激素是

（83~85 题共用备选答案）
A. 坂口反应
B. 三氯化铁反应
C. 重氮化 - 偶合显色反应
D. 异羟肟酸铁反应
E. 丙二酰脲反应
83. 普鲁卡因的鉴别可用
84. 苯巴比妥的鉴别可用
85. 链霉素的鉴别可用

（86~87 题共用备选答案）
A. 高凝期、低凝期、纤溶期
B. 警觉期、抵抗期、衰竭期
C. 潜伏期、抵抗期、恢复期
D. 缺血性缺氧期、淤血性缺氧期、难治期
E. 上升期、高峰期、退热期
86. 全身适应综合征的分期是
87. 发热的分期是

(88~89 题共用备选答案)
A. 单体酶
B. 单纯酶
C. 结合酶
D. 同工酶
E. 别构酶
88. 受别构调节的酶是
89. 催化的化学反应相同,酶蛋白的分子结构、理化性质和免疫学性质不同的一组酶是

(90~91 题共用备选答案)
A. 损伤的皮肤
B. 消化道
C. 呼吸道
D. 泌尿生殖道
E. 血液
90. 破伤风梭菌最常见的感染途径是
91. 慢性细菌性痢疾最常见的感染途径是

(92~93 题共用备选答案)
A. 利用生物碱的碱性差异
B. 利用生物碱特殊官能团的性质
C. 利用生物碱或生物碱盐的溶解度差异
D. 利用各生物碱的极性差异而与吸附剂作用的强弱不同
E. 利用各生物碱在两相(固定相和流动相)中的分配系数差异
92. 采用两相溶剂萃取法或沉淀法分离生物碱的原理是
93. 采用 pH 梯度萃取法分离生物碱的原理是

(94~95 题共用备选答案)
A. 尼可刹米
B. 氨苯蝶啶
C. 氢氯噻嗪
D. 依他尼酸
E. 螺内酯
94. 属于苯并噻嗪类利尿药的是
95. 属于苯氧乙酸类利尿药的是

(96~97 题共用备选答案)
A. 螺内酯
B. 呋塞米
C. 咖啡因
D. 甘露醇
E. 尼可刹米
96. 属于醛固酮受体拮抗药类利尿药的是
97. 属于中枢兴奋药,用于治疗中枢性呼吸及循环衰竭的是

(98~100 题共用备选答案)
A. 3 片
B. 5 片
C. 6 片
D. 10 片
E. 20 片
片剂的常规检查项目中,所需要检查的数量
98. 片剂的装量差异检查
99. 片剂的崩解时限检查
100. 阴道片的融变时限检查

全国卫生专业技术资格考试

药学（中级）专业（相关专业知识）

姓　　　　名：________________

准 考 证 号：________________

建议完成时间：　90 分钟　

成　　　　绩：________________

一、以下每一道题下面有 A、B、C、D、E 五个备选答案。请从中选择一个最佳答案。

1. 流能磨的粉碎机制是
   A. 不锈钢齿的撞击与研磨作用
   B. 悬垂高速旋转的撞击作用
   C. 机械面的相互挤压作用
   D. 圆球的撞击与研磨作用
   E. 在多股高压气流的交汇点处物料被反复碰撞、摩擦、剪切而粉碎

2. 颗粒剂中不能通过一号筛和能通过五号筛的总和**不得**超过
   A. 6%　B. 8%
   C. 10%　D. 15%
   E. 20%

3. 流化干燥特别适用的物料是
   A. 易发生颗粒间可溶性成分迁移的颗粒
   B. 含水量高的物料
   C. 松散粒状或粉状物料
   D. 黏度很大的物料
   E. 热敏性物料

4. 片剂辅料中的崩解剂是
   A. 乙基纤维素
   B. 羟丙甲纤维素
   C. 滑石粉
   D. 羧甲淀粉钠
   E. 糊精

5. 片剂中加入过量的辅料很可能会造成片剂崩解迟缓的是
   A. 硬脂酸镁　B. 聚乙二醇
   C. 乳糖　D. 微晶纤维素
   E. 滑石粉

6. 下列高分子材料中,**不是**肠溶衣的是
   A. 虫胶　B. HPMCP
   C. Eudragit S　D. CAP
   E. CMC-Na

7. 下列片剂**不需**测定崩解度的是
   A. 口含片　B. 舌下片
   C. 分散片　D. 泡腾片
   E. 口服片

8. 某片剂中的主药每片含量为 0.2g,测得颗粒中主药的百分含量为 50%,则每片片重是
   A. 0.1g　B. 0.2g　C. 0.3g
   D. 0.4g　E. 0.5g

9. 制备复方阿司匹林片时分别制粒是因为
   A. 3 种主药一起产生化学变化
   B. 为了增加咖啡因的稳定性
   C. 3 种主药混合制粒及干燥时易产生低共熔现象
   D. 为了防止阿司匹林水解
   E. 此方法制备简单

10. 关于胶囊剂的叙述,**错误**的是
   A. 可掩盖药物的不良气味
   B. 可提高药物的稳定性
   C. 可改善制剂的外观
   D. 生物利用度比散剂高
   E. 控制药物的释放速度

11. 当胶囊剂囊心物的平均装量为 0.2g 时,其装量差异限度是
   A. ±10.0%　B. ±7.5%
   C. ±5.0%　D. ±2.0%
   E. ±1.0%

12. 膜剂只适用于
   A. 大剂量的药物
   B. 单剂量在 3g 以上的药物
   C. 单剂量在 10g 以上的药物
   D. 小剂量的药物
   E. 单剂量在 5g 以上的药物

13. 关于油脂性基质的叙述,**错误**的是
   A. 此类基质涂于皮肤能形成封闭性油膜,促进皮肤水合
   B. 凡士林属于常用的类脂类基质
   C. 类脂中以羊毛脂与蜂蜡的应用较多
   D. 固体石蜡与液体石蜡用以调节稠度
   E. 羊毛脂可以增加基质的吸水性及稳定性

14. 油脂性基质的水值是指
   A. 常温下 100g 基质所吸收水的克数
   B. 100g 基质所吸收水的克数
   C. 常温下 1g 基质所吸收水的克数
   D. 1g 基质所吸收水的克数
   E. 一定量的基质所吸收水的克数

15. 下列属于栓剂的制备方法的是
A. 干法制粒　B. 乳化法
C. 热熔法　D. 研和法
E. 喷雾干燥法

16. 关于栓剂水溶性基质 PEG 的叙述,**不正确**的是
A. 对黏膜无刺激性
B. PEG 即聚乙二醇类
C. 遇体温不融化
D. 无生理作用
E. 吸湿性强

17. 对注射给药的剂型设计要求**不包括**
A. 药物应有较好的稳定性
B. 药物应有足够的溶解性
C. 应有较好的安全性,应无菌、无热原,不会引起溶血等
D. 对注射部位的刺激性要小
E. 药物应有良好的味觉

18. 世界卫生组织(WHO)为了统一世界各国的药品质量标准和质量控制方法而编纂的药典是
A.《国际药典》(Ph. Int.)
B.《美国药典》(USP)
C.《英国药典》(BP)
D.《日本药局方》(JP)
E.《中国药典》(ChP)

19. 原料药经过加工制成具有一定形态,可以直接应用的成品称为
A. 制剂　B. 剂型
C. 中药　D. 药品
E. 药物

20. 下列**不是**气雾剂的组成的是
A. 药物与附加剂
B. 抛射剂
C. 耐压容器
D. 阀门系统
E. 胶塞

21. 混悬型气雾剂是
A. 一相气雾剂　B. 二相气雾剂
C. 三相气雾剂　D. 喷雾剂
E. 吸入粉雾剂

22. 影响因素试验中的高温试验的温度条件是
A. 40℃　B. 50℃
C. 60℃　D. 70℃
E. 80℃

23. 影响易水解药物的稳定性,与药物的氧化反应也有密切关系的是
A. pH
B. 广义酸碱催化
C. 溶剂
D. 离子强度
E. 表面活性剂

24. 将大蒜素制成微囊是为了
A. 提高药物的稳定性
B. 掩盖药物的不良气味
C. 防止药物在胃内失活或减少对胃的刺激性
D. 控制药物释放速率
E. 使药物浓集于靶区

25. 可用作缓释作用的包合材料是
A. γ- 环糊精
B. α- 环糊精
C. β- 环糊精
D. 葡糖基 -β- 环糊精
E. 乙基化 -β- 环糊精

26. 可用于亲水凝胶骨架片的材料是
A. 单棕榈酸甘油酯
B. 蜡类
C. 无毒聚氯乙烯
D. 甲基纤维素
E. 脂肪酸

27. 缓释、控释制剂与相应的普通制剂生物等效,即相对生物利用度为普通制剂的
A. 80%~100%
B. 100%~120%
C. 90%~110%
D. 100%
E. 80%~120%

28. 下列符号中,表示最大增溶浓度的是
A. CMC　B. MAC
C. MAP　D. GCP
E. MC

29. TDDS 代表
A. 药物释放系统
B. 黏膜给药系统
C. 多剂量给药系统
D. 靶向制剂
E. 控释制剂

30. 有效成分含量较低或贵重药材的提取应选用
A. 煎煮法　　B. 回流法
C. 蒸馏法　　D. 浸渍法
E. 渗漉法

31. 随剪切应力增加黏度下降,应力消除后黏度又缓慢地恢复到原来的状态的现象称为
A. 塑性　　B. 胀性
C. 触变性　　D. 黏弹性
E. 假塑性

32. 下列属于阴离子型表面活性剂的是
A. 吐温 80
B. 月桂醇硫酸钠
C. 平平加 O
D. 普朗尼克 F68
E. 苯扎溴铵

33. 吐温 80 的特点是
A. 不可作为 O/W 型乳剂的乳化剂
B. 不能与抑菌剂羟苯酯类形成配合物
C. 在吐温类表面活性剂中溶血性最小
D. 属于离子型表面活性剂
E. 在酸性溶液中易水解

34. 用 40% 的司盘 60(HLB 值 =4.7)和 60% 的吐温 60(HLB 值 =14.9)组成的混合表面活性剂的 HLB 值是
A. 18.2　　B. 10.82
C. 4.7　　D. 14.9
E. 9.8

35. 常用的天然两性离子型表面活性剂是
A. 普朗尼克 F68
B. 苯扎氯铵
C. 肥皂
D. 吐温
E. 卵磷脂

36. 表面活性剂由于形成胶束而起
A. 乳化作用　　B. 助溶作用
C. 增溶作用　　D. 潜溶作用
E. 助悬作用

37. 表面活性剂中润湿剂的 HLB 值应是
A. 3~8　　B. 8~16
C. 7~9　　D. 15~19
E. 13~18

38. 关于液体制剂的溶剂的叙述,**错误**的是
A. 水性制剂易霉变,不宜长期贮存
B. 20% 以上的稀乙醇即有防腐作用
C. 一定浓度的丙二醇尚可作为药物经皮肤或黏膜吸收的渗透促进剂
D. 液体制剂中常用的为聚乙二醇 1 000~4 000
E. 聚乙二醇对一些易水解药物有一定的稳定作用

39. 下列属于极性溶剂的是
A. 甘油　　B. 聚乙二醇
C. 丙二醇　　D. 液体石蜡
E. 乙酸乙酯

40. 下列属于非极性溶剂的是
A. 水　　B. 聚乙二醇
C. 甘油　　D. 液体石蜡
E. 二甲基亚砜

41. 关于絮凝度的叙述,正确的是
A. 絮凝度是比较混悬剂絮凝程度的重要参数,用 β 表示
B. 絮凝度表示由絮凝所引起的沉降物容积减少的倍数
C. 絮凝度不能用于评价絮凝剂的絮凝效果
D. 絮凝度越小,絮凝效果越好
E. 絮凝度不能用于预测混悬剂的稳定性

42. 下列属于常用防腐剂的是
A. 氯化钠　　B. 苯甲酸钠
C. 氢氧化钠　　D. 亚硫酸钠
E. 硫酸钠

43. 高分子溶液中加入大量电解质可导致
A. 高分子化合物分解
B. 产生凝胶

C. 盐析
D. 胶体带电,稳定性增加
E. 使胶体具有触变性

44. 静脉脂肪乳注射液中含有甘油 2.5%(g/ml),它的作用是
A. 等渗调节剂　B. 乳化剂
C. 溶剂　D. 保湿剂
E. 增稠剂

45. 过滤除菌法适用于
A. 表面除菌
B. 无菌室的空气
C. 消毒
D. 不耐高热的制剂
E. 容器

46. 维生素 C 注射液中可应用的抗氧剂是
A. 焦亚硫酸钠或亚硫酸钠
B. 焦亚硫酸钠或亚硫酸氢钠
C. 亚硫酸氢钠或硫代硫酸钠
D. 硫代硫酸钠或维生素 E
E. 维生素 E 或亚硫酸钠

47. 低温间歇灭菌法消灭芽孢的效果
A. 不明显
B. 明显
C. 根据药品而定
D. 根据 pH 而定
E. 根据环境而定

48. 节能、省水、产量高、质量优的蒸馏器是
A. 亭式蒸馏器
B. 塔式蒸馏器
C. 多效蒸馏器
D. 石英玻璃蒸馏器
E. 单蒸馏器

49. 依据《静脉用药集中调配质量管理规范》,每年至少进行 1 次健康检查,建立健康档案的人员是
A. 静脉用药调配中心(室)负责人
B. 负责静脉用药医嘱或处方适宜性审核的人员
C. 负责摆药、加药混合调配、成品输液核对的人员
D. 从事静脉用药集中调配工作的药学专业技术人员
E. 与静脉用药调配工作相关的人员

50. 医院药品质量监督管理包括
A. 执行《中华人民共和国药品管理法》及相关质量监督管理法律法规
B. 检查本医疗机构贯彻落实规章制度的情况
C. 检查处方调配中药品核对及技术操作规程的执行情况
D. 检查医疗机构制剂的质量检验执行情况
E. 以上都包括

51. 依据《医院处方点评管理规范(试行)》,超常处方包括
A. 用法、用量不适宜
B. 医师未按照抗菌药物临床应用管理规定开具抗菌药物处方
C. 重复给药
D. 有配伍禁忌或者不良相互作用
E. 无适应证用药

52.《麻醉药品临床应用指导原则》中**不包括**
A. 治疗急性疼痛的原则
B. 治疗慢性疼痛的原则
C. 治疗癌性疼痛的原则
D. 临床麻醉的用药原则
E. 精神药品氯胺酮和布桂嗪的应用

53. 患者服用苯巴比妥过量或中毒时,可用作急救的药物是
A. 氯化铵　B. 碳酸氢钠
C. 葡萄糖　D. 生理盐水
E. 硫酸镁

54. 治疗产 ESBL(超广谱 β- 内酰胺酶)菌感染首选
A. 碳青霉烯类、酶抑制剂复合制剂
B. 第三代头孢菌素、氨基糖苷类
C. 氟喹诺酮类、氨基糖苷类
D. 酶抑制剂复合制剂、头霉素类
E. 以上均不正确

55. 医疗用毒性药品的概念是
A. 直接作用于中枢神经系统,毒性剧烈的药品
B. 连续使用后易产生生理依赖性,能成瘾

的药品
C. 毒性剧烈,连续使用后易产生较大的毒副作用的药品
D. 毒性剧烈,治疗剂量与中毒剂量相近,使用不当会致人中毒或死亡的药品
E. 正常用法用量下出现与用药目的无关或意外的不良反应的药品

56. 麻醉药品应做到“五专”,即
A. 专人保管、专库管理、专册登记、专用账册、专用处方
B. 专人监督、专柜加锁、专册登记、专用账册、专用处方
C. 专人保管、专柜加锁、专册登记、专款调配、专用处方
D. 专人签字、专柜加锁、专册登记、专用账册、专用处方
E. 专人保管、专柜加锁、专册登记、专用账册、专用处方

57. 下列**不属于**麻醉药品的是
A. 可卡因
B. 芬太尼
C. 海洛因
D. 阿托品
E. 哌替啶

58. 依据《处方管理办法》,特殊情况下需要延长处方有效期的,其最长**不得**超过
A. 1d
B. 3d
C. 7d
D. 10d
E. 15d

59. 依据《医疗机构处方审核规范》,属于药师对处方合法性审核内容的是
A. 处方是否符合规定的标准和格式
B. 处方用药与诊断是否相符
C. 处方开具人是否根据《执业医师法》取得医师资格,并执业注册
D. 处方前记、正文和后记是否符合《处方管理办法》等有关规定
E. 选用剂型与给药途径是否适宜

60. 依据《药品说明书和标签管理规定》,下列说法**不正确**的是
A. 药品说明书应当充分包含药品不良反应信息,详细注明药品不良反应
B. 药品生产企业生产供上市销售的最小包装必须附有说明书
C. 药品生产企业应当主动跟踪药品上市后的安全性、有效性情况,需要对药品说明书进行修改的,应当及时提出申请
D. 根据药品不良反应监测、药品再评价结果等信息,国家药品监督管理局也可以要求药品生产企业修改药品说明书
E. 未将药品不良反应在说明书中充分说明的,由此引起的不良后果由该生产企业和药品监督管理部门共同承担

61. 依据《中华人民共和国药品管理法》,下列属于特殊管理药品的是
A. 放射性药品、麻醉药品、生化药品、医疗用毒性药品
B. 放射性药品、戒毒药品、精神药品、医疗用毒性药品
C. 放射性药品、麻醉药品、医疗用毒性药品、精神药品
D. 放射性药品、麻醉药品、生物制品、抗肿瘤药品
E. 放射性药品、麻醉药品、生物制品、戒毒药品

62. 依据《中华人民共和国药品管理法》,在依法查处生产、销售、使用假药、劣药时,应从重处罚的情形是
A. 擅自动用查封物品的
B. 药品所含成分的名称与国家药品标准不符合的
C. 国务院药品监督管理部门规定禁止使用的
D. 变质的或被污染的
E. 擅自为医疗单位加工制剂的

63. 依据《药品说明书和标签管理规定》,药品生产企业生产供上市销售的最小包装必须
A. 印有产地
B. 附有说明书
C. 印有药品名称
D. 印有或者贴有标签并附有说明书
E. 印有“详见说明书”字样的标签

64. 处方由各医疗机构按规定的格式统一印制,儿科处方印制用纸应是
A. 淡蓝色
B. 淡红色
C. 淡黄色
D. 淡绿色
E. 白色

65. 除药学部门外,经药事管理与药物治疗学委员会审核,可购售本专业所需药品的科室是
A. 内科　B. 骨科
C. 核医学科　D. 医务科
E. 急诊科室

66. 下列叙述**违反**《医疗机构麻醉药品、第一类精神药品管理规定》的是
A. 卫生行政部门接到医疗机构销毁麻醉药品、第一类精神药品的申请后,应当于5d内到场监督医疗机构销毁行为
B. 医疗机构购买药品付款应当采取银行转账的方式
C. 在验收中发现缺少、缺损的麻醉药品、第一类精神药品应当双人清点登记,报药监部门负责人批准并加盖公章后向供货单位查询、处理
D. 执业医师开具麻醉药品、第一类精神药品处方时,应当在病历中记录
E. 执业医师不得为他人开具不符合规定的处方或者为自己开具麻醉药品、第一类精神药品处方

67. 下列关于《基本医疗保险药品目录》的西药和中成药的叙述,正确的是
A. 列基本医疗保险基金准予支付的药品目录,药品名称采用通用名,并标明剂型
B. 列基本医疗保险基金准予支付的药品目录,药品名称采用药典名
C. 列基本医疗保险基金不予支付的药品目录,药品名称采用通用名,并标明剂型
D. 列基本医疗保险基金不予支付的药品目录,药品名称采用药典名
E. 列基本医疗保险基金准予支付的药品目录,药品名称采用商品名,并标明剂型

68. 关于"四查十对"的叙述,正确的是
A. 查配伍禁忌,对药名、剂型、规格、数量
B. 查药品,对药品性状、用法用量
C. 查处方,对临床诊断
D. 查患者,对科别、姓名、年龄
E. 查用药合理性,对临床诊断

69. 第二类精神药品一般每张处方开具的剂量是
A. 1次常用量
B. 不得超过3d常用量
C. 不得超过7d常用量
D. 不得超过15d常用量
E. 1次极量

70. 国务院可以限制或者**禁止**出口的药品是
A. 生物制品　B. 中成药
C. 原料药　D. 短缺药品
E. 血液制品

71. 关于麻醉药品和第一类精神药品的叙述,正确的是
A. 不得零售
B. 可以凭执业医师出具的处方,按规定剂量零售
C. 可以凭执业医师出具的处方,配方零售
D. 凭盖有医疗单位公章的医师处方零售
E. 在省级新药、特药商店零售

72. 列入国家药品标准的药品名称是
A. 药品通用名
B. 药品专有名
C. 药品商品名
D. 药品普通名
E. 药品常用名

73. 医疗机构应当根据本机构性质、任务、规模配备适当数量临床药师,三级医院临床药师应**不少于**
A. 20名　B. 10名
C. 5名　D. 3名
E. 1名

74. 对不良反应大或者其他原因危害人体健康的药品,应当
A. 按劣药处罚
B. 按假药处罚
C. 注销药品注册证书
D. 重新申报评价
E. 停止广告宣传

75. 严重、罕见的药品不良反应随时报告,必要时可
A. 逐级定期报告　B. 快速报告
C. 紧急报告　D. 越级报告
E. 集中报告

76. 药物制剂的每一单位产品都符合有效性、安全性的规定要求是
A. 药品的有效性
B. 药品的安全性
C. 药品的稳定性
D. 药品的均一性
E. 药品的经济性

77. 药事管理与药物治疗学委员会的职责是
A. 以患者为中心
B. 应建立健全药事工作相关的各项工作制度和技术操作规程
C. 应配备和提供与药事工作部门承担的任务相适应的药学专业技术人员、仪器设备和工作条件
D. 以合理用药为核心
E. 组织医务人员合理用药知识教育培训,指导本机构临床各科室合理用药

78. 依据《处方管理办法》第五十条,急诊处方的保存期限至少是
A. 1 年　B. 2 年
C. 3 年　D. 4 年
E. 5 年

79. 第二类精神药品零售企业的行为**错误**的是
A. 凭执业医师或执业助理医师出具的处方
B. 按规定剂量销售第二类精神药品,并将处方保存 2 年备查
C. 凭执业医师出具的处方
D. 禁止超剂量或者无处方销售第二类精神药品
E. 不得向未成年人销售第二类精神药品

80. 在静脉用药调配中心,需要使用百级水平层流洁净台调配的药物是
A. 舒血宁　B. 肠外营养液
C. 顺铂　D. 依达拉奉
E. 硝普钠

二、以下提供若干组考题,每组考题共用在考题前列出的 A、B、C、D、E 五个备选答案。请从中选择一个与考题关系最密切的答案。每个备选答案可能被选择一次、多次或不被选择。

(81~83 题共用备选答案)
A. 直接接触药品的包装材料
B. 直接接触药品的包装的标签
C. 内标签以外的其他包装的标签
D. 药品包装上印有或者贴有的内容
E. 内标签以外的其他包装材料
81. 药品的标签是指
82. 药品的内标签是指
83. 药品的外标签是指

(84~85 题共用备选答案)
A. 使用目的和使用方法
B. 药效作用和毒理反应
C. 药品的安全性
D. 用法用量和注意事项
E. 药品的有效性
84. 非处方药分为甲、乙两类,是根据
85. 区别药品与食品、毒品等其他物质的基本点是

(86~88 题共用备选答案)
A. 植物油
B. 司盘类
C. 羊毛脂
D. 凡士林
E. 三乙醇胺皂
86. 可改善凡士林的吸水性的是
87. 单独用作软膏基质的油脂性基质的是
88. 用于 O/W 型乳剂型基质的乳化剂的是

(89~91 题共用备选答案)
A. 弱酸性药液
B. 乙醇溶液
C. 碱性药液
D. 非水性药物
E. 脂溶性维生素类(如维生素 A、维生素 D)制剂
89. 抗氧剂亚硫酸氢钠适合的药液是
90. 抗氧剂硫代硫酸钠适合的药液是
91. 抗氧剂二丁基羟基甲苯(BHT)适合的药液是

(92~94 题共用备选答案)
A. 栓塞靶向制剂
B. 微球
C. 免疫纳米球
D. 固体分散体
E. 微丸
92. 属于被动靶向制剂的是

93. 属于主动靶向制剂的是
94. 属于物理化学靶向制剂的是

(95~97 题共用备选答案)
A. 静脉注射
B. 皮下注射
C. 脊椎注射
D. 肌内注射
E. 皮内注射

95. 水溶液、油溶液、混悬液、乳浊液均可
96. 用于过敏试验或疾病诊断的是
97. 起效最快的注射给药途径是

(98~100 题共用备选答案)
A. 药品不良反应
B. 医疗用毒性药品
C. 用药错误
D. 危害药品
E. 药品损害

98. 毒性剧烈,治疗剂量与中毒剂量相近,使用不当会致人中毒或死亡的药品称为
99. 能产生职业暴露危险或者危害的药品,即具有遗传毒性、致癌性、致畸性,或者对生育有损害作用及在低剂量下可产生严重的器官或其他方面毒性的药品,包括肿瘤化疗药物和细胞毒性药物称为
100. 合格药品在临床使用全过程中出现的、任何可以防范的用药不当属于

全国卫生专业技术资格考试

药学（中级）专业（专业知识）

姓　　　名：________________

准 考 证 号：________________

建议完成时间：90 分钟

成　　　绩：________________

一、以下每一道题下面有 A、B、C、D、E 五个备选答案。请从中选择一个最佳答案。

1. 下列**不属于**生物药剂学研究中的剂型因素的是
A. 药物的某些化学性质
B. 药物的某些物理性质
C. 药物的剂型及用法用量
D. 制剂处方中所用辅料的种类、性质、用量
E. 种族差异

2. 下列过程属于药物转运的是
A. 吸收和代谢
B. 分布、代谢和排泄
C. 吸收、分布和排泄
D. 代谢和分布
E. 代谢和排泄

3. 毒扁豆碱属于
A. 胆碱酯酶复活药
B. M 受体激动药
C. 胆碱酯酶抑制药
D. N_N 受体拮抗药
E. N_M 受体拮抗药

4. 有机磷酸酯类急性中毒时，阿托品**不能**缓解的症状是
A. 瞳孔缩小　B. 出汗
C. 恶心、呕吐　D. 呼吸困难
E. 肌肉颤动

5. 一些小分子物质经过细胞间连接处的微孔进入体循环的过程称为
A. 细胞旁路通道转运
B. 主动转运
C. 被动扩散
D. 促进扩散
E. 细胞通道转运

6. 心绞痛患者长期应用普萘洛尔突然停药可发生
A. 恶心、呕吐　B. 腹泻
C. 变态反应　D. 心功能不全
E. 心绞痛发作

7. 用维拉帕米治疗疗效最佳的心律失常是
A. 房室传导阻滞
B. 阵发性室上性心动过速
C. 强心苷中毒所致的心律失常
D. 室性心动过速
E. 室性期前收缩

8. 关于胃排空与胃排空速率的叙述，**错误**的是
A. 胃内容物从胃幽门排入十二指肠的过程为胃排空
B. 胃排空速率慢，药物在胃中停留的时间延长，弱酸性药物的吸收会增加
C. 固体食物的胃排空速率快于流体食物
D. 胃排空快时，维生素 B_2 的吸收会变差
E. 药物如抗胆碱药阿托品会减慢胃排空速率

9. 硝酸甘油**不具有**的作用是
A. 扩张容量血管
B. 增加心率
C. 减少回心血量
D. 降低心肌氧耗量
E. 增加室壁张力

10. 抗高血压药中同时具有利尿和降血压作用的药物是
A. 硝普钠　B. 硝苯地平
C. 利血平　D. 卡托普利
E. 吲达帕胺

11. 呋塞米的利尿作用机制是
A. 增加肾小球滤过
B. 抑制近曲小管的碳酸酐酶，减少 H^+-Na^+ 交换
C. 抑制髓袢升支粗段髓质部的 Na^+-K^+-$2Cl^-$ 共转运体
D. 抑制远曲小管近端的 Na^+-Cl^- 共转运体
E. 抑制远曲小管的 K^+-Na^+ 交换

12. 口服防治静脉血栓的药物是
A. 尿激酶　B. 链激酶
C. 华法林　D. 低分子量肝素
E. 氨甲苯酸

13. 下列属于 β 肾上腺素受体激动药的平喘药是
A. 沙丁胺醇　B. 胆茶碱
C. 酮替芬　D. 布地奈德
E. 扎鲁司特

14. H_1 受体拮抗剂抗组胺的作用机制是
A. 加速组胺代谢
B. 抑制组胺合成
C. 与组胺结合,使组胺失去活性
D. 化学结构与组胺相似,竞争性地阻断组胺受体
E. 抑制组胺释放

15. 下列疾病中,**禁用**糖皮质激素类药物的是
A. 中毒性痢疾
B. 活动性消化性溃疡
C. 感染性休克
D. 重症伤寒
E. 肾病综合征

16. 甲硫氧嘧啶最严重的不良反应是
A. 药疹、药物热
B. 关节痛、淋巴结肿大
C. 腹痛、腹泻、恶心、呕吐
D. 血管神经性水肿、喉头水肿
E. 粒细胞缺乏症

17. 根据药物生物药剂学分类系统,属于第Ⅳ类药物的是
A. 高的溶解度,高的渗透性
B. 低的溶解度,高的渗透性
C. 高的溶解度,低的渗透性
D. 低的溶解度,低的渗透性
E. 高的溶解度,低的代谢率

18. 有较强的首过效应的给药方式是
A. 口服给药
B. 肺部吸入给药
C. 经皮给药
D. 静脉注射给药
E. 眼部给药

19. 青霉素的抗菌作用机制是
A. 与细菌细胞膜结合,破坏细胞膜结构
B. 抑制 DNA 促旋酶,干扰细菌 DNA 复制
C. 抑制 DNA 聚合酶,影响 DNA 合成
D. 与转肽酶结合,阻止细胞壁肽聚糖合成
E. 抑制菌体蛋白合成

20. 关于氨基糖苷类抗生素的体内过程的叙述,正确的是
A. 易通过血脑屏障,不易通过胎盘屏障
B. 不易通过血脑屏障,易通过胎盘屏障
C. 易通过血脑屏障,易通过胎盘屏障
D. 不易通过血脑屏障,不易通过胎盘屏障
E. 药物的极性弱,易进入细胞内

21. 目前深部真菌感染的首选药是
A. 两性霉素 B　B. 灰黄霉素
C. 克霉唑　D. 氟胞嘧啶
E. 青霉素

22. 治疗结核的首选药是
A. 庆大霉素　B. 异烟肼
C. 乙胺丁醇　D. 链霉素
E. 对氨基水杨酸

23. 下列**不影响**核酸合成的药物是
A. 氟尿嘧啶　B. 巯嘌呤
C. 甲氨蝶呤　D. 塞替派
E. 阿糖胞苷

24. 主要通过抑制钙调磷酸酶活性,从而抑制 Th 细胞活化及相关基因表达的药物是
A. 他克莫司
B. 肾上腺皮质激素
C. 硫唑嘌呤
D. 吗替麦考酚酯
E. 环孢素

25. 下列属于广谱抗癫痫药的是
A. 卡马西平　B. 苯巴比妥
C. 丙戊酸钠　D. 戊巴比妥
E. 乙琥胺

26. 可以用来估算血浆容积的药物是
A. 伊文思蓝　B. 溴离子
C. 氯离子　D. 重水
E. 安替比林

27. 氯丙嗪引起视物模糊、心动过速和口干、便秘等副作用是作用于
A. β 受体　B. α 受体
C. N 受体　D. M 受体
E. DA 受体

28. 关于表观分布容积(V)的概念,正确的是
A. V 是药物在体内分布的真正容积
B. V 的大小与药物的血浆蛋白结合率无关

C. V的大小与药物在组织中蓄积无关
D. 它代表血浆容积,具有生理意义
E. V是指体内的全部药物按血中浓度计算出的总容积

29. 卡比多巴增强左旋多巴治疗帕金森病作用的机制是
A. 激动中枢多巴胺受体
B. 使多巴胺受体增敏
C. 阻断中枢胆碱受体
D. 抑制多巴胺的重摄取
E. 抑制外周多巴脱羧酶的活性

30. 造成左旋多巴的不良反应较多的原因是
A. 在脑内转变为去甲肾上腺素
B. 在脑内形成大量多巴胺
C. 对β受体有激动作用
D. 在外周转变为多巴胺
E. 对α受体有激动作用

31. 常与麦角胺配伍治疗偏头痛的药物是
A. 二甲弗林　B. 洛贝林
C. 咖啡因　D. 贝美格
E. 尼可刹米

32. 阿片受体拮抗剂是
A. 苯佐那酯　B. 吗啡
C. 喷他佐辛　D. 喷托维林
E. 纳洛酮

33. 新生儿黄疸产生的原因是
A. 新生儿的UDP-葡糖醛酸转移酶活性很高
B. 新生儿的UDP-葡糖醛酸转移酶活性很低
C. 新生儿的胆红素生成少
D. CYP3A4活性低
E. CYP1A2活性低

34. 虽不良反应多,但因其作用强,故常用于不易控制的发热的药物是
A. 阿司匹林　B. 尼美舒利
C. 布洛芬　D. 吲哚美辛
E. 舒林酸

35. 最重要的影响因素是药物的脂溶性的是
A. 肾小球滤过
B. 肾小管分泌
C. 肾小管重吸收
D. 尿量
E. 尿液的酸碱性

36. 将整个机体按动力学特征划分为若干个独立的隔室,将这些隔室串联起来构成的一种足以反映药物动力学特征的模型称为
A. 药物动力学模型
B. 隔室模型
C. 统计矩模型
D. 生理药物动力学模型
E. 药动-药效链式模型时间

37. 关于隔室的划分的叙述,**错误**的是
A. 隔室的划分具有抽象性
B. 隔室的划分是固定的,与药物的性质无关
C. 同一组织对于不同的药物来说,可能是不同的隔室
D. 隔室由具有相近药物转运速率的器官、组织组合而成
E. 隔室的划分具有客观性和相对性

38. 治疗重症肌无力首选
A. 毒扁豆碱　B. 毛果芸香碱
C. 琥珀胆碱　D. 新斯的明
E. 阿托品

39. 下列属于隔室模型的判别方法的是
A. 残数法
B. 尿药速率法
C. 统计矩法
D. Wagner-Nelson法
E. AIC法

40. 可翻转肾上腺素升血压作用的药物是
A. M受体拮抗药
B. N受体拮抗药
C. β受体拮抗药
D. α受体拮抗药
E. H_1受体拮抗剂

41. 癫痫小发作的首选药是
A. 氯硝西泮　B. 乙琥胺
C. 丙戊酸钠　D. 卡马西平
E. 地西泮

42. 典型的抗躁狂药是
A. 氯丙嗪　B. 氟哌啶醇
C. 卡马西平　D. 碳酸锂
E. 丙戊酸钠

43. 关于用尿药排泄数据求算药动学参数的叙述,**错误**的是
A. 要求大部分药物以原型从尿中排泄
B. 药物经肾排泄应符合一级速率过程
C. 尿中原型药产生的速率与体内的药量成正比
D. 肾排泄速率常数 k_e 反映药物经肾消除的快慢
E. 要求大部分药物以代谢物从尿中排泄

44. 关于单室模型静脉注射尿药亏量法的叙述,**错误**的是
A. 其公式为 $\lg(X_u^\infty - X_u) = -\dfrac{k}{2.303}t + \lg X_u^\infty$
B. 亏量法求得的 k 较尿药排泄速率法准确
C. 亏量法收集尿样的时间要足够长(至少为药物的 7 个半衰期)
D. 亏量为体内经肾待排泄的原型药量
E. 其公式为 $\lg(X_u^\infty - X_u) = -\dfrac{k}{2.303}t + \lg(k_e X_0)$

45. 阵发性室上性心动过速并发变异型心绞痛宜采用
A. 维拉帕米　B. 利多卡因
C. 普鲁卡因胺　D. 奎尼丁
E. 普萘洛尔

46. 作用于髓袢升支粗段全段的利尿药是
A. 阿米洛利　B. 氢氯噻嗪
C. 吲达帕胺　D. 螺内酯
E. 布美他尼

47. 关于糖皮质激素对血液成分的影响的叙述,正确的是
A. 减少血中的中性粒细胞数量
B. 减少血中的红细胞数量
C. 抑制红细胞在骨髓中生成
D. 减少血中的淋巴细胞数量
E. 血小板数量减少

48. 欲使血药浓度迅速达到稳态,可采取的给药方式是
A. 单次静脉注射给药
B. 多次静脉注射给药
C. 首先静脉注射一个负荷剂量,然后恒速静脉滴注
D. 单次口服给药
E. 多次口服给药

49. 磺胺甲噁唑(SMZ)与甲氧苄啶(TMP)合用的依据是
A. TMP 促进 SMZ 的吸收
B. TMP 使 SMZ 广泛分布
C. TMP 促进 SMZ 与血浆蛋白结合
D. TMP 与 SMZ 的半衰期相似,血药浓度高峰一致
E. TMP 提高 SMZ 的血药浓度

50. 对免疫过程的多个环节有抑制作用的药物是
A. 环磷酰胺
B. 肾上腺皮质激素
C. 白细胞介素 -2
D. 他克莫司
E. 抗淋巴细胞球蛋白

51. 抗结核药的应用原则**不包括**
A. 早期用药　B. 联合用药
C. 隔日疗法　D. 规律用药
E. 全程用药

52. 治疗单纯疱疹病毒(HSV)感染的首选药是
A. 更昔洛韦　B. 阿昔洛韦
C. 碘苷　D. 齐多夫定
E. 阿糖胞苷

53. 双室模型静脉注射给药的血药浓度与时间的关系式是
A. $C=A\cdot e^{-\alpha t}+Be^{-\beta t}$
B. $C=C_0\cdot e^{-kt}$
C. $C=\dfrac{k_0}{kV}(1-e^{-kt})$
D. $C=A(e^{-kt}-e^{-k_a t})$
E. $-\dfrac{dC}{dt}=\dfrac{V_m C}{K_m+C}$

54. 抗高血压治疗时,硝普钠最适用于
A. 中度高血压伴肾功能不全
B. 重度高血压

C. 中、重度高血压
D. 轻、中度高血压
E. 高血压危象

55. 多剂量给药的血药浓度 - 时间关系式的推导前提是
A. 等剂量、等间隔时间给药
B. 单室模型
C. 双室模型
D. 静脉注射给药
E. 血管内给药

56. 治疗慢性内痔出血所致的贫血应选用
A. 枸橼酸铁铵　B. 硫酸亚铁
C. 亚叶酸钙　D. 叶酸
E. 维生素 B_{12}

57. 若患者胃酸中检出幽门螺杆菌,则应选择的联合用药是
A. 米索前列醇和四环素
B. 哌仑西平和西咪替丁
C. 兰索拉唑和阿莫西林
D. 阿莫西林和四环素
E. 甲硝唑和氢氧化铝

58. 患儿,8 岁,急性白血病。采用 HDMTX-CF 化疗方案,使用大剂量后停药期间可作为解救药的药物是
A. 氟尿嘧啶　B. 亚叶酸钙
C. 阿糖胞苷　D. 丝裂霉素
E. 羟基脲

59. 下列属于黏痰溶解药的是
A. 氯化铵
B. 氨茶碱
C. 乙酰半胱氨酸
D. 氢溴酸右美沙芬
E. 克仑特罗

60. 患者,男,22 岁。半年来消瘦、乏力、盗汗、潮热,偶尔咯血,肺内有啰音,诊断为肺结核,给予异烟肼抗结核治疗。如果在治疗过程中出现步态不稳、麻木针刺感、烧灼感、手肢疼痛等症状,应给予的药物是
A. 大剂量维生素 B_6 对抗
B. 葡萄糖酸钙
C. 乙胺丁醇
D. 对氨基水杨酸
E. 利福平

二、以下提供若干个案例,每个案例下设若干个考题,请根据各考题题干所提供的信息,在每题下面 A、B、C、D、E 五个备选答案中选择一个最佳答案。

(61~63 题共用题干)

患者,女,50 岁。左眼疼痛、视物模糊 2 月余。2d 前突然头痛剧烈,眼球胀痛,视力极度下降,左眼视力 0.5、右眼视力 1.3,左眼眼内压 25mmHg、右眼眼内压 14mmHg。诊断为左眼急性青光眼。

61. 可采用的药物是
A. 新斯的明
B. 毛果芸香碱
C. 乙酰胆碱
D. 加兰他敏
E. 醋甲胆碱
62. 毛果芸香碱可产生的作用是
A. 近视、散瞳
B. 远视、缩瞳
C. 近视、缩瞳
D. 远视、散瞳
E. 对瞳孔和视力无影响
63. 其具体作用机制是
A. 阻断瞳孔开大肌上的 α 受体,使其松弛
B. 阻断瞳孔括约肌上的 M 受体,使其收缩
C. 激动瞳孔开大肌上的 α 受体,使其收缩
D. 激动瞳孔括约肌上的 M 受体,使其收缩
E. 抑制胆碱酯酶,使乙酰胆碱增多

(64~67 题共用题干)

患者,女,40 岁。双侧眼睑下垂 1 年,近 1 个月以来症状加重,伴有咀嚼无力、胸闷、四肢乏力。肌电图显示低频刺激波幅呈递减现象。诊断为重症肌无力。

64. 下列用于治疗的药物中,正确的是
A. 加兰他敏
B. 毒扁豆碱
C. 新斯的明
D. 氯解磷定
E. 毛果芸香碱
65. 该药物过量可致
A. 中枢兴奋
B. 中枢抑制

C. 胆碱能危象
D. 窦性心动过速
E. 青光眼加重

66. 若出现上述不良反应,正确的处理方式是
A. 用氯化琥珀胆碱对抗
B. 用阿托品对抗
C. 停药,改用阿托品
D. 用尼可刹米对抗
E. 表明剂量不足,宜适当增加药量

67. 该药物**禁用**于
A. 术后腹气胀
B. 肠麻痹
C. 阵发性室上性心动过速
D. 机械性肠梗阻
E. 筒箭毒碱过量中毒

(68~69 题共用题干)

患者,女,34 岁。晨起面颊、上下颌及舌部明显的剧烈针刺样疼痛,持续数秒或 1~2min,突发突止,间歇期完全正常。临床诊断为三叉神经痛。

68. 治疗该患者可选用的药物是
A. 苯巴比妥　　B. 地西泮
C. 苯妥英钠　　D. 乙琥胺
E. 阿司匹林

69. 下列**不是**长期应用这种治疗三叉神经痛的药物会出现的不良反应是
A. 小脑 - 前庭系统功能失调
B. 瑞氏综合征
C. 巨幼细胞贫血
D. 牙龈增生
E. 低钙血症

(70~72 题共用题干)

患者,女,36 岁。3 年前被诊断为精神分裂症,服用氯丙嗪后有效控制发作,但在使用时出现直立性低血压。

70. 氯丙嗪引起直立性低血压时应选用
A. 酚妥拉明
B. 肾上腺素
C. 妥拉唑林
D. 异丙肾上腺素
E. 去甲肾上腺素

71. 下列精神病药中,降血压作用最强的是
A. 三氟拉嗪
B. 氟奋乃静
C. 奋乃静
D. 氯丙嗪
E. 氟哌啶醇

72. 关于氯丙嗪的叙述,**错误**的是
A. 可对抗阿扑吗啡的催吐作用
B. 抑制呕吐中枢
C. 能阻断 CTZ 的 DA 受体
D. 可治疗各种原因所致的呕吐
E. 制止顽固性呃逆

(73~75 题共用题干)

患者,女,56 岁。血清总胆固醇和低密度脂蛋白胆固醇异常,初诊医师建议首先改变生活方式(控制饮食、增强运动)。1 个月后复查血脂水平仍未达标,医师处方辛伐他汀片治疗。

73. 降低 LDL 首选的治疗药物是
A. 辛伐他汀
B. 非诺贝特
C. 烟酸
D. 考来烯胺
E. 低分子量肝素

74. 该患者服用辛伐他汀片的最适宜的时间是
A. 早上　　B. 上午
C. 中午　　D. 下午
E. 晚上

75. 现有的调血脂药中,降低 LDL 作用最强的一类是
A. 胆固醇吸收抑制剂
B. 贝丁酸类
C. 抗氧剂
D. 他汀类
E. 黏多糖类

(76~80 题共用题干)

患者,女,52 岁。患系统性红斑狼疮 20 年余,依赖糖皮质激素 10 年余。泼尼松的用量最多时为 60mg,每日 1 次;最少时为 10mg,每日 1 次。就诊时仍按此量服用。

76. 糖皮质激素治疗系统性红斑狼疮的机制是
A. 激动 β_2 受体
B. 抑制补体参与免疫反应
C. 使细胞内的 cAMP 增强
D. 抑制抗原 - 抗体反应引起的组织损伤和炎症过程
E. 直接扩张支气管平滑肌

77. 关于糖皮质激素特点的叙述,**不正确**的是
A. 糖皮质激素类药物口服生物利用度高
B. 严重肝功能不全的患者宜选用氢化可

的松或泼尼松龙
C. 可用于真菌和病毒感染的治疗
D. 糖皮质激素长期应用也能产生盐皮质激素样作用，导致高血压和水肿
E. 禁用于精神病或癫痫患者

78. 肾上腺皮质功能不全采用
A. 糖皮质激素替代疗法
B. 早期、大剂量、短期应用糖皮质激素
C. 抗菌药物与糖皮质激素合用
D. 抗结核药与糖皮质激素合用
E. 糖皮质激素与肾上腺素合用

79. 使用糖皮质激素治疗感染性休克时，应采用
A. 反复静脉滴注给药
B. 一次负荷剂量肌内注射给药，然后静脉滴注维持给药
C. 小剂量快速静脉注射
D. 大剂量肌内注射
E. 大剂量冲击静脉给药

80. 长期应用糖皮质激素可引起
A. 低钾血症
B. 高钾血症
C. 高磷血症
D. 高钙血症
E. 钙、磷排泄减少

（81~82 题共用题干）

患者，女，43 岁。因发热、恶心、呕吐伴腹泻 2d 入院。患者 2d 前受凉，出现畏寒、发热症状，体温峰值 39℃，伴恶心、呕吐、腹泻，其中呕吐较为频繁，为胃内容物，腹泻 10 余次 /d，无明显腹痛，出现烦躁。查体：双肺呼吸音清，未闻及干、湿啰音。心率 144 次 /min，血压 86/148mmHg。神志模糊，伴烦躁，心律齐，各瓣膜区未闻及杂音。腹部软，无压痛、反跳痛，肠鸣音 3~4 次 /min。实验室检查：血常规示 WBC 31.1×10^9/L，N 97%。初步诊断为重症感染，感染性休克。

81. 患者重症感染，需尽早使用抗菌药物纠正。下列说法正确的是
A. 尽早从患者的感染部位、血液、痰液等取样培养分离致病菌，确定感染类型
B. 体外抗菌药敏试验需要先做，必须等待该试验结果再选用抗菌药物
C. 重症感染时决不可在临床诊断的基础上猜测最可能的致病菌种，不可开展经验性治疗
D. 重症感染时选用抗菌药物无须考虑患者的全身状况和肝、肾功能状态
E. 选用抗菌药物主要考虑抗菌谱，药物在感染部位的抗菌浓度无关紧要

82. 该患者经明确诊断后使用青霉素治疗，已知该药物是化疗指数最大的药物。下列说法**错误**的是
A. 化疗指数是评价化学治疗药物有效性与安全性的指标
B. 化疗指数用化疗药物的半数动物致死量与治疗感染动物的半数有效量之比来表示
C. 化疗指数越大，表明该药物的毒性越小，临床应用价值越高
D. 化疗指数用来评价药物的安全性，还需要考虑 5% 的致死量与 95% 的有效量之比
E. 化疗指数最大的抗菌药物为青霉素，几乎对机体无毒性，使用十分安全

（83~84 题共用题干）

患者，男，57 岁。9 个月前被诊断为“恶性淋巴瘤”，曾使用长春新碱、环磷酰胺、甲氨蝶呤等药物治疗，近几日逐渐出现手足麻木、感觉异常、眼睑下垂、声带麻痹等。

83. 患者出现上述症状的最可能的原因是
A. 长春新碱的不良反应
B. 环磷酰胺的不良反应
C. 甲氨蝶呤的不良反应
D. 患者原有的病情加重
E. 治疗药物的剂量不足

84. 该病例所使用的治疗药物与所作用的细胞周期正确的是
A. 环磷酰胺——M 期
B. 长春新碱——M 期
C. 甲氨蝶呤——M 期
D. 长春新碱——S 期
E. 甲氨蝶呤——G_0 期

（85~86 题共用题干）

患者，男，47 岁。因畏寒、发热、全身疼痛 3d 加重并咳嗽、咳血入院。诊断为上呼吸道感染，给予静脉注射青霉素 320 万 U，半小时后出现寒战、高热，体温 39.5℃，患者诉头痛、咳嗽、咳血、气促、心悸。查体：急性危重病容，口唇轻度发绀，双肺呼吸音粗，心律齐，未闻及杂音，皮肤未见皮疹、隆起等，血压无异常，排尿正常。实验室检查血清中检查到钩端螺旋体。

85. 发生该现象的原因是
A. 患者原有的感染加重
B. 患者在治疗过程中又感染新的病原菌
C. 患者出现明显的过敏性休克症状
D. 患者的青霉素用量不足
E. 患者出现赫氏反应

86. 对该患者出现的这种不良反应,防治措施是
A. 加大青霉素的用量
B. 增加青霉素的注射用水的用量,稀释青霉素的浓度
C. 加快青霉素的滴速
D. 在静脉注射青霉素的同时,等单位肌内注射青霉素
E. 起始剂量应低于常规剂量,然后逐渐增加至常规剂量

(87~88题共用题干)

患者,男,29岁。在非洲地区务工后回国,出现头晕、头痛、发热症状。入院时体温39℃,查体咽赤、扁桃体肥大。血液涂片检查疟原虫阳性,红细胞内期。

87. 治疗此疾病的首选药是
A. 氯喹
B. 伯氨喹
C. 乙胺嘧啶
D. 甲硝唑
E. 二氯尼特

88. 嘱患者再次进入疫区前,需要提前使用的预防药物是
A. 青蒿素
B. 奎宁
C. 蒿甲醚
D. 甲氟喹
E. 乙胺嘧啶

(89~91题共用题干)

苯巴比妥为弱酸性药物,用作镇静催眠药,有效血药浓度为10~40μg/ml,超过40μg/ml即发生中毒反应。

89. 当患者发生苯巴比妥过量中毒时,可采取的解毒办法是
A. 用氯化铵酸化尿液,合用利尿药
B. 用碳酸氢钠碱化尿液,合用利尿药
C. 用乙酸酸化尿液
D. 减少排尿
E. 合用酸性药物

90. 解毒机制是
A. 酸化尿液,分子型增加,重吸收减少
B. 碱化尿液,分子型减少,重吸收减少
C. 碱化尿液,分子型增加,重吸收减少
D. 碱化尿液,分子型减少,重吸收增加
E. 酸化尿液,分子型增加,重吸收增加

91. 苯巴比妥为酶诱导剂,与华法林合用时,使华法林
A. 代谢排泄加速,需加大华法林的用药剂量
B. 代谢排泄减慢,需减小华法林的用药剂量
C. 代谢排泄加速,需减小华法林的用药剂量
D. 代谢排泄减慢,需加大华法林的用药剂量
E. 代谢排泄不变

(92~94题共用题干)

地高辛吸收后广泛分布到各组织中,部分经胆道排泄后再吸收入血,形成肝肠循环。血浆蛋白结合率低,为20%~25%;表观分布容积为6~10L/kg。地高辛为P糖蛋白的底物。

92. 地高辛的半衰期为40.8h,给药后124h药物从体内消除
A. 50%
B. 75%
C. 87.5%
D. 93.75%
E. 99%

93. 当地高辛的剂量增加到一定程度后
A. AUC按剂量的比例下降
B. AUC按剂量的比例增加
C. AUC/dose会随剂量的增加而下降
D. AUC/dose会随剂量的增加而增大
E. AUC/dose不随剂量变化

94. 口服地高辛与P糖蛋白抑制剂维拉帕米联用时,导致地高辛的小肠吸收发生的变化是
A. 外排增加,地高辛口服吸收减少
B. 外排增加,地高辛口服吸收增加
C. 外排减少,地高辛口服吸收增加
D. 外排减少,地高辛口服吸收减少
E. 不变

(95~100题共用题干)

静脉注射150mg某药物后,由血药浓度获得该药物的药物动力学方程如下:

$$C=4.62e^{-8.94t}+0.64e^{-0.19t}$$

(C的单位是mg/L,t的单位是h)

95. 该药物的k_{21}是
A. $0.78h^{-1}$
B. $1.25h^{-1}$
C. $1.36h^{-1}$
D. $3.05h^{-1}$

E. $6.52h^{-1}$

96. 该药物的 k_{10} 是

A. $0.78h^{-1}$ B. $1.25h^{-1}$

C. $1.36h^{-1}$ D. $3.05h^{-1}$

E. $6.52h^{-1}$

97. 该药物的 k_{12} 是

A. $0.78h^{-1}$ B. $1.25h^{-1}$

C. $1.36h^{-1}$ D. $3.05h^{-1}$

E. $6.52h^{-1}$

98. 该药物的 V_c 是

A. 15.84L B. 17.55L

C. 28.52L D. 32.62L

E. 43.54L

99. 该药物的 AUC 是

A. 14.235h·mg/L B. 3.885h·mg/L

C. 54.271h·mg/L D. 90.362h·mg/L

E. 24.387h·mg/L

100. 该药物的 Cl 是

A. 14.24L/h B. 23.82L/h

C. 74.271L/h D. 55.26L/h

E. 38.61L/h

全国卫生专业技术资格考试

药学（中级）专业（专业实践能力）

姓　　　　名：________________
准 考 证 号：________________
建议完成时间：90 分钟
成　　　　绩：________________

一、以下每一道题下面有 A、B、C、D、E 五个备选答案。请从中选择一个最佳答案。

1. 下列**不属于**处方适宜性审核内容的是
   A. 处方用药与诊断是否相符
   B. 处方剂量用法是否正确
   C. 选用剂型与给药途径是否适宜
   D. 中药饮片是否单独开具
   E. 是否存在配伍禁忌

2. b.i.d. 是 bisindie 的缩写，它的拉丁语意思是
   A. 每日 2 次　　B. 每 2d 3 次
   C. 每日 1 次　　D. 每日 3 次
   E. 每 3d 2 次

3. 可直接命名的酯类药物的英文词尾是
   A. adol　　B. orph
   C. ate　　D. adom
   E. sal

4. 关于药品出库发放的说法，**不正确**的是
   A. 出库应遵循“先产先出”“近期先出”和按批号发货的原则
   B. “先产先出”是指对于同一品种不同批号的药品，在发货时应按照药品生产时间顺序将生产时间早的药品先行发出
   C. “近期先出”是指对于有效期长短不同的药品，在发货时应将临近有效期的药品先行发出
   D. 按批号发货是指按照药品生产批号集中发货，保证药品有可追踪性，便于药品的质量跟踪
   E. 出库记录要保存至超过药品有效期 1 年，但不得少于 5 年

5. 关于药品不良反应报告的要求，**不正确**的是
   A. 新的药品不良反应立即报告
   B. 严重的药品不良反应在 15d 内报告
   C. 死亡病例应立即报告
   D. 其他药品不良反应在 30d 内报告
   E. 有随访信息的及时报告

6. 危害药品配制完成后，脱手套、防护衣的顺序是
   A. 依次脱下外层手套、内层手套、防护衣
   B. 依次脱下外层手套、防护衣、内层手套
   C. 依次脱下防护衣、外层手套、内层手套
   D. 手套、防护衣一并脱下
   E. 先同时脱下内、外层手套，再脱防护衣

7. 由同种药物的分子相互结合成大分子的反应称为
   A. 水解反应　　B. 盐析作用
   C. 直接反应　　D. 氧化反应
   E. 聚合反应

8. 关于药品储存的说法，正确的是
   A. 中药与西药必须做到分库储存
   B. 中药材可以与中成药同库储存
   C. 中药材可以与西药片剂同库储存
   D. 药品库严禁储存非药用物品
   E. 药品库可以混库（混区）储存

9. 药品可与维生素 C 注射液同库存放的是
   A. 地西泮注射液
   B. 氯胺酮注射液
   C. 哌替啶注射液
   D. 吗啡注射液
   E. 三唑仑片

10. 毒性药品的验收、收货必须由
    A. 单位领导进行并在单据上签字
    B. 专人进行并在单据上签字
    C. 专人进行并由单位领导在单据上签字
    D. 两人进行并共同在单据上签字
    E. 三人进行并共同在单据上签字

11. 根据药品的色标管理标准，待验药品库（区）、退货药品库（区）是
    A. 黄色　　B. 红色
    C. 绿色　　D. 蓝色
    E. 黑色

12. 某药品的失效期为 2025 年 1 月 31 日，表明本品
    A. 至 2025 年 1 月 30 日起便不得使用
    B. 至 2025 年 1 月 31 日起便不得使用
    C. 至 2025 年 2 月 1 日起便不得使用
    D. 有效期为 2025 年 1 月 31 日
    E. 有效期为 2025 年 2 月 1 日

13. 关于灭菌技术的操作，**错误**的是
    A. 采用干热灭菌时，被灭菌物品应有适当的装载方式，不能排列过密

B. 采用湿热灭菌法时,热不稳定性物品的 F_0 值一般不低于 3min
C. 采用湿热灭菌时,被灭菌物品应有适当的装载方式,不能排列过密
D. 装在玻璃容器中的药物不能用紫外线进行灭菌
E. 小量无菌制剂的制备可采用层流洁净工作台进行无菌操作,使用方便,效果可靠

14. 治疗窗窄的药物需要进行
A. 药物滥用监护
B. 临床毒性分析
C. 药物代谢研究
D. 治疗药物监测
E. 药物动力学研究

15. 药物咨询服务中,判断问题的难易程度属于
A. 第 1 步　B. 第 2 步
C. 第 3 步　D. 第 4 步
E. 第 5 步

16. 患儿,女,12 岁。因误服香豆素类杀鼠剂就诊。给予的解救药是
A. 维生素 A
B. 维生素 B
C. 维生素 C
D. 维生素 D
E. 维生素 K_1

17. 下列分析方法**不可**用于药物鉴别的是
A. 高效液相色谱法
B. 薄层色谱法
C. 纸色谱法
D. 减压干燥法
E. 滤纸片反应

18. 调剂错误是发生在药品调剂与分发过程中的错误。下列说法**错误**的是
A. 处方书写错误
B. 药品配制错误
C. 同品种不同规格药品分开摆放
D. 调配与发药区域隔开
E. 调剂错误隐患大多为人为因素所致

19. 药学信息的整理包括
A. 分类、制作索引、贮存
B. 分类、编目、贮存、阅览
C. 分类、编目、贮存、查阅
D. 分类、编目与索引和管理
E. 分类、制作索引、贮存与借阅

20. 不会说话的幼儿,疼痛的量化评估宜采用
A. 简明疼痛评估量表
B. 疼痛程度数字评估量表
C. 面部表情疼痛评估量表
D. VRS 分级法
E. SF-MPQ-2 量表

21. 下列**不属于**群体药动学的内容的是
A. 生物利用度研究
B. 药物代谢研究
C. 治疗药物监测
D. 新药临床评价
E. 优化个体化给药方案

22. 吸收速率常数 K_a 增大,则达峰时间
A. 延长
B. 缩短
C. 不变
D. 可延长,也可缩短
E. 无相关性

23. 药物利用研究中,对通过临床使用所获得的相应的药物利用数据运用临床药理学和医学统计学的方法进行评价指的是
A. 药物的临床评价
B. 药物的疗效评价
C. 药物的经济评价
D. 药物的市场评价
E. 药物的社会评价

24. 氢氯噻嗪与氨基糖苷类抗生素配伍会造成不可逆性耳聋是
A. 与内耳的听觉灵敏性和内耳淋巴液中的钾、钠离子浓度有关,氢氯噻嗪致电解质失衡导致的耳聋
B. 氨基糖苷类抗生素本身对耳蜗有毒性
C. 氢氯噻嗪导致电解质失衡而使听觉灵敏性下降,再加上氨基糖苷类抗生素本身对耳蜗有毒性
D. 氨基糖苷类抗生素对听神经的毒性致耳聋
E. 氢氯噻嗪排出大量体液而导致的严重不良反应

25. 氟哌啶醇与下列药物一起静脉注射可使人产生特殊的麻醉状态,即不入睡而痛觉消失。该药物是
A. 氯丙嗪　B. 芬太尼
C. 苯海索　D. 金刚烷胺
E. 丙米嗪

26. 在用药频度分析中,购药金额序号与用药人次序号的比值是反映购药金额与用药人次是否同步的指标。若同步性较好,则该比值应该
A. 接近 0　B. >0
C. <1.0　D. 接近 1.0
E. >1.0

27. 下列说法正确的是
A. 顺铂与血浆蛋白结合的最高值在早晨,最低值在晚上
B. 大鼠肝中的氧化酶活性最大时间为上午 10 时
C. 酸性药物早晨给药较傍晚给药排泄快
D. 普萘洛尔上午 11 时给药的毒性最大
E. 多数脂溶性药物以早晨服用较傍晚服用吸收快

28. 长期大量使用导致严重肝损伤的药物是
A. 头孢菌素类
B. 糖皮质激素类
C. β- 内酰胺类
D. 氨基糖苷类
E. 非甾体抗炎药

29. 支原体肺炎除可以选择红霉素等大环内酯类药物进行治疗外,还可以选择的药物是
A. 青霉素
B. 左氧氟沙星
C. 头孢唑林
D. 万古霉素
E. 甲硝唑

30. 哮喘发作时,对缓解支气管痉挛作用最快的药物是
A. 茶碱
B. β_2 受体激动药
C. 色甘酸钠
D. 异丙托溴铵
E. 糖皮质激素

31. 在支气管哮喘慢性持续期治疗中,糖皮质激素的给药途径是
A. 口服　B. 静脉注射
C. 吸入　D. 静脉滴注
E. 肌内注射

32. 慢性阻塞性肺疾病(COPD)患者长期应用广谱抗菌药物和糖皮质激素易继发下列哪种感染,应密切观察真菌感染的临床征象并采取相应措施
A. 厌氧菌感染
B. 革兰氏阳性菌感染
C. 真菌感染
D. 革兰氏阴性菌感染
E. 病毒感染

33. 患者,女,45 岁。诊断为上呼吸道感染。6 年前因接受青霉素 V 治疗而致支气管痉挛发作。细胞培养发现为肺炎链球菌,此菌对下列抗菌药物均敏感。最佳选择应是
A. 阿莫西林克拉维酸
B. 红霉素
C. 阿莫西林
D. 头孢克洛
E. 环己西林

34. 高血压合并心力衰竭的患者**禁用**的抗高血压药是
A. 非洛地平　B. 维拉帕米
C. 贝那普利　D. 厄贝沙坦
E. 呋塞米

35. 高血压合并冠心病者最宜选用的抗高血压药是
A. 呋塞米　B. 利血平
C. 尼群地平　D. 硝普钠
E. 氢氯噻嗪

36. 以持续性干咳为典型不良反应的药物是
A. 可乐定　B. 氯沙坦
C. 氯噻酮　D. 卡托普利
E. 硝苯地平

37. 患者,男,54 岁。近 1 个月来每日午睡或夜间发生胸骨后压迫性疼痛,每次持续 20min,含硝酸甘油 5min 缓解,临床诊断为变异型心绞痛。首选的药物是

A. 硝酸甘油　　B. 普萘洛尔
C. 阿司匹林　　D. 肝素钠
E. 维拉帕米

38. 关于降血压的说法,**不正确**的是
A. 一般患者的降血压目标水平为140/90mmHg
B. 老年人的收缩压降至 150mmHg 即可
C. 老年糖尿病患者的舒张压降低至60mmHg以下时可能会增加心血管事件风险
D. 降血压治疗药物应遵循小剂量开始、优先选择长效制剂、联合应用及个体化原则
E. 应及时将血压降低至目标水平,且越快越好

39. 临床应用苯海索治疗帕金森病的禁忌证是
A. 年纪较轻的患者
B. 伴有青光眼和前列腺肥大的患者
C. 震颤症状突出的患者
D. 老年患者
E. 强直症状明显者

40. 目前有关帕金森病的治疗,最有效的药物是
A. 复方左旋多巴
B. 苯海索(安坦)
C. 金刚烷胺
D. 溴隐亭
E. 多巴胺

41. 短暂性脑缺血发作应用阿司匹林治疗的目的是
A. 改善神经功能缺失
B. 保护脑细胞
C. 增加再灌注
D. 预防复发
E. 扩张血管

42. 低分子量肝素用于体内抗凝的最常用的给药途径是
A. 口服　　B. 肌内注射
C. 皮下注射　　D. 静脉注射
E. 舌下含服

43. 若患者胃酸中检出幽门螺杆菌,则应选择的联合用药是
A. 米索前列醇和四环素
B. 哌仑西平和西咪替丁
C. 兰索拉唑和阿莫西林
D. 阿莫西林和四环素
E. 甲硝唑和氢氧化铝

44. 消化性溃疡的一般治疗原则**不包括**
A. 避免过度紧张和劳累
B. 规律进食,不过饱
C. 对少数伴有焦虑、紧张、失眠等症状的患者,可短期应用适量镇静药
D. 避免辛辣等刺激性食物
E. 促进胃肠动力

45. 患者,女,58 岁。右侧肢体震颤,表情淡漠,步态不稳 2 个月。体检:双侧上肢静止性震颤,右侧肢体出现铅管样肌强直,肌力、反射、感觉均正常,慌张步态。诊断为帕金森病。以下药物**不能**服用的是
A. 多巴丝肼　　B. 左旋多巴
C. 苯海索　　D. 利血平
E. 溴隐亭

46. 服用丙硫氧嘧啶减药的指征是
A. 吸碘试验高峰开始下降
B. 症状缓解
C. T_3、T_4 开始下降
D. TSH 下降
E. 症状缓解,T_3、T_4 接近正常

47. 关于骨质疏松的说法,**错误**的是
A. 缓解骨痛、改善功能、提高骨强度预防骨折
B. 治疗强调有目的、有计划、有监测地进行
C. 治疗的时机强调早期治疗
D. 目前多数治疗是通过增加骨密度和骨强度来实现的
E. 对于继发性骨质疏松的治疗应以对症治疗为根本

48. 围绝经期骨质疏松症使用雌激素补充治疗应遵循的原则**不包括**
A. 明确的适应证和禁忌证(保证利大于弊)
B. 绝经早期(<60 岁)开始用,受益更大而风险更小
C. 治疗方案个体化
D. 大剂量应用
E. 坚持定期随访和安全性监测(尤其是乳腺和子宫)

49. 痛风的治疗原则**不包括**
A. 以控制关节炎的症状(红、肿、痛)为目的
B. 首选考虑用糖皮质激素控制症状
C. 痛风性关节炎症状基本控制后 2~3 周开始采取降血尿酸措施
D. 预防急性关节炎复发,导致关节骨破坏、肾结石形成
E. 禁酒、饮食控制、生活调节极为重要

50. 患儿,男。患有急性淋巴细胞白血病,先用甲氨蝶呤治疗,经检查血小板低于正常值,粪便中带血。下列药物中,能减轻甲氨蝶呤毒性的是
A. 维生素 K
B. 乙酰半胱氨酸
C. 去铁胺
D. 青霉胺
E. 甲酰四氢叶酸

51. 治疗缺铁性贫血首选的铁剂是
A. 口服亚铁制剂
B. 口服高铁制剂
C. 口服氯化铁
D. 注射蔗糖铁
E. 注射右旋糖酐铁

52. 重型再生障碍性贫血的主要治疗药物是
A. 雌激素
B. 雄激素
C. 利妥昔单抗
D. 糖皮质激素
E. 免疫抑制剂

53. 下列**不会**引起维生素 B_{12} 或叶酸缺乏的药物是
A. 二甲双胍
B. 维生素 C
C. 苯妥英钠
D. 柳氮磺吡啶
E. 对氨基水杨酸钠

54. 下列可引起出血性膀胱炎的化疗药物是
A. 氮芥
B. 环磷酰胺
C. 甲氨蝶呤
D. 柔红霉素
E. 阿糖胞苷

55. 对于狼疮危象患者,首选的药物是
A. 大剂量糖皮质激素冲击治疗
B. 环磷酰胺
C. 吗替麦考酚酯
D. 环孢素
E. 甲氨蝶呤

56. 艾滋病合并巨细胞病毒感染的首选药是
A. 阿昔洛韦
B. 拉米夫定
C. 依非韦伦
D. 膦甲酸钠
E. 更昔洛韦

57. 对于慢性癌性疼痛的治疗,推荐选择的药物是
A. 氯丙嗪
B. 抗惊厥类药物
C. 三环类抗抑郁药
D. 阿片受体激动剂
E. 非甾体抗炎药

58. 卡马西平中毒的特殊解救药是
A. 烯丙吗啡
B. 地西泮
C. 苯巴比妥
D. 纳洛酮
E. 无特殊解救药

59. 亚硝酸盐中毒的解救药是
A. 盐酸烯丙吗啡
B. 谷胱甘肽
C. 二巯丁二钠
D. 氯丙嗪
E. 亚甲蓝

60. 热原试验属于
A. 急性毒性试验
B. 长期毒性试验
C. 特殊毒性试验
D. Ⅰ期临床试验
E. Ⅳ期临床试验

二、以下提供若干个案例,每个案例下设若干个考题,请根据各考题题干所提供的信息,在每题下面 A、B、C、D、E 五个备选答案中选择一个最佳答案。

(61~62 题共用题干)

服用含苯丙醇胺(PPA)的药品制剂易发生心律失常、高血压等问题,为此国家药品监督管理局决定暂停使用和销售所有含 PPA 的药品制剂。

61. 国家药品监督管理局作出上述决定的依据是
  A. 临床效果评价
  B. 药效学评价
  C. 药动学评价
  D. 药物安全性评价
  E. 药物经济学评价

62. 药品不良反应监测的评价内容**不包括**
  A. 特殊人群用药
  B. 药物相互作用
  C. 药物过量
  D. 人种间的安全性差异
  E. 特定目标人群用药

(63~64 题共用题干)

一项研究探讨慢性髓细胞性白血病一线靶向用药的经济学评价基于卫生服务体系视角,采用分区生存模型,模拟患者终身的直接医疗成本和质量调整生命年(quality-adjusted life year,QALY)。结果显示,氟马替尼与伊马替尼原研药相比,增量成本为 –1 122 963.11 元,增量 QALY 为 0.01;与伊马替尼仿制药相比,增量成本为 1 025 032.3 元,增量 QALY 为 0.01;与尼洛替尼原研药相比,增量成本为 –207 632.07 元,增量 QALY 为 –0.1;与达沙替尼仿制药相比,增量成本为 598 469.51 元,增量 QALY 为 –0.01。结论:氟马替尼对比伊马替尼与尼洛替尼原研药,具有成本 - 效果;对比伊马替尼仿制药,提高 QALY 的同时也增加成本,依据 3 倍人均 GDP 作为判断阈值,不具有成本 - 效果;对比达沙替尼仿制药,成本增加,效用值降低,不具有成本 - 效果。

63. 上述研究采用的药物经济学评价方法是
  A. 最小成本分析法
  B. 成本 - 效果分析法
  C. 成本 - 效益分析法
  D. 成本 - 效用分析法
  E. 成本 - 效率分析法

64. 药物经济学评价的作用**不包括**
  A. 药物治疗与其他疗法的经济学评价
  B. 药师实施临床药学服务的经济效益评价
  C. 对已有病例资料中的药物治疗结果做回顾性评价与分析
  D. 提高患者的治疗效果
  E. 为制定政府药品报销目录、医院用药目录、临床药物治疗指南等提供经济学依据

(65~67 题共用题干)

患者,男,40 岁。因腹部疼痛就诊,临床诊断为胃绞痛。

65. 为解除平滑肌痉挛,该患者可选用
  A. 阿托品　　B. 多潘立酮
  C. 莫沙必利　　D. 四磨汤
  E. 曲美布汀

66. 该患者用药后出现口干,这一不良反应属于
  A. 副作用
  B. 毒性反应
  C. 特异质反应
  D. 继发反应
  E. 变态反应

67. 口干这一不良反应可能的机制是
  A. 结合胆碱酯酶
  B. 抑制肾上腺受体
  C. 激动 α 受体
  D. 拮抗 M 受体
  E. 抑制 COX

(68~70 题共用题干)

患者,男,16 岁。因支气管哮喘急性发作入院。

68. 为改善肺功能,该患者首选的药物是
  A. 沙丁胺醇雾化剂 + 布地奈德干粉剂
  B. 氨茶碱片 + 地塞米松注射液
  C. 孟鲁司特雾化剂 + 布地奈德注射液
  D. 沙丁胺醇片 + 噻托溴铵注射液
  E. 口服曲尼司特 + 吸入琥珀酸氢化可的松

69. 治疗后哮喘发作部分控制,为进一步改善肺功能,加强夜间哮喘控制,宜加用的药物是
  A. 沙丁胺醇雾化剂
  B. 布地奈德干粉剂
  C. 氨茶碱缓释片
  D. 地塞米松注射液
  E. 孟鲁司特雾化剂

70. 患者的肺功能恢复正常,哮喘缓解期长期控制首选的药物是
A. 沙丁胺醇吸入剂
B. 布地奈德吸入剂
C. 氨茶碱缓释片
D. 地塞米松注射液
E. 异丙托溴铵吸入剂

(71~72 题共用题干)

患者,男,45 岁,驾驶员。反复上腹疼痛 2 年余,进食后疼痛有所缓解。近 1 周上述症状加重,夜间尤甚,自行口服奥美拉唑片。胃镜检查示胃、十二指肠溃疡,幽门螺杆菌阳性。

71. 若该患者出现黑便,应选择的药物是
A. 胃泌素
B. 西咪替丁
C. 前列腺素 E
D. 生长抑素
E. 表皮生长因子

72. 下列药物对幽门螺杆菌有效的是
A. 雷贝拉唑　B. 西咪替丁
C. 前列腺素 E　D. 硫酸镁
E. 雷尼替丁

(73~74 题共用题干)

患者,男,20 岁。左足趾、足背反复发作肿痛 6 年,于 2 周前又因酒后卧睡受凉而引起本病发作,局部红肿热痛,功能受限。辅助检查:红细胞沉降率 80mm/h,血尿酸 720μmol/L。X 线片显示左足跖骨骨头处出现溶骨性缺损,诊断为痛风。

73. 下列治疗措施**错误**的是
A. 急性期以控制关节炎的症状(红、肿、痛)为目的
B. 痛风性关节炎的症状基本控制后 2~3 周开始采取降血尿酸措施
C. 预防急性关节炎复发,导致关节骨破坏、肾结石形成
D. 配合非药物治疗如禁酒、饮食控制、生活调节
E. 抗痛风治疗不是终身的

74. 该患者的肾功能检查结果显示肌酐 265.2μmol/L,该患者急性痛风时应选用
A. 别嘌醇　B. 糖皮质激素
C. 非甾体抗炎药　D. 秋水仙碱
E. ACTH

(75~79 题共用题干)

患者,男,46 岁。肾移植术后 6 个月,现采用三联用药。

75. 最可能的用药方案是
A. 硫唑嘌呤、咪唑立宾、泼尼松
B. 环孢素、硫唑嘌呤、泼尼松
C. 环孢素、吗替麦考酚酯、硫唑嘌呤
D. 硫唑嘌呤、吗替麦考酚酯、甲泼尼龙
E. 吗替麦考酚酯、咪唑立宾、硫唑嘌呤

76. 患者的白细胞计数为 1 500,引起此不良反应的药物最可能的是
A. 环孢素　B. 吗替麦考酚酯
C. 硫唑嘌呤　D. 甲泼尼龙
E. 咪唑立宾

77. 若患者出现慢性排斥反应,服用药物 FK506,则相应替代原方案中的药物是
A. 环孢素　B. 吗替麦考酚酯
C. 硫唑嘌呤　D. 甲泼尼龙
E. 咪唑立宾

78. 若患者出现股骨头坏死,应**停用**的药物是
A. 环孢素　B. 吗替麦考酚酯
C. 硫唑嘌呤　D. 甲泼尼龙
E. 咪唑立宾

79. 若患者的服药时间为早 8:00、晚 8:00,监测血药浓度的采血时间是
A. 峰浓度,早晨 8:00 服药前
B. 峰浓度,中午 11:00
C. 谷浓度,早晨 8:00 服药后
D. 峰浓度,早晨 9:00 服药后
E. 谷浓度,早晨 8:00 服药前

(80~82 题共用题干)

患者,男,59 岁。既往有高血压、高脂血症及心肌梗死病史,现因反复胸闷就诊。临床处方阿司匹林肠溶片、血脂康胶囊、氨氯地平片、单硝酸异山梨酯注射液进行治疗。

80. 有协同降血压作用的药物是
A. 阿司匹林肠溶片 + 血脂康胶囊
B. 血脂康胶囊 + 氨氯地平片
C. 氨氯地平片 + 单硝酸异山梨酯注射液
D. 单硝酸异山梨酯注射液 + 阿司匹林肠溶片
E. 氨氯地平片 + 阿司匹林肠溶片

81. 阿司匹林肠溶片的给药剂量是
A. 30mg,q.d.　B. 100mg,q.d.
C. 150mg,t.i.d.　D. 300mg,b.i.d.
E. 500mg,q.d.

82. 血脂康胶囊的主要有效成分是
A. 烟酸 B. 洛伐他汀
C. 非诺贝特 D. 考来烯胺
E. 阿托伐他汀

(83~85 题共用题干)

患儿,女,4 岁。因发热就诊,咽稍痛,无咳嗽,无呕吐、腹泻。经检查,体温 38.8℃,咽微充血,出现轻微脱水症状。双肺呼吸音清,腹平软,肝脾未触及,肠鸣音活跃。

83. 该患儿退热的首选药是
A. 感冒通
B. 安乃近
C. 塞来昔布
D. 氢化可的松
E. 对乙酰氨基酚

84. 使用该退热药,应关注的不良反应是
A. 过敏反应 B. 骨髓抑制
C. 出血倾向 D. 肝损伤
E. 肾损伤

85. 如过量使用该退热药致药物中毒,可给予的特异性拮抗剂是
A. 亚甲蓝
B. 纳洛酮
C. 阿托品
D. 硫代硫酸钠
E. 乙酰半胱氨酸

(86~88 题共用题干)

患者,女,46 岁。系统性红斑狼疮病史 12 年,因狼疮危象入院。

86. 该患者的药物治疗方案是
A. 个体化糖皮质激素治疗
B. 非甾体抗炎药注射治疗
C. β 细胞清除生物制剂治疗
D. 大剂量甲泼尼龙冲击治疗
E. 非特异性烷化剂治疗

87. 该药物治疗前期、中期、后期需密切观察
A. 过敏
B. 感染
C. 骨髓抑制
D. 肝、肾功能
E. 出血倾向

88. 该患者的后续治疗原则是
A. 升阶梯和降阶梯治疗
B. 金字塔治疗
C. 锯齿治疗
D. 诱导缓解和维持巩固治疗
E. 一致性治疗

(89~92 题共用题干)

患儿,男,10 岁,体重 40kg。既往癫痫病史 2 年,2d 前发热、咳嗽,自用药后患儿癫痫发作,遂来儿科门诊就诊。经过各项检查,医师诊断患儿为上呼吸道感染、癫痫发作。用药为蓝芩口服液 10ml 口服,每日 2 次;头孢克洛颗粒 1 包口服,每日 2 次。用药 1d 后做丙戊酸钠的血药浓度监测,以确定丙戊酸钠的用药剂量。

89. 患儿处方正确的是
A. 3 种药品须分别开到 3 张处方上
B. 3 种药品可以开到 1 张处方上
C. 头孢克洛颗粒和蓝芩口服液可以开到 1 张处方上
D. 丙戊酸钠口服液和蓝芩口服液可以开到 1 张处方上
E. 只有丙戊酸钠口服液和头孢克洛颗粒可以开到 1 张处方上

90. 医师为该患儿开具的处方纸的颜色是
A. 红色 B. 粉色
C. 白色 D. 黄色
E. 绿色

91. 调剂后的该患儿处方,按照要求保存的时间是
A. 半年 B. 1 年
C. 1 年半 D. 2 年
E. 3 年

92. 患儿需要进行丙戊酸钠的血药浓度监测,原因**不可能**是
A. 药物相互作用
B. 患儿用药需要特殊关注,如果用于成年人就可不关注
C. 丙戊酸钠的血药浓度增加,疗效不增加,不良反应增加
D. 同一剂量可能出现较大的个体间血药浓度差异
E. 患者依从性差

(93~100 题共用题干)

患者,女,65 岁。住院检查确诊为原发性高血压、高脂血症、不稳定型心绞痛。经系统治疗,病情好转出院。该患者出院时根据医嘱继续使用厄贝沙坦片、阿托伐他汀钙、单硝酸异山梨酯缓释胶囊、硝酸甘油片舌下含服,前来咨询药师。

93. 硝酸甘油片口服剂型的剂量较其他途径给药剂型的用量大的原因是
A. 胃肠道吸收差
B. 在肠中水解
C. 与血浆蛋白的结合率高
D. 首过效应明显
E. 肠道细菌分解

94. 硝酸甘油片说明书的保存条件是避光、密封，在阴凉处保存。阴凉处是指
A. 温度在 2~10℃
B. 温度不超过 30℃
C. 温度不超过 20℃
D. 温度在 2~8℃
E. 温度在 0~4℃

95. 药师要指导患者硝酸甘油片用药，其中**不正确**的是
A. 硝酸甘油在口腔黏膜被吸收进入血液，吸收更快、更彻底
B. 药片放在舌头下面，闭上嘴
C. 吞咽之前，尽可能在舌下长时间地保留些唾液以帮助药片溶解
D. 用药后至少 5min 内不要饮水
E. 药物溶解过程中可以吸烟、进食或嚼口香糖

96. 对该患者治疗目的的用药指导**不包括**
A. 为什么要采用此药治疗
B. 正确用药后何时会产生效果
C. 用药后哪些症状可消失或改善
D. 是否存在过度治疗
E. 如果不用药或不能正确使用药物会出现什么情况

97. 对患者服药的用法用量指导**不包括**
A. 药物的相互作用
B. 用药的方法和技巧
C. 何时使用此药
D. 用量是多少
E. 如何增减药量

98. 该患者的用药指导，**不正确**的是
A. 长效或缓释片必须整片吞服
B. 口服液体制剂需要量取时应使用有刻度的量杯
C. 粉雾剂使用前应先用温水漱口，清除口腔异物
D. 推荐口服液体制剂用汤匙（调羹）量取
E. 泡腾片不可以直接放到嘴里吃

99. 对患者用药中的药物不良反应指导，**不正确**的是
A. 要告知患者用药后可能会出现哪些（主要的）不良反应
B. 怎样避免药物的不良反应
C. 不良反应会持续多久
D. 不良反应的严重程度
E. 是否会影响继续用药治疗

100. 针对该患者需要使用的阿托伐他汀钙片的用药指导，**不正确**的是
A. 患者存在高脂血症，这是一个心脏病典型的危险因素，因此需要降血脂治疗
B. 阿托伐他汀钙是调节血脂的
C. 该药需要每晚睡前 20mg 顿服
D. 1 个月后复查血脂、肝功能，评估下一步如何用药
E. 该药没什么不良反应

全国卫生专业技术资格考试

药学（中级）专业

模拟试卷（四）

全国卫生专业技术资格考试

药学（中级）专业（基础知识）

姓　　名：________________

准考证号：________________

建议完成时间：90 分钟

成　　绩：________________

一、以下每一道题下面有 A、B、C、D、E 五个备选答案。请从中选择一个最佳答案。

1. 机体中的大多数细胞产生和维持静息电位的主要原因是
   A. $[K^+]_i > [K^+]_o$ 和静息时膜主要对 K^+ 有通透性
   B. $[K^+]_o > [Na^+]_i$ 和静息时膜主要对 Na^+ 有通透性
   C. $[K^+]_o > [K^+]_i$ 和静息时膜主要对 K^+ 有通透性
   D. $[Na^+]_o > [K^+]_i$ 和静息时膜主要对 Na^+ 有通透性
   E. $[Na^+]_o > [Na^+]_i$ 和静息时膜主要对 Na^+ 有通透性

2. 正常成年男性红细胞的正常值是
   A. 500 万 /L　B. 5 000 万 /L
   C. 5.0×10^7/L　D. 5.0×10^{12}/L
   E. 5.0×10^{10}/L

3. 心脏的全心舒张期
   A. 心室容积最大
   B. 房室瓣关闭
   C. 心室容积不变
   D. 动脉瓣关闭
   E. 心房内压力低于心室内压力

4. 正常成年人安静时,通气与血流灌注比值的正常值是
   A. 0.84　B. 0.64
   C. 0.56　D. 1.00
   E. 0.80

5. 下列**不属于**胃液成分的是
   A. 盐酸　B. 内因子
   C. 黏液　D. 胃蛋白酶原
   E. 羧基肽酶原

6. 当外界温度低于体表温度时,机体的散热方式是
   A. 辐射、传导、对流
   B. 辐射、蒸发
   C. 传导、蒸发
   D. 对流、蒸发
   E. 蒸发

7. 原尿的成分与血浆相比所**不同**的是
   A. 葡萄糖的含量　B. K^+ 的含量
   C. 蛋白质的含量　D. Na^+ 的含量
   E. 尿素的含量

8. 生长激素的主要作用是
   A. 促进脑细胞生长发育
   B. 促进机体生长,促进蛋白质合成
   C. 促进脂肪合成
   D. 抑制软骨细胞生长发育
   E. 降低血糖

9. 正常空腹血糖的来源是
   A. 肌糖原分解　B. 糖酵解
   C. 肝糖原分解　D. 磷酸戊糖途径
   E. 糖有氧氧化

10. 下列中间代谢物中,既是葡萄糖分解产物又是糖异生原料的是
    A. 脂肪酸　B. 乙酰 CoA
    C. 生酮氨基酸　D. 乳酸
    E. 生糖氨基酸

11. 磺胺药对细菌中酶的作用是
    A. 激活作用
    B. 不可逆性抑制作用
    C. 竞争性抑制作用
    D. 非竞争性抑制作用
    E. 反竞争性抑制作用

12. 低容量性低钠血症(低渗性脱水)对机体的最主要的影响是
    A. 酸中毒
    B. 氮质血症
    C. 循环衰竭
    D. 脑出血
    E. 神经系统功能障碍

13. 可将肝外组织中的胆固醇转运至肝的主要脂蛋白是
    A. 乳糜微粒　B. LDL
    C. VLDL　D. HDL
    E. IDL

14. 产生高镁血症的重要原因是
    A. 肾脏排镁减少
    B. 严重挤压伤

C. 严重糖尿病
D. 严重酸中毒
E. 摄入镁过多

15. 临床上对有低容量性低钠血症患者原则上给予
A. 高渗氯化钠
B. 10% 葡萄糖溶液
C. 低渗氯化钠
D. 50% 葡萄糖溶液
E. 等渗氯化钠

16. 某患者溃疡病并发幽门梗阻,因反复呕吐入院。血气分析结果如下:pH 7.49,$PaCO_2$ 6.4kPa(48mmHg),HCO_3^- 36mmol/L。该患者酸碱平衡紊乱的类型是
A. 代谢性酸中毒
B. 代谢性碱中毒
C. 呼吸性酸中毒
D. 呼吸性碱中毒
E. 代谢性碱中毒合并呼吸性酸中毒

17. 脂酰 CoA 由胞液转移入线粒体内需要的载体分子是
A. 胆碱　　B. 肉碱
C. 载脂蛋白　　D. 谷氨酸
E. 葡萄糖

18. 输液反应出现的发热其产生原因多数是由于
A. 变态反应
B. 药物的毒性反应
C. 外毒素污染
D. 内毒素污染
E. 真菌污染

19. 长期大量使用升压药治疗休克可加重休克的原因是
A. 机体对升压药的耐受性增强
B. 血管平滑肌对升压药失去反应
C. 机体的交感神经系统已处于衰竭状态
D. 升压药使微循环障碍加重
E. 机体丧失对应激反应的能力

20. 氮杂丝氨酸干扰核苷酸合成的机制是
A. 作为丝氨酸的类似物
B. 作为谷氨酰胺的类似物
C. 作为甘氨酸的类似物
D. 作为天冬氨酸的类似物
E. 作为天冬酰胺的类似物

21. 心力衰竭患者使用静脉扩张药可以
A. 增强心肌收缩功能
B. 改善心肌扩张功能
C. 降低心脏后负荷
D. 降低心脏前负荷
E. 控制水肿

22. 天然蛋白质中**不存在**的氨基酸是
A. 半胱氨酸　　B. 丝氨酸
C. 甲硫氨酸　　D. 瓜氨酸
E. 谷氨酸

23. 下列**不参与** RNA 组成的核苷酸是
A. GMP　　B. UMP
C. AMP　　D. TMP
E. CMP

24. 关于醌类化合物的理化性质和提取方法的叙述,**错误**的是
A. 蒽醌苯环上的β-羟基的酸性强于α-羟基
B. 具有挥发性的小分子苯醌和萘醌可以采用水蒸气蒸馏法提取
C. 具有羧基和酚羟基的醌类化合物可以采用碱液提取
D. 异羟肟酸铁反应常用来鉴别蒽醌类化合物
E. 醌类化合物可发生菲格尔反应,生成紫色化合物

25. 某患者术后禁食 3d,仅从静脉输入大量的 5% 葡萄糖溶液维持机体需要,此患者最容易发生
A. 高钾血症　　B. 低钾血症
C. 高钠血症　　D. 低钠血症
E. 低钙血症

26. 实验室使用索氏(沙氏)提取器进行的提取方法是
A. 渗漉法
B. 浸渍法
C. 连续回流提取法
D. 回流提取法
E. 水蒸气蒸馏法

27. 下列属于非细胞型微生物的是
A. 支原体
B. 放线菌
C. 衣原体
D. 细菌
E. 病毒

28. 关于盐酸哌替啶性质的叙述,正确的是
A. 遇光稳定
B. 水溶液用碳酸钠溶液碱化,可析出游离碱哌替啶
C. 本品水溶液加苦味酸乙醇溶液生成紫色沉淀
D. 不易吸潮
E. 难溶于水

29. 肾上腺素的化学结构是
A. 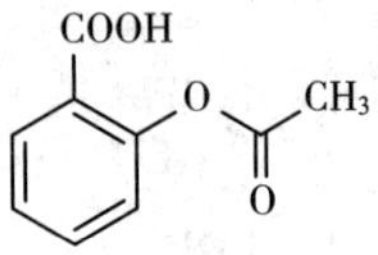
B. 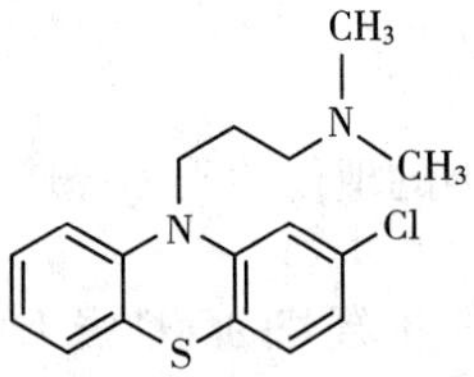
C. 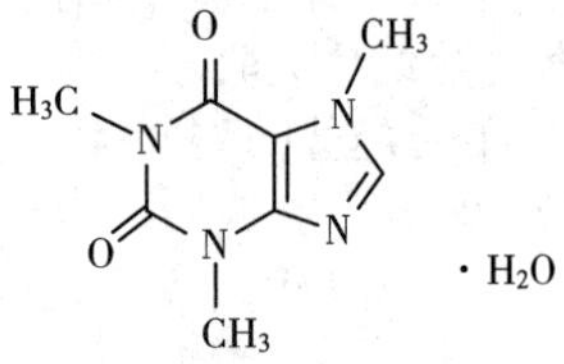
D. 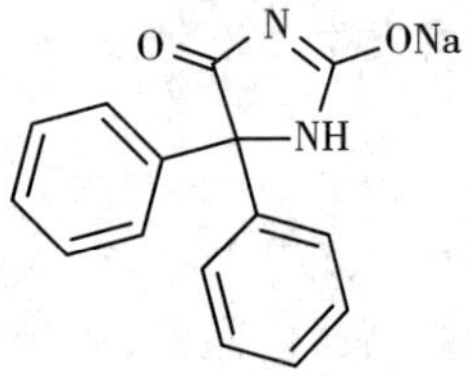
E.

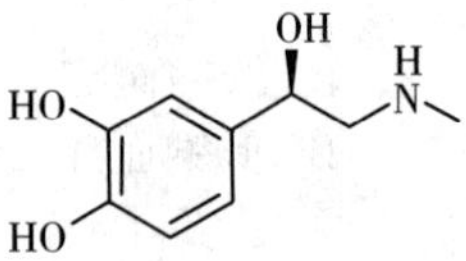

30. 肠道杆菌的共性是
A. 能发酵乳糖
B. 不产生外毒素
C. 均为人体正常菌群
D. 多数有鞭毛、有动力
E. 革兰氏阳性杆菌

31. 某沿海城市一饭店发生以呕吐、水样腹泻为主要症状的食物中毒,调查后认定此食物中毒与食用饭店的海鲜有关。下列最可能的致病菌是
A. 空肠弯曲菌
B. 霍乱弧菌
C. 鼠伤寒沙门菌
D. 肠炎杆菌
E. 副溶血弧菌

32. 风湿热的辅助诊断应采用
A. 细菌培养
B. OT 试验
C. 串珠试验
D. 抗 O 试验(ASO)
E. 肥达试验

33. 经性接触传播疾病的病原体是
A. 普氏立克次体
B. 钩端螺旋体
C. 伯氏疏螺旋体
D. 斑疹伤寒立克次体
E. 梅毒螺旋体

34. 甲型流感病毒易引起大流行的原因是
A. 气候环境恶劣
B. 病毒的抗原结构复杂
C. 抗原性转变
D. 滥用抗病毒药
E. 病毒的型别较多

35. 金黄色葡萄球菌**不产生**的毒素或酶是
A. 葡萄球菌溶素
B. 血浆凝固酶
C. 肠毒素
D. 杀白细胞素
E. 内毒素

36. 干扰素抗病毒作用的特点是
A. 有种属特异性和病毒特异性
B. 无种属特异性,无病毒特异性
C. 有种属特异性,无病毒特异性
D. 无种属特异性,有病毒特异性
E. 直接杀伤病毒

37. 关于阿米卡星用途的叙述,正确的是
A. 具有抗铜绿假单胞菌活性

B. 用于治疗心绞痛
C. 用于治疗高胆固醇血症和混合性高脂血症
D. 可长期用于类风湿关节炎的治疗
E. 可治疗神经官能症的焦虑和紧张状态

38. 下列化合物中，酸性最强的是
A. 4′- 羟基二氢黄酮
B. 5- 羟基黄酮
C. 黄酮醇
D. 4′- 羟基黄酮
E. 7- 甲氧基黄酮

39. 咖啡因的化学结构的母核是
A. 喹啉　　B. 喹诺啉
C. 蝶呤　　D. 黄嘌呤
E. 异喹啉

40. 盐酸克仑特罗用于
A. 防治支气管哮喘和喘息性支气管炎
B. 循环功能不全时，低血压状态的急救
C. 支气管哮喘性心搏骤停
D. 抗心律不齐
E. 抗高血压

41. 下列苷中，酸性条件下最难水解的是
A. 醇苷　　B. 酚苷
C. 碳苷　　D. 硫苷
E. 氮苷

42. 提取挥发油最常用的超临界流体是
A. 一氧化氮　　B. 二硫化碳
C. 一氧化碳　　D. 二氧化碳
E. 甲苯

43. 能引起骨髓造血系统抑制和再生障碍性贫血的药物是
A. 青霉素钠　　B. 甲氧苄啶
C. 利多卡因　　D. 氯霉素
E. 哌替啶

44. 区别甲型强心苷和乙型强心苷的依据是
A. 甾体母核的结构不同
B. C_{17} 位连接的内酯环结构不同
C. A/B 环的稠合方式不同
D. C_{17} 的构型不同
E. 苷元与糖的连接位置不同

45. 盐酸普鲁卡因与 $NaNO_2$ 试液反应后，再与碱性 β- 萘酚偶合成猩红色沉淀，是因为
A. 芳胺的氧化
B. 苯环上的亚硝化
C. 芳伯氨基的反应
D. 生成二乙氨基乙醇
E. 叔氨基的反应

46.《中国药典》收载，与去甲肾上腺素成盐供药用的有机酸是
A. 马来酸　　B. 盐酸
C. 重酒石酸　　D. 鞣酸
E. 硫酸

47. 某植物水浸液加三氯化铁显绿黑色并有沉淀，加明胶有白色沉淀，与稀硫酸共煮有暗红色沉淀。表明该植物可能含有的成分是
A. 蛋白质　　B. 有机酸
C. 鞣质　　D. 黄酮
E. 皂苷

48. 下列生物碱的碱性大小排序正确的是
A. 酰胺生物碱 > 季铵生物碱 > 脂胺生物碱
B. 脂胺生物碱 > 季铵生物碱 > 酰胺生物碱
C. 脂胺生物碱 > 酰胺生物碱 > 季铵生物碱
D. 季铵生物碱 > 脂胺生物碱 > 酰胺生物碱
E. 季铵生物碱 > 酰胺生物碱 > 脂胺生物碱

49. 头孢菌素的基本结构是
A. 7- 氨基头孢烷酸
B. 6- 氨基头孢烷酸
C. 5- 氨基头孢烷酸
D. 4- 氨基头孢烷酸
E. 3- 氨基头孢烷酸

50. 在喹诺酮类抗菌药物的构效关系中，必要基团是
A. 1 位氮原子无取代
B. 5 位有氨基
C. 3 位有羧基和 4 位是羰基
D. 8 位氟原子取代
E. 7 位有氟

51. 苯巴比妥临床用于
A. 抗血栓　　B. 降血糖
C. 降血压　　D. 治疗惊厥
E. 消炎

52. 亚硝酸钠滴定法测定盐酸普鲁卡因的含量时,滴定液为亚硝酸钠滴定液(0.1mol/L)。已知盐酸普鲁卡因的分子量为272.77,滴定度是
A. 27.28mg/ml
B. 13.64mg/ml
C. 54.56mg/ml
D. 68.2mg/ml
E. 163.68mg/ml

53. 下列**不是**氯丙嗪的主要代谢产物的是
A. 硫原子氧化
B. 苯环羟基化
C. 侧链去 *N*- 甲基
D. 侧链氧化
E. 侧链环化

54. 引起哌替啶中毒时出现惊厥的代谢产物是
A. 哌替啶酸
B. 哌替啶碱
C. 羟基哌替啶
D. 去甲哌替啶
E. 去甲哌替啶酸

55.《中国药典》(2020年版)中游离肼检查方法采用的杂质对照品是
A. 盐酸肼
B. 硫酸肼
C. 乙酸肼
D. 二异丁腈肼
E. 丁腈肼

56. 脂溶性基质栓剂的融变时限的溶解时间是
A. 20min
B. 30min
C. 40min
D. 50min
E. 60min

57. 在非水溶液滴定法中,费休氏水分测定法的原理属于
A. 酸碱滴定
B. 络合滴定
C. 重量滴定
D. 氧化还原滴定
E. 沉淀滴定

58. 适用于脑瘤治疗的药物是
A. 环磷酰胺
B. 卡莫司汀
C. 多柔比星
D. 阿糖胞苷
E. 氟尿嘧啶

59. 测定硫酸链霉素效价的方法可采用
A. GC
B. 微生物检定法
C. 薄层色谱扫描法
D. 容量分析法
E. 原子吸收分光光度法

60. 为检查透皮制剂的有效性,需测定透皮制剂的
A. 释放度
B. 粒度
C. 溶化性
D. 水分
E. 沉降体积比

61. 为了使90%的药物以非电离形式存在,采用液液提取法对碱性药物进行提取时,最佳pH的范围是
A. 高于药物 pK_a 值1个pH单位
B. 高于药物 pK_a 值1~2个pH单位
C. 低于药物 pK_a 值1个pH单位
D. 低于药物 pK_a 值1~2个pH单位
E. 高于药物 pK_a 值3~5个pH单位

62. 口服混悬剂和口服乳剂应检查的项目**不包括**
A. 装量差异
B. 干燥失重
C. 沉降体积比
D. 微生物限度
E. 渗透压摩尔浓度

63.《中国药典》(2020年版)中复方制剂的含量测定多采用
A. TLC
B. HPLC
C. PC
D. 容量分析法
E. 荧光分光光度法

64.《中国药典》(2020年版)中苯巴比妥的含量测定方法是
A. 碘量法
B. 银量法
C. 铈量法
D. 溴量法
E. 高效液相色谱法

65. 氯霉素临床上主要用于治疗
A. 再生障碍性贫血
B. 伤寒、副伤寒

C. 流感
D. 脑膜炎
E. 百日咳、沙眼

66. 用于抢救危重中毒感染的药物是
A. 米非司酮
B. 螺内酯
C. 醛固酮
D. 去氧皮质酮
E. 醋酸氢化可的松

67. 体内生物样本分析时准确度的回收率的范围一般应是
A. 85%~115%
B. 75%~125%
C. 90%~110%
D. 95%~105%
E. 98%~102%

68. 每批生物样品测定时应随行测定质控样品，质控样品的数量**不得**少于
A. 3 个　　B. 6 个
C. 9 个　　D. 12 个
E. 18 个

69. 每 1ml 某摩尔浓度的滴定液相当于被测物质的重量（mg）称为
A. 准确度　　B. 精密度
C. 比旋度　　D. 滴定度
E. 吸光度

70. 紫外 - 可见分光光度法的定量依据是
A. Lambert-Beer 定律
B. Molish 定律
C. Kober 定律
D. Matol 定律
E. Elson-Morgan 定律

71. 选择药物分析方法主要根据药物的
A. 药理作用
B. 临床应用
C. 药物代谢动力学特点
D. 化学结构
E. 不良反应

72. 判断药物及其制剂的真伪称为药物
A. 性状　　B. 鉴别
C. 检查　　D. 含量测定
E. 类别

73. 注射剂的细菌内毒素检查采用
A. 酸碱滴定法
B. 紫外分光光度法
C. 动物实验法
D. 高效液相色谱法
E. 鲎试剂法

74. 在生物介质中加入已知量的待测药物用于质量控制的样品称为
A. 对照样品　　B. 参比样品
C. 受试样品　　D. 质控样品
E. 空白样品

75. 检查药物中的有机溶剂残留量最常采用的方法是
A. 薄层色谱法
B. 气相色谱法
C. 高效液相色谱法
D. 红外光谱法
E. 紫外分光光度法

76. 在实验室条件下与 S^{2-} 作用显色的金属杂质称为
A. 砷盐　　B. 铁盐
C. 铵盐　　D. 硫化物
E. 重金属

77. 通过“对医学道德规范的意识”确定医学道德规范，这是
A. 具体医学伦理难题
B. 抽象医学道德评价
C. 具体医学道德评价
D. 抽象医学伦理难题
E. 社会医学伦理问题

78. 药典中主要用于原料药鉴别的方法是
A. 红外光谱法　　B. 紫外光谱法
C. 质谱法　　D. 核磁共振法
E. 电泳法

79. 杂质限量是指药物中所含杂质的
A. 最大允许量　　B. 最小允许量
C. 最低检出量　　D. 平均含量
E. 实测含量

80. 小剂量制剂含量偏离标示量的程度称为
A. 装量差异　　B. 重量差异
C. 含量均匀度　　D. 崩解时限
E. 溶出度

二、以下提供若干组考题，每组考题共用在考题前列出的 A、B、C、D、E 五个备选答案。请从中选择一个与考题关系最密切的答案。每个备选答案可能被选择一次、多次或不被选择。

(81~82 题共用备选答案)
A. 肺通气
B. 内呼吸
C. 外呼吸
D. 肺换气
E. 气体运输
81. 肺泡与肺毛细血管之间的气体交换过程称为
82. 组织换气也称为

(83~84 题共用备选答案)
A. 葡萄糖
B. 脂肪酸
C. 核苷酸
D. 磷酸肌酸
E. 氨基酸
83. 核酸的基本组成单位是
84. 在肝内代谢可生成酮体的是

(85~87 题共用备选答案)
A. 黄色至棕色砷斑
B. 红色胶态银
C. pH 3.5 的乙酸盐缓冲溶液
D. 稀硝酸溶液
E. 稀盐酸溶液
85. 硫代乙酰胺法的条件是
86. Ag-DDC 法的生成物是
87. 硫酸盐检查法的条件是

(88~89 题共用备选答案)
A. 呼吸道传播
B. 消化道传播
C. 血液传播
D. 性传播
E. 蚊虫叮咬
88. 甲型肝炎病毒的主要传播方式是
89. 流行性乙型脑炎病毒的主要传播方式是

(90~91 题共用备选答案)
A. 小檗碱
B. 芦丁
C. 樟脑
D. 纤维素
E. 挥发油
90. 可用碱水提取、酸水沉淀法提取分离的是
91. 可用水蒸气蒸馏法提取、分离的是

(92~93 题共用备选答案)
A. 利尿药
B. 局部麻醉药
C. 抗结核药
D. 抗癫痫药
E. 全身麻醉药
92. 盐酸氯胺酮属于
93. 盐酸丁卡因属于

(94~95 题共用备选答案)
A. 抗过敏药
B. 抗肿瘤药
C. 抗溃疡药
D. 抗病毒药
E. 抗真菌药
94. 米索前列醇属于
95. 盐酸西替利嗪属于

(96~97 题共用备选答案)
A. 风疹
B. 红斑狼疮
C. 艾滋病
D. 支气管哮喘
E. 血友病
96. 属于自身免疫病的是
97. 属于免疫缺陷性疾病的是

(98~100 题共用备选答案)
A. 融变时限
B. 释放度
C. 溶化性
D. 不溶性微粒
E. 泄漏率
98. 气雾剂需做的检查项目是
99. 肠溶片需做的检查项目是
100. 注射剂需做的检查项目是

全国卫生专业技术资格考试

药学（中级）专业（相关专业知识）

姓　　　名：____________

准 考 证 号：____________

建议完成时间：90 分钟

成　　　绩：____________

一、以下每一道题下面有 A、B、C、D、E 五个备选答案。请从中选择一个最佳答案。

1. 下列属于散剂的特点是
   A. 粒径小,比表面积小
   B. 散剂的吸湿性强,化学性质较稳定
   C. 婴幼儿不便服用
   D. 外用不可发挥收敛和保护作用
   E. 比表面积大,易分散,起效快

2. 欲治疗咽喉疾病,可将药物制成
   A. 口含片　　B. 咀嚼片
   C. 多层片　　D. 植入片
   E. 泡腾片

3. 羧甲淀粉钠一般可作片剂的
   A. 稀释剂
   B. 崩解剂
   C. 黏合剂
   D. 抗黏着剂
   E. 润滑剂

4. 代表羟丙甲纤维素的符号是
   A. PC　　B. HPMC
   C. L-HPC　　D. HPS
   E. CMC

5. 下列属于湿法制粒压片的方法是
   A. 结晶直接压片
   B. 软材过筛制粒压片
   C. 粉末直接压片
   D. 强力挤压法制粒压片
   E. 药物和微晶纤维素混合压片

6. 单冲压片机调节片重的方法是
   A. 调节下冲下降的高度
   B. 调节下冲上升的高度
   C. 调节上冲下降的高度
   D. 调节上冲上升的高度
   E. 调节饲粉器的位置

7. 造成黏冲的原因是
   A. 颗粒过干
   B. 压力不够
   C. 冲模表面粗糙
   D. 润滑剂使用过量
   E. 环境湿度过小

8. 测定溶出度的品种**无须**再检查的是
   A. 含量均匀度　　B. 崩解度
   C. 融变时限　　D. 片重差异限度
   E. 熔点

9. 下列**不是**片剂包衣目的的是
   A. 增进美观
   B. 保护易变质的主药
   C. 促进药物吸收
   D. 掩盖药物的不良气味
   E. 控制药物的释放速度

10. 胶囊囊壳的主要原料是
    A. 淀粉　　B. 蔗糖
    C. 糊精　　D. 明胶
    E. 阿拉伯胶

11. 以水溶性强的基质制备滴丸时应选用的冷凝液是
    A. 水与乙醇的混合物
    B. 乙醇与甘油的混合物
    C. 液体石蜡与乙醇的混合物
    D. 煤油与乙醇的混合物
    E. 液体石蜡

12. 膜剂的最佳成膜材料是
    A. PVA　　B. PVP
    C. CAP　　D. 明胶
    E. 琼脂

13. 山梨醇在膜剂中作为
    A. 填充剂　　B. 成膜材料
    C. 脱模剂　　D. 润湿剂
    E. 增塑剂

14. 下列**不属于**软膏剂的油脂性基质的是
    A. 聚乙二醇　　B. 凡士林
    C. 石蜡　　D. 二甲基硅油
    E. 羊毛脂

15. 下列属于水溶性软膏基质的是
    A. 聚乙二醇　　B. 凡士林
    C. 乙基纤维素　　D. 羊毛脂
    E. 二甲基硅油

16. 关于可可脂的叙述,**错误**的是
    A. 具有同质多晶性质

B. β 晶型最稳定
C. 制备时熔融温度应高于 40℃
D. 为公认的优良栓剂基质
E. 不宜与水合氯醛配伍

17. 口服制剂设计一般**不要求**
A. 药物在胃肠道内吸收良好
B. 避免药物对胃肠道的刺激作用
C. 药物吸收迅速，能用于急救
D. 制剂易于吞咽
E. 制剂应具有良好的外部特征

18. 关于药剂学的概念，正确的是
A. 研究药物制剂的处方理论、制备工艺和合理应用的综合性技术科学
B. 研究药物制剂的基本理论、处方设计、制备工艺、质量控制和合理应用的综合性技术科学
C. 研究药物制剂的处方设计、基本理论和应用的技术科学
D. 研究药物制剂的处方设计、基本理论和应用的科学
E. 研究药物制剂的基本理论、处方设计和合理应用的综合性技术科学

19.《美国药典》的英文缩写是
A. USP
B. GMP
C. BP
D. JP
E. WHO

20. 乳剂型气雾剂是
A. 单相气雾剂
B. 二相气雾剂
C. 三相气雾剂
D. 双相气雾剂
E. 吸入粉雾剂

21. 影响吸入气雾剂吸收的药物理化性质因素是
A. 药物的规格和吸入部位
B. 药物的吸入部位
C. 药物的性质和规格
D. 药物微粒的大小和吸入部位
E. 药物的脂溶性和吸湿性

22. 对于药物降解，常用来表示药物有效期的是
A. 降解 5% 所需的时间
B. 降解 10% 所需的时间
C. 降解 30% 所需的时间
D. 降解 50% 所需的时间
E. 降解 90% 所需的时间

23. 固体分散物的肠溶性载体材料是
A. PVP
B. HPMCP
C. PEG
D. EC
E. 胆固醇

24. 关于微型胶囊的概念，正确的是
A. 将固态药物或液态药物包裹在天然的或合成的高分子材料中而形成微小囊状物的技术称为微型胶囊
B. 将固态药物或液态药物包裹在天然的或合成的高分子材料中而形成微小囊状物的过程称为微型胶囊
C. 将固态药物或液态药物包裹在天然的或合成的高分子材料中而形成的微小囊状物称为微型胶囊
D. 将固态药物或液态药物包裹在环糊精材料中而形成的微小囊状物称为微型胶囊
E. 将固态药物或液态药物包裹在环糊精材料中而形成微小囊状物的过程称为微型胶囊

25. β- 环糊精与挥发油制成的固体粉末是
A. 微囊
B. 化合物
C. 微球
D. 低共熔混合物
E. 包合物

26. 可用于不溶性骨架片的材料是
A. 单棕榈酸甘油酯
B. 卡波姆
C. 脂肪类
D. 甲基纤维素
E. 乙基纤维素

27. 关于缓释制剂的质量评价，**错误**的是
A. 释放度是体外评价的重要指标之一
B. 除另有规定外，释放曲线中至少选出 3 个取样时间点
C. 体内评价主要包括生物利用度和生物等效性评价
D. 生物等效性评价做多次给药后，可不做单次给药
E. 缓释制剂的质量评价包括体内外相关性评价

28. 可用于溶蚀性骨架片的材料是
A. 羟丙甲纤维素
B. 卡波姆
C. 聚乙烯
D. 蜡类
E. 乙基纤维素

29. TDDS 代表
A. 药物释放系统
B. 透皮给药系统
C. 多剂量给药系统
D. 缓释制剂
E. 控释制剂

30. 影响浸出效果的决定因素是
A. 温度　　B. 浸出时间
C. 药材粉碎度　　D. 浸出溶剂
E. 溶剂的 pH

31. 液体黏度随剪切应力增加不变的流动称为
A. 塑性流动
B. 胀性流动
C. 触变流动
D. 牛顿流动
E. 假塑性流动

32. 可用作静脉注射用的非离子型表面活性剂是
A. 油酸钠
B. 泊洛沙姆 188
C. 吐温 80
D. 脂肪酸山梨坦 80
E. 苯扎氯铵

33. 最适合作 W/O 型乳剂的乳化剂的 HLB 值是
A. 1~3　　B. 3~8
C. 8~16　　D. 7~9
E. 13~16

34. 下列缩写中,表示临界胶束浓度的是
A. HLB　　B. GMP
C. CMC　　D. MC
E. CMS-Na

35. 吐温类的化学名称是
A. 脂肪酸甘油酯
B. 脂肪酸山梨坦
C. 聚山梨酯
D. 卵磷脂
E. 苄泽

36. 下列属于用新生皂法制备的药剂是
A. 鱼肝油乳
B. 石灰搽剂
C. 复方碘溶液
D. 炉甘石洗剂
E. 胃蛋白酶合剂

37. 制备复方硫黄洗剂加入甲基纤维素的主要作用是
A. 乳化　　B. 絮凝
C. 润湿　　D. 助悬
E. 分散

38. 溶液型液体制剂分散相质点的直径是
A. >1nm　　B. >1μm
C. <1μm　　D. <1nm
E. <10μm

39. 以阿拉伯胶作乳化剂乳化脂肪油时,其油、水、胶的比例是
A. 3∶1∶2　　B. 2∶1∶2
C. 4∶1∶2　　D. 4∶2∶1
E. 3∶2∶1

40. 下列方法中,**不能**用于混悬剂的质量评价的是
A. 再分散试验
B. 微粒大小的测定
C. 沉降体积比的测定
D. 浊度的测定
E. 絮凝度的测定

41. 下列液体制剂中,属于均相液体制剂的是
A. 复方碘溶液
B. 复方硫黄洗剂
C. 鱼肝油乳剂
D. 石灰搽剂
E. 炉甘石洗剂

42. 注射液过滤除菌可采用
A. 细号砂滤棒
B. 4 号垂熔玻璃滤器
C. 0.22μm 的微孔滤膜

D. 硝酸纤维素微孔滤膜
E. 钛滤器

43. 注射用青霉素粉针临用前应加入
A. 注射用水
B. 蒸馏水
C. 去离子水
D. 灭菌注射用水
E. 纯化水

44. 关于易氧化注射剂的通气问题的叙述,正确的是
A. 常用的惰性气体有 H_2、N_2、CO_2
B. 通气时安瓿先通气,再灌药液,最后再通气
C. 碱性药液或钙制剂最好通入 CO_2
D. 通气效果的好坏没有仪器可以测定
E. N_2 的驱氧能力比 CO_2 强

45. 关于无菌操作法的叙述,正确的是
A. 不必整个过程控制在无菌条件下进行
B. 无菌操作室的空气多采用药液灭菌
C. 无菌操作使用的安瓿要经过120~140℃,2~3h 干热灭菌
D. 空间、用具、地面等多采用气体灭菌
E. 小量无菌制剂的制备普遍采用层流洁净工作台

46. 影响湿热灭菌的因素**不包括**
A. 蒸汽性质
B. 温度
C. 所选择的参比温度
D. 微生物的种类和数量
E. 介质的 pH

47. 输液中微粒的污染途径**不包括**
A. 工艺操作中的问题
B. 橡胶塞与输液瓶的质量不好
C. 原辅料的质量存在问题
D. 医院输液操作不当
E. 精滤选择 0.22μm 的微孔滤膜

48. 关于滤器特点的叙述,正确的是
A. 垂熔玻璃滤器的化学性质稳定,易于清洗,不可以热压灭菌
B. 砂滤棒对药液的吸附性弱,价廉易得,滤速慢,易脱砂
C. 微孔滤膜的截留能力强,不易堵塞,不易破碎
D. 微孔滤膜孔径测定一般用气泡点法
E. 钛滤器的抗热、抗震性差,易破碎,可用于注射剂中的脱碳过滤和除微粒过滤

49. 急救药品是为应对不同范围、不同类型、不同性质、不同程度的各种突发事件所可能需要的药品。在急救药品供应的各个环节中要建立专门的记录、专门的账册,做到
A. 独立储存
B. 独立记录
C. 独立建账
D. 独立盘点
E. 以上均是

50. 依据《医院处方点评管理规范(试行)》,医疗机构药学部门每月点评出院病历绝对数**不应**少于
A. 20 份　　B. 25 份
C. 30 份　　D. 35 份
E. 40 份

51. 依据《静脉用药集中调配质量管理规范》,应当具有药学专业本科以上学历、5 年以上临床用药或调剂工作经验、药师以上专业技术职务任职资格的人员是
A. 静脉用药调配中心(室)负责人
B. 负责静脉用药医嘱或处方适宜性审核的人员
C. 负责摆药、加药混合调配、成品输液核对的人员
D. 从事静脉用药集中调配工作的药学专业技术人员
E. 与静脉用药调配工作相关的人员

52. 关于癌性疼痛治疗的叙述,**不正确**的是
A. 轻度疼痛可单独应用羟考酮
B. 中度疼痛选弱阿片类药物如可待因,可合用非甾体抗炎药
C. 重度疼痛选强阿片类药物如吗啡,同时合用非甾体抗炎药
D. 对于慢性疼痛的非药物治疗可包括外科疗法、神经阻滞疗法、神经毁损疗法和神经刺激疗法等
E. 吗啡易导致便秘,可选用麻仁软胶囊治疗

53. 依据《处方管理办法》,第一类精神药品处方的颜色是
A. 橙色　　B. 绿色
C. 白色　　D. 淡黄色
E. 淡红色

54. 下列情形中,属于劣药的是
A. 药品所含成分与国家药品标准规定的成分不符
B. 变质的药品
C. 以非药品冒充药品或者以他种药品冒充此种药品
D. 未标明或者更改有效期的药品
E. 药品所标明的适应证或者功能主治超出规定范围

55. 依据《中华人民共和国药品管理法》,医疗机构应当向患者提供药品的
A. 价格　　B. 出厂价格
C. 市场价格　　D. 购进价格
E. 价格清单

56. 在临床研究中,评价同一药物不同剂型的临床药效的方法是
A. Ⅰ期临床试验
B. Ⅱ期临床试验
C. Ⅲ期临床试验
D. Ⅳ期临床试验
E. 生物等效性试验

57. 医疗机构审核和调配处方的人员必须是
A. 执业药师
B. 临床药师
C. 主管药师以上技术职称的人员
D. 依法经过资格认定的药师或其他药学技术人员
E. 依法经过资格认定的执业药师或其他药学技术人员

58. 为便于药学专业技术人员审核处方,医师开具处方时,除特殊情况外,处方前记应当注明
A. 临床诊断
B. 病历记录
C. 患者用药
D. 相一致
E. “遵医嘱”或“自用”的字句

59. 根据《处方药与非处方药分类管理办法(试行)》,非处方药分为甲、乙两类是依据药品的
A. 安全性　　B. 有效性
C. 专一性　　D. 稳定性
E. 经济性

60. 依据《处方管理办法》,每张处方的药品种类是
A. 3 种
B. 4 种
C. 5 种
D. 不得超过 5 种
E. 不得超过 6 种

61. 药品不良反应监测方法**不包括**
A. 随机抽查检测
B. 自发呈报系统
C. 重点药物监测
D. 重点医院监测
E. 处方事件监测

62. 医院药事管理与药物治疗学委员会的成员**不包括**
A. 药学专家
B. 临床医学专家
C. 医院感染管理专家
D. 医疗行政管理专家
E. 统计学专家

63. 下列**不属于**医院药品出库原则的是
A. 按批号发药
B. 易取先出
C. 近期先出
D. 先进先出
E. 先产先出

64.《药品说明书和标签管理规定》适用于
A. 在中华人民共和国领域内上市销售的药品的说明书和标签
B. 在中华人民共和国境内上市销售的药品的说明书和标签
C. 在中华人民共和国境内、外上市销售的药品的包装,说明书和标签
D. 在中华人民共和国境内上市销售的药品的内、外包装,说明书和标签
E. 在中华人民共和国境内上市销售的药品的最小销售包装、说明书和标签

65. 储存麻醉药品和第一类精神药品的专用账册的保存期限应当自药品有效期期满之日起**不少于**
A. 1年　B. 2年
C. 3年　D. 4年
E. 5年

66. 医院药品质量管理小组应对药品质量进行评估、监督、指导和管理。药品质量监督控制应采取
A. 院长负责制
B. 药师负责制
C. 抽查监督制
D. 重点监察制
E. 逐级负责制

67. 下列仅限于二级以上医院内使用的处方是
A. 盐酸哌替啶处方
B. 芬太尼注射剂处方
C. 盐酸二氢埃托啡处方
D. 吗啡处方
E. 双氢可待因处方

68.《医疗用毒性药品管理办法》规定，医疗单位调配毒性药品，每次处方剂量**不得**超过
A. 1d极量　B. 2d剂量
C. 2d极量　D. 3d剂量
E. 3d极量

69. 药品不良反应监测中心的人员应具备
A. 生理学、药理学相关专业知识
B. 药学、伦理学相关专业知识
C. 化学、药学及相关专业知识
D. 医学、药学及相关专业知识
E. 药理学、毒理学及相关专业知识

70. 批准麻醉药品和精神药品的实验研究成果转让的部门是
A. 国务院药品监督管理部门
B. 省级药品监督管理部门
C. 劳动保障部门
D. 国务院
E. 国务院卫生行政部门

71. 非处方药的专有标识图案分为
A. 红色和绿色
B. 红色和黄色
C. 黑色和白色
D. 蓝色和白色
E. 绿色和白色

72. 新的药品不良反应是指
A. 药品使用中未发现的不良反应
B. 药品包装中未载明的不良反应
C. 药学期刊中未记录的不良反应
D. 药品说明书中未载明的不良反应
E. 药品申报时未发生的不良反应

73. 关于处方药的说法，**不正确**的是
A. 处方药必须凭执业医师或执业助理医师处方才可调配、购买和使用
B. 必须具有药品生产许可证和药品注册证书才能生产
C. 必须具有药品经营许可证才能经营
D. 必须在医疗机构根据医疗需要使用
E. 只准在专业性医药报刊上进行广告宣传

74. 药品生产、流通过程中形成的价格水平是指
A. 药品的有效性
B. 药品的安全性
C. 药品的稳定性
D. 药品的均一性
E. 药品的经济性

75. 医疗机构配制制剂的批准部门是
A. 县级药品监督管理部门
B. 市级药品监督管理部门
C. 省级药品监督管理部门
D. 省级卫生行政管理部门
E. 国务院药品监督管理部门

76. 国家对麻醉药品药用原植物的种植、麻醉药品和精神药品的生产实行
A. 总量控制
B. 定量控制
C. 数量控制
D. 产量控制
E. 总体控制

77. 关于处方有效期的叙述，正确的是
A. 处方开具7d有效
B. 处方开具3d有效
C. 处方开具2d有效
D. 处方开具当日有效，特殊情况下需延长

有效期的，有效期最长不得超过 3d

E. 处方开具当日有效，特殊情况下需延长有效期的，有效期最长不得超过 7d

78.《医疗机构药事管理规定》对医疗机构处方调剂操作**不要求**的内容是

A. 门诊药房实行大窗口或柜台式发药，住院药房实行单剂量配发药品

B. 为维护患者合法权益，发出的药品在保质期内可以退换

C. 发出药品应注明患者姓名、用法、用量，并交代注意事项，对处方所列的药品，不得擅自更改或者代用

D. 对有配伍禁忌、超剂量的处方，药学专业技术人员应拒绝调配；必要时，经处方医师更正或者重新签字，方可调配

E. 医疗机构的药学专业技术人员必须严格执行操作规程和医嘱，认真审查和核对，确保发出药品的准确、无误

79. 批准新药进行临床试验的部门是

A. 中国食品药品检定研究院

B. 省级药品监督管理部门

C. 国务院药品监督管理部门

D. 国务院卫生行政部门

E. 国家药品监督管理局药品审评中心

80. “麻醉药品、第一类精神药品购用印鉴卡”的有效期是

A. 1 年　　B. 2 年

C. 3 年　　D. 4 年

E. 5 年

二、以下提供若干组考题，每组考题共用在考题前列出的 A、B、C、D、E 五个备选答案。请从中选择一个与考题关系最密切的答案。每个备选答案可能被选择一次、多次或不被选择。

（81~83 题共用备选答案）

A. 糖浆

B. 微晶纤维素

C. 微粉硅胶

D. 甲基纤维素

E. 硬脂酸镁

81. 粉末直接压片常选用的助流剂是

82. 常用作润滑剂的是

83. 可作片剂的干黏合剂的是

（84~86 题共用备选答案）

A. 处方药

B. 非处方药

C. 医师处方

D. 协定处方

E. 法定处方

84. 提供给药局的有关制备和发出某种制剂的书面凭证是

85. 必须凭执业医师或执业助理医师的处方才能购买的药品是

86. 不需执业医师处方可购买和使用的药品是

（87~89 题共用备选答案）

A. 剪切应力与剪切速度成正比的流动

B. 存在屈服值，当剪切应力增加至屈服值时液体才开始流动

C. 液体黏度随剪切应力增加而增大的流动

D. 液体黏度随剪切应力增加而下降的流动

E. 流动曲线表现为环状滞后曲线的流动

87. 假塑性流动是

88. 胀性流动是

89. 牛顿流动是

（90~92 题共用备选答案）

A. 15~18

B. 13~15

C. 8~16

D. 7~9

E. 3~8

90. W/O 型乳化剂的 HLB 值是

91. 润湿剂的 HLB 值是

92. 增溶剂的 HLB 值是

（93~95 题共用备选答案）

A. 实行双人核对制

B. 与医师沟通，提出调整建议

C. 有权拒绝调配，并做记录与签名

D. 按操作规程的规定，填写各项记录

E. 停止调配，立即上报并查明原因

依据《静脉用药集中调配质量管理规范》

93. 静脉用药调配中，对于用药错误或不能保证成品输液质量的处方或用药医嘱，药师应当

94. 静脉用药调配中，摆药、混合调配和成品输液应当

95. 静脉用药调配过程中出现异常，药学人员应当

（96~97 题共用备选答案）

A. 应由国务院药品监督管理部门予以核准
B. 应由省级药品监督管理部门予以核准
C. 必须印有国药准字的批文
D. 必须附有说明书
E. 必须按照规定印有或者贴有标签

96. 药品说明书和标签
97. 药品包装

（98~100 题共用备选答案）

A. 干热灭菌
B. 热压灭菌
C. 流通蒸汽灭菌
D. 紫外线灭菌
E. 过滤除菌

98. 注射用油采用的灭菌方法是
99. 空气和操作台表面采用的灭菌方法是
100. 维生素 C 注射液采用的灭菌方法是

全国卫生专业技术资格考试

药学（中级）专业（专业知识）

姓　　　　名：________________

准 考 证 号：________________

建议完成时间：90 分钟

成　　　　绩：________________

一、以下每一道题下面有 A、B、C、D、E 五个备选答案。请从中选择一个最佳答案。

1. 糖皮质激素治疗急性严重感染时应采用
   A. 大剂量肌内注射
   B. 大剂量冲击疗法，静脉给药
   C. 小剂量多次给药
   D. 1 次负荷剂量，然后给予维持剂量
   E. 较长时间大剂量给药

2. 磺酰脲类药物降血糖的作用机制是
   A. 直接刺激胰岛 β 细胞释放胰岛素，使内源性胰岛素增加
   B. 可增强外源性胰岛素的降血糖作用
   C. 增加葡萄糖的转运
   D. 抑制糖原的分解和糖异生
   E. 对胰岛功能完全丧失者也有效

3. 下列为青霉素类药物所共有的特点是
   A. 耐酸，可口服
   B. 不能被 β- 内酰胺酶破坏
   C. 阻碍细菌细胞壁的合成
   D. 抗菌谱广
   E. 主要用于革兰氏阴性菌感染

4. 下列与阿托品阻断 M 受体**无关**的作用是
   A. 升高眼内压
   B. 抑制腺体分泌
   C. 松弛胃肠道平滑肌
   D. 扩张血管
   E. 加快心率

5. 治疗晕动病可选用
   A. 阿托品　　B. 山莨菪碱
   C. 东莨菪碱　　D. 哌仑西平
   E. 后马托品

6. 青霉素引起过敏性休克时，首选的解救药是
   A. 多巴胺　　B. 去甲肾上腺素
   C. 肾上腺素　　D. 葡萄糖酸钙
   E. 间羟胺

7. 急性肾衰竭时，与利尿药配伍增加尿量的药物是
   A. 多巴胺
   B. 麻黄碱
   C. 去甲肾上腺素
   D. 异丙肾上腺素
   E. 肾上腺素

8. 大环内酯类抗生素**不包括**
   A. 乙酰螺旋霉素
   B. 红霉素
   C. 麦迪霉素
   D. 林可霉素
   E. 麦白霉素

9. 表面麻醉是
   A. 将局部麻醉药涂于黏膜表面，使神经末梢麻醉
   B. 将局部麻醉药注入手术切口部位，使神经末梢麻醉
   C. 将局部麻醉药注入黏膜内，使神经末梢麻醉
   D. 将局部麻醉药注入神经干附近，使其支配部位麻醉
   E. 将局部麻醉药注入硬脊膜腔，使神经根麻醉

10. 地西泮**不具有**的作用是
    A. 镇静　　B. 催眠
    C. 抗焦虑　　D. 抗精神分裂
    E. 抗惊厥

11. 治疗三叉神经痛和舌咽神经痛的首选药是
    A. 阿司匹林　　B. 苯巴比妥
    C. 戊巴比妥　　D. 卡马西平
    E. 去痛片

12. 对儿童急性淋巴细胞白血病疗效好的药物是
    A. 阿糖胞苷　　B. 白消安
    C. 巯嘌呤　　D. 塞替派
    E. 多柔比星

13. 卡比多巴与左旋多巴合用，增强后者的疗效的原因是
    A. 提高脑内多巴胺的浓度
    B. 减慢左旋多巴的肾脏排泄
    C. 直接激动多巴胺受体
    D. 抑制多巴胺的重摄取
    E. 阻断胆碱受体

14. 心源性哮喘应选用
    A. 肾上腺素

B. 麻黄碱
C. 异丙肾上腺素
D. 哌替啶
E. 氢化可的松

15. 解热镇痛抗炎药的共同作用机制是
A. 抑制细胞间黏附因子的合成
B. 抑制肿瘤坏死因子的合成
C. 抑制前列腺素的合成
D. 抑制白细胞介素的合成
E. 抑制血栓素的合成

16. 只适合用于室性心动过速治疗的药物是
A. 胺碘酮　B. 索他洛尔
C. 利多卡因　D. 普萘洛尔
E. 奎尼丁

17. 治疗支原体肺炎的首选药是
A. 链霉素　B. 青霉素
C. 多西环素　D. 多黏菌素
E. 氯霉素

18. 最常用的利尿抗高血压药是
A. 呋塞米　B. 螺内酯
C. 氢氯噻嗪　D. 布美他尼
E. 乙酰唑胺

19. 易引起听力减退或暂时性耳聋的利尿药是
A. 呋塞米　B. 氢氯噻嗪
C. 氨苯蝶啶　D. 螺内酯
E. 乙酰唑胺

20. 肝素体内抗凝最常用的给药途径是
A. 口服　B. 皮下注射
C. 肌内注射　D. 舌下含服
E. 静脉注射

21. 西咪替丁可治疗
A. 皮肤黏膜过敏性疾病
B. 晕动病
C. 呕吐
D. 溃疡病
E. 失眠

22. 急性有机磷酸酯类中毒时,患者出现呼吸困难、口唇青紫、呼吸道分泌物增多,应立即静脉注射
A. 碘解磷定　B. 哌替啶
C. 氨茶碱　D. 阿托品
E. 呋塞米

23. 糖皮质激素用于治疗严重感染的主要作用是
A. 中和破坏细菌内毒素
B. 促进毒素的排泄
C. 对抗细菌外毒素
D. 提高机体免疫功能
E. 提高机体对内毒素的耐受力

24. 丙硫氧嘧啶的抗甲状腺作用机制是
A. 作用于甲状腺细胞核内受体
B. 作用于甲状腺细胞膜受体
C. 抑制甲状腺中酪氨酸的碘化及偶联过程
D. 抑制已合成的甲状腺素的释放
E. 抑制促甲状腺素(TSH)的分泌

25. 有机磷酸酯类轻度中毒的主要表现是
A. N 样作用
B. 中枢中毒症状
C. M 样作用和 N 样作用
D. M 样作用
E. M 样作用和中枢中毒症状

26. 单用抗帕金森病**无效**的药物是
A. 左旋多巴　B. 卡比多巴
C. 金刚烷胺　D. 溴隐亭
E. 苯海索

27. 有机磷酸酯类中毒的解救方法是
A. 单用阿托品即可
B. 单用碘解磷定即可
C. 先用阿托品,不能完全控制症状时再加用碘解磷定
D. 先用碘解磷定,不能完全控制症状时再加用阿托品
E. 同时大剂量使用碘解磷定和阿托品

28. 某患者因心肌梗死和严重室性心律失常入院。所选用的抗心律失常药的治疗窗较窄,最小毒性的血浆药物浓度是最小治疗血浆浓度的 1.5 倍,该药物的半衰期为 6h。为保证血浆药物浓度高于最小治疗血浆浓度而又不出现毒性,以下方案最佳的是
A. 每日 1 次

B. 每日 2 次
C. 每日 3 次
D. 每日 4 次
E. 持续静脉滴注

29. 环孢素主要作用于
A. B 细胞　　B. 巨噬细胞
C. 补体细胞　　D. T 细胞
E. 白细胞

30. 关于氯喹的说法,**错误**的是
A. 属于控制症状的抗疟药
B. 可以根治间日疟
C. 对间日疟原虫和三日疟原虫及敏感的恶性疟原虫红细胞内期裂殖体有杀灭作用
D. 具有在红细胞内浓集的特点,有利于杀灭疟原虫
E. 不能用于病因治疗

31. 治疗绦虫病的首选药是
A. 哌嗪　　B. 蒿甲醚
C. 氯硝柳胺　　D. 吡喹酮
E. 左旋咪唑

32. 长期使用激动剂如异丙肾上腺素可使受体数目减少,称为
A. 向上调节
B. 向下调节
C. 同种调节
D. 异种调节
E. 受体增敏

33. 患儿,女,9 岁。因癫痫大发作入院,其母叙述曾服苯巴比妥 10 个月,因疗效不佳,2d 前改服苯妥英钠,结果反而病情加重。其原因是
A. 苯妥英钠的剂量太小
B. 苯妥英钠对大发作无效
C. 苯妥英钠抑制肝药酶,延缓自身代谢
D. 苯妥英钠的血药浓度尚未达到有效血药浓度
E. 苯妥英钠的剂量过大而中毒

34. 毛果芸香碱可用于
A. 重症肌无力
B. 青光眼
C. 术后腹气胀
D. 房室传导阻滞
E. 检查眼晶状体的屈光度

35. 阿托品抗休克的主要机制是
A. 心率加快,增加心输出量
B. 扩张血管,改善微循环
C. 扩张支气管,降低气道阻力
D. 兴奋中枢神经,改善呼吸
E. 收缩血管,升高血压

36. 治疗过敏性休克首选
A. 抗组胺药
B. 糖皮质激素
C. 肾上腺素
D. 酚妥拉明
E. 异丙肾上腺素

37. 延长局部麻醉药的作用时间的常用办法是
A. 加入少量肾上腺素
B. 注射麻黄碱
C. 增加局部麻醉药的浓度
D. 增加局部麻醉药溶液的用量
E. 调节药物溶液的 pH

38. 下列用苯妥英钠治疗**无效**的癫痫类型是
A. 癫痫大发作
B. 癫痫持续状态
C. 癫痫小发作
D. 精神运动性发作
E. 部分性发作

39. 可防治氯丙嗪引起的锥体外系反应的药物是
A. 苯海索　　B. 金刚烷胺
C. 左旋多巴　　D. 溴隐亭
E. 甲基多巴

40. 患者,女,55 岁。患充血性心力衰竭,采用利尿药治疗。药物 X 和 Y 具有相同的利尿机制,5mg 药物 X 与 500mg 药物 Y 能够产生相同的利尿强度,这提示
A. 药物 Y 的效能强于药物 X
B. 药物 X 比药物 Y 的效价强度强 100 倍
C. 药物 X 的毒性比药物 Y 低
D. 药物 X 比药物 Y 更安全
E. 药物 X 的作用时程比药物 Y 短

41. 强心苷中毒引起快速型心律失常，下列治疗措施**错误**的是
A. 停药
B. 给氯化钾
C. 给苯妥英钠
D. 给呋塞米
E. 给考来烯胺，以打断强心苷的肝肠循环

42. 卡托普利降低血压的直接作用是
A. 利尿降血压
B. 扩张血管
C. 减少缩血管物质
D. 阻滞钙通道
E. 阻断 α 受体

43. 生物药剂学中影响剂型体内过程的剂型因素**不包括**
A. 制剂工艺过程、操作条件
B. 处方中药物的配伍及相互作用
C. 处方中辅料的性质与用量
D. 性别差异
E. 药物的某些化学性质

44. 药物从用药部位进入体循环的过程称为
A. 吸收　B. 分布　C. 代谢
D. 排泄　E. 处置

45. 下列**不是**促进扩散的特征是
A. 不消耗能量
B. 有结构特异性要求
C. 不需载体进行转运
D. 由高浓度侧向低浓度侧转运
E. 有饱和状态

46. 影响药物胃肠道吸收的剂型因素**不包括**
A. 药物在胃肠道中的稳定性
B. 粒子大小
C. 多晶型
D. 解离常数
E. 胃排空速率

47. 起效速度与静脉注射相当的是
A. 口服给药
B. 肺部吸入给药
C. 经皮给药
D. 皮下注射给药
E. 眼部给药

48. 能够反映药物在体内分布的特征的参数是
A. 消除速率常数
B. 半衰期
C. 肝清除率
D. 表观分布容积
E. 吸收速率常数

49. 一般药物由血液向体内各组织器官分布的速度是
A. 肝、肾 > 脂肪组织、结缔组织 > 肌肉、皮肤
B. 脂肪组织、结缔组织 > 肝、肾 > 肌肉、皮肤
C. 脂肪组织、结缔组织 > 肌肉、皮肤 > 肝、肾
D. 肝、肾 > 肌肉、皮肤 > 脂肪组织、结缔组织
E. 肌肉、皮肤 > 肝、肾 > 脂肪组织、结缔组织

50. 药物代谢一般产生
A. 酸性增强的化合物
B. 碱性增强的化合物
C. 水溶性减弱的化合物
D. 脂水分配系数较高的化合物
E. 极性增强的化合物

51. 下列反映药物消除快慢的指标是
A. 清除率
B. 表观分布容积
C. 曲线下面积
D. 生物利用度
E. 达峰浓度

52. 药物的排泄途径**不包括**
A. 汗腺　B. 肾
C. 胆汁　D. 肺
E. 脑

53. 在胆汁中排泄的药物或其代谢物在小肠中移动期间重新被吸收返回肝门静脉的现象称为
A. 肝脏首过效应
B. 肝代谢
C. 肝肠循环
D. 胆汁排泄
E. 肠肝排泄

54. 关于清除率的叙述，**错误**的是
A. 清除率具有明确的生理学意义
B. 清除率具有加和性
C. 清除率包括速度和容积 2 种要素，在研究生理模型时是不可缺少的参数
D. 线性消除动力学的清除率大小与给药剂量有关
E. 清除率的表达式是 $Cl=kV$

55. 关于单室模型的叙述，**错误**的是
A. 单室模型是将整个机体视为一个单元
B. 在单室模型中药物在各个器官和组织中的浓度相等
C. 在单室模型中药物进入机体后迅速成为动态平衡的均一体
D. 符合单室模型特征的药物称为单室模型药物
E. 血浆中药物浓度的变化基本上只受消除速率常数的影响

56. 单室模型静脉注射尿药速率法的公式是
A. $\lg(X_u^\infty-X_u)=-\frac{k}{2.303}t+\lg X_u^\infty$
B. $\lg C=\frac{-k}{2.303}t+\lg C_0$
C. $\lg\frac{dX_u}{dt}=-\frac{k}{2.303}t+\lg k_eX_0$
D. $\lg\frac{\Delta X_u}{\Delta t}=-\frac{k}{2.303}t+\lg\frac{k_eX_0}{k}$
E. $\lg(X_u^\infty-X_u)=-\frac{k}{2.303}t+\lg\left(\frac{k_eX_0}{k}\right)$

57. 能反映单室模型静脉注射多剂量给药体内药物蓄积程度的是
A. $R=\frac{1}{1-e^{-k\tau}}$
B. $f_{ss(n)}=1-e^{-nk\tau}$
C. $DF=k\tau$
D. $FI=(1-e^{-k\tau})\times 100\%$
E. $R=\frac{1-e^{-nk\tau}}{1-e^{-k\tau}}$

58. 关于非线性动力学特征药物的体内过程特点的叙述，**错误**的是
A. 药物的消除不遵循一级动力学
B. 血药浓度与剂量成正比
C. 药物的消除半衰期随剂量增加而延长
D. 其他药物可能竞争酶或载体系统
E. 药物代谢物的组成和 / 或比例可能随剂量的变化而变化

59. 药物的消除半衰期（$t_{1/2}$）是指
A. 吸收一半所需要的时间
B. 进入血液循环所需要的时间
C. 与血浆蛋白结合一半所需要的时间
D. 血药浓度减少一半所需要的时间
E. 药效下降一半所需要的时间

60. 如果两制剂具有等量且符合同一质量标准的药物活性成分，具有相同剂型，并且经过证明具有生物等效性，则可认为两制剂
A. 具有药学等效性
B. 具有治疗等效性
C. 具有化学等效性
D. 具有药理学等效性
E. 为基本相似药物

二、以下提供若干个案例，每个案例下设若干个考题，请根据各考题题干所提供的信息，在每题下面 A、B、C、D、E 五个备选答案中选择一个最佳答案。

（61~62 题共用题干）

患儿，女，12 岁。因胃寒、发热、咽痛 2d 由母亲陪同就医，诊断为急性扁桃体炎。给予青霉素等治疗，皮试（-）。注射青霉素后，患儿刚走出医院约 10min，突感不适、心慌、面色苍白、冷汗如注，母亲立即抱着女儿返回医院。测血压 50/30mmHg，诊断为青霉素过敏性休克。

61. 青霉素导致过敏性休克的原因是
A. 青霉素作为抗原引起过敏反应
B. 产生水解酶
C. 药物的化学结构发生改变
D. 产生青霉烯酸和青霉噻唑蛋白
E. 增加细胞膜的通透性

62. 应首选的抢救药物是
A. 去甲肾上腺素
B. 肾上腺素
C. 异丙肾上腺素
D. 多巴胺
E. 间羟胺

（63~64 题共用题干）

患者，女，67 岁。因右下肺炎、感染性休克

急诊住院，当即给予青霉素和去甲肾上腺素静脉滴注。治疗中发现滴注局部皮肤苍白、发凉，患者诉说疼痛。

63. 此时治疗应给予的药物是
    A. 酚妥拉明　　B. 普鲁卡因胺
    C. 普萘洛尔　　D. 阿托品
    E. 利多卡因

64. 该药物的作用机制是
    A. 阻断β受体
    B. 阻断M受体
    C. 局部麻醉作用
    D. 全身麻醉作用
    E. 阻断α受体

（65~67题共用题干）

患者，女，50岁。患者因剧烈眼痛、头痛、恶心、呕吐急诊来院。检查：明显的睫状体出血，角膜水肿，前房浅，瞳孔中度开大，呈竖椭圆形，眼内压升高为67kPa。房角镜检查：房角关闭。诊断：闭角型青光眼急性发作。

65. 该患者应立即给予治疗的药物是
    A. 毛果芸香碱
    B. 新斯的明
    C. 阿托品
    D. 肾上腺素
    E. 去甲肾上腺素

66. 该药物的作用机制是
    A. 激动瞳孔括约肌上的M受体
    B. 激动瞳孔括约肌上的α受体
    C. 激动瞳孔括约肌上的β受体
    D. 阻断瞳孔括约肌上的M受体
    E. 阻断瞳孔括约肌上的α受体

67. 该患者应**禁用**
    A. 毛果芸香碱　　B. 新斯的明
    C. 阿托品　　D. 肾上腺素
    E. 去甲肾上腺素

（68~69题共用题干）

患者，男，63岁。前列腺癌手术后因肿瘤已转移至骨，正接受放射治疗，现已出现晚期癌性疼痛症状，特别当患者坐时，感觉右髋疼痛加重，运动时后背疼痛加剧。该患者每日口服羟考酮+对乙酰氨基酚用于镇痛，但疼痛日益加重。

68. 若患者需继续服用镇痛药缓解癌性疼痛，最好选用的药物是
    A. 布托啡诺
    B. 可待因+阿司匹林
    C. 美沙酮
    D. 喷他佐辛
    E. 右丙氧芬

69. 临床用于阿片类药物急性中毒，解救呼吸抑制的药物是
    A. 纳布啡
    B. 美沙酮
    C. 曲马多
    D. 洛贝林（山梗菜碱）
    E. 纳洛酮

（70~73题共用题干）

患者，女，45岁。近2年来经常头痛、头晕、耳鸣、心悸、记忆力减退、手脚麻木，近1年来于清晨睡醒时经常出现心前区疼痛并向右肩部放散。就诊时血压为170/105mmHg，心电图表现为弓背向下型ST段抬高。

70. 此患者最可能的临床诊断是
    A. 重度高血压
    B. 重度高血压伴心功能不全
    C. 中度高血压伴心绞痛
    D. 轻度高血压伴心肌炎
    E. 轻度高血压伴扩张型心肌病

71. 此患者最宜使用的抗高血压药是
    A. 中枢性抗高血压药
    B. 利尿药
    C. 血管紧张素转换酶抑制药
    D. 钙通道阻滞剂
    E. 钾通道开放剂

72. 若患者同时伴有糖尿病，实验室检查血肌酐450μmol/L，则该患者宜使用的抗高血压药是
    A. α受体拮抗药
    B. 利尿药
    C. 血管紧张素转换酶抑制药
    D. 钙通道阻滞剂
    E. β受体拮抗药

73. 若患者经X线检查发现其左心增大、肺淤血、肺静脉影增宽，经超声心动检查发现其左心室舒张末期容积增加、每搏输出量和射血分数降低、左心室内径和左心房内径扩大，则应使用的抗高血压药是
    A. 血管紧张素转换酶抑制药
    B. 利尿药
    C. β受体拮抗药
    D. 钙通道阻滞剂
    E. 硝普钠

（74~75 题共用题干）

患者,男,16 岁。因"发热伴头痛、全身乏力 4d",以发热原因待查入院。发病前有野外旅游史。查体:体温 39.2℃,颈软,胸腹部皮肤可见少许散在的红色斑丘疹,部分见溃疡焦痂,其余未见阳性体征。经诊断为"立克次体"感染。

74. 下列首选用于治疗该患者的药物是
   A. 青霉素　　B. 万古霉素
   C. 红霉素　　D. 链霉素
   E. 四环素

75. 该患者没有应用氟喹诺酮类药物的原因是氟喹诺酮类药物可导致
   A. 严重的骨髓抑制毒性
   B. 严重的耳毒性
   C. 诱发导致软骨关节病损、跟腱炎症
   D. 诱发小儿发生癫痫
   E. 诱发严重的心律失常

（76~77 题共用题干）

患者,女,57 岁。有甲状腺功能亢进症病史 2 年,行甲状腺次全切手术 1d 后体温升高至 38~39℃,心脏搏动力强,心率为 160 次 /min,呕吐,多汗,烦躁不安,基础代谢率为 +60% 以上,T_3 水平明显高于正常。

76. 该患者应选用的药物是
   A. 三碘甲状腺原氨酸
   B. 甲硫氧嘧啶
   C. 胰岛素
   D. 碘化钾
   E. 曲安西龙

77. 该药物的主要作用机制是
   A. 抑制过氧化物酶,抑制甲状腺激素的合成
   B. 促进甲状腺中酪氨酸的碘化及偶联
   C. 促进碘泵的摄碘功能
   D. 抑制已合成的甲状腺素的释放
   E. 抑制促甲状腺素(TSH)的分泌

（78~79 题共用题干）

患者,女,32 岁。平素易患咽炎或扁桃体炎,不规则低热 2 个月,膝、踝关节局部红、肿、热、痛明显,小腿皮肤有散在的环形红斑,呼吸、血压正常,心率为 130 次 /min;WBC 高于正常,血清溶血性链球菌抗体测定阳性;有慢性肝炎病史。

78. 该患者如加用糖皮质激素类药物,**不宜**选用的药物是
   A. 氢化可的松
   B. 地塞米松
   C. 泼尼松龙
   D. 泼尼松
   E. 甲泼尼龙

79. 长期使用该药物**不会**引起的不良反应是
   A. 消化性溃疡
   B. 高血压
   C. 骨质疏松
   D. 再生障碍性贫血
   E. 皮肤变薄

（80~81 题共用题干）

患者,女,46 岁。因慢性肾衰竭尿毒症期入院,行同种异体肾移植术。术前发现血肌酐升高 2 年余,1 年前出现尿毒症,行血液透析。术后给予环孢素 125mg b.i.d.,术后 1 周发现肺感染,加用头孢菌素类头孢唑林。

80. 关于上述 2 种药物合用的说法,正确的是
   A. 环孢素增强头孢唑林的抗菌活性
   B. 环孢素加速头孢唑林的代谢
   C. 环孢素竞争头孢唑林的排泄
   D. 环孢素增加头孢唑林的过敏概率
   E. 环孢素、头孢唑林均具有肾毒性

81. 该患者应用环孢素的作用机制是
   A. 抑制钙调磷酸酶活性,抑制 Th 细胞活化及相关基因表达
   B. 与细胞内的结合蛋白 FKBP 形成复合物,抑制 IL-2 基因转录
   C. 干扰嘌呤代谢的所有环节,抑制嘌呤核苷酸合成
   D. 选择性地抑制 B 细胞
   E. 抑制二氢乳清酸脱氢酶活性,阻断嘧啶的从头合成途径

（82~83 题共用题干）

患者,女,59 岁。因"触及下腹包块 2 个月伴下腹胀、卵巢癌"入院,给予环磷酰胺 400mg/d 静脉注射,于第 2 周期结束后第 2 日患者出现全程鲜红血尿,全身无其他出血症状,有尿频、尿急、尿痛症状,排尿困难。

82. 为避免该症状的再次出现,下次应用该药物时可同时加用何种药物预防
   A. 亚叶酸钙
   B. 右雷佐生
   C. 美司钠
   D. 碳酸氢钠

E. 枸橼酸铋钾

83. 该病例应用环磷酰胺的药理学基础是

A. 烷化作用，形成交叉联结或引起脱嘌呤，使 DNA 链断裂

B. 金属铂与 DNA 链上的碱基形成交叉联结，破坏 DNA 的结构和功能

C. 有乙撑亚胺及氨甲酰酯基团，具有烷化作用

D. 能与铜或铁离子络合，使氧分子转成氧自由基，使 DNA 单链断裂

E. 特异性地抑制 DNA 拓扑异构酶 I 的活性，干扰 DNA 的结构和功能

（84~88 题共用题干）

患者，女，41 岁。因“发作性喘息”数月入院治疗。病情发作时，患者会出现气促、咳嗽、憋喘、全身大汗和发绀、肺部哮鸣音等症状。经诊断为支气管哮喘轻度发作。

84. 患者支气管哮喘急性发作时，应给予的治疗是

A. 吸入沙美特罗

B. 口服孟鲁司特

C. 吸入噻托溴铵

D. 吸入沙丁胺醇

E. 罗红霉素

85. 长期使用吸入性糖皮质激素治疗哮喘的不良反应**不包括**

A. 上呼吸道感染

B. 鹅口疮

C. 骨质疏松

D. 低血压

E. 糖尿病

86. 使用 β 受体激动药参与呼吸系统疾病的治疗时，不可以擅自增加患者的给药剂量，是因为会出现严重的

A. 低镁血症　　B. 低钾血症

C. 低钙血症　　D. 高钠血症

E. 高钾血症

87. 目前治疗哮喘夜间发作及其后续维持治疗的最佳方案是

A. 沙丁胺醇与肾上腺素联合应用

B. 氨茶碱与普萘洛尔联合应用

C. 沙美特罗与糖皮质激素联合应用

D. 特布他林气雾剂与丙卡特罗联合应用

E. 氨茶碱与头孢克肟联合应用

88. 患者如合并高血压，**不能**使用的抗高血压药是

A. 硝苯地平　　B. 普萘洛尔

C. 缬沙坦　　D. 氨氯地平

E. 氢氯噻嗪

（89~91 题共用题干）

红霉素是由链霉素所产生的，是一种碱性抗生素。其游离碱供口服用，乳糖酸盐供注射用。

89. 红霉素的口服生物有效性明显增加的方法是

A. 制成缓释片

B. 增加颗粒大小

C. 制成薄膜包衣片

D. 使用红霉素硬脂酸盐

E. 包肠溶衣

90. 红霉素与碱化尿液的药物碳酸氢钠同用时，在泌尿系统中抗菌活性的变化是

A. 解离度增高，重吸收减少，活性下降

B. 解离度增高，重吸收增多，活性增强

C. 解离度降低，重吸收减少，活性下降

D. 解离度降低，重吸收增多，活性增强

E. 活性不改变

91. 红霉素与地西泮同用时，会使地西泮的药效下降，其原因是

A. 促进溶出

B. 增加溶解度

C. 提高稳定性

D. 红霉素抑制肝肠循环

E. 红霉素抑制肝药酶

（92~94 题共用题干）

硝酸甘油为临床广泛应用的抗心绞痛药，临床应用的剂型主要有片剂（舌下含服）、控释片（口颊黏膜给药）、注射液、气雾剂（舌下黏膜喷射）、贴剂。另外还有硝酸甘油软膏剂，用于治疗慢性肛裂的有关疼痛。

92. 硝酸甘油片不宜口服经胃肠道吸收的原因是

A. 胃肠道吸收差

B. 与血浆蛋白的结合率高

C. 首过效应明显

D. 存在肝肠循环

E. 在肠中水解

93. 硝酸甘油由口服改为肌内注射后，则

A. $t_{1/2}$ 增加，生物利用度也增加

B. $t_{1/2}$ 减少，生物利用度也减少

C. $t_{1/2}$ 和生物利用度皆不变化

D. $t_{1/2}$ 不变，生物利用度减少

E. $t_{1/2}$ 不变，生物利用度增加

94. 改为静脉滴注给药,经2个半衰期后,其血药浓度达到稳态血药浓度的
A. 50%　　B. 75%
C. 88%　　D. 94%
E. 99%

(95~97题共用题干)

某一癫痫患者口服苯妥英钠300mg/d,2周后无效,监测血药浓度为4mg/L,增加剂量至500mg/d,20d后患者出现中毒症状,此时的血药浓度为36mg/L。

95. 苯妥英钠的药动学特征是
A. 药物的消除是线性的,剂量增加时药物的消除半衰期不变
B. 药物的消除是线性的,药物的消除半衰期随剂量增加而延长
C. 药物的消除是非线性的,剂量增加时药物的消除半衰期不变
D. 药物的消除是非线性的,药物的消除半衰期随剂量增加而变短
E. 药物的消除是非线性的,药物的消除半衰期随剂量增加而延长

96. 苯妥英钠的剂量增加后出现中毒症状的原因是
A. 吸收型载体被饱和
B. 分泌型载体被饱和
C. 自身酶诱导作用
D. 肝脏的代谢酶被饱和
E. 肝肠循环作用

97. 氯霉素与苯妥英钠合用,可能产生眼球震颤及精神错乱等苯妥英钠中毒的症状,原因是
A. 分泌型载体被饱和
B. 酶抑制作用
C. 酶诱导作用
D. 肝脏的代谢酶被饱和
E. 肝肠循环作用

(98~100题共用题干)

某单室模型药物静脉注射20mg,其消除半衰期为3.5h,表观分布容积为50L。

98. 该药物的消除速率常数是
A. $0.512h^{-1}$　　B. $0.126h^{-1}$
C. $0.154h^{-1}$　　D. $0.658h^{-1}$
E. $0.198h^{-1}$

99. 消除该药物注射剂量的90%需要的时间是
A. 7.0h　　B. 8.8h
C. 10.5h　　D. 11.6h
E. 23.2h

100. 14h的血药浓度是
A. 15μg/L　　B. 20μg/L
C. 25μg/L　　D. 50μg/L
E. 100μg/L

全国卫生专业技术资格考试

药学（中级）专业（专业实践能力）

姓　　　名：________

准 考 证 号：________

建议完成时间：90 分钟

成　　　绩：________

一、以下每一道题下面有 A、B、C、D、E 五个备选答案。请从中选择一个最佳答案。

1. 急诊处方的药物用量一般**不得**超过
   A. 3d　B. 4d　C. 5d
   D. 6d　E. 7d

2. 处方中 q.n. 的意思是
   A. 每晨　B. 每晚　C. 上午
   D. 下午　E. 中午

3. 复方制剂的命名方式**不包括**
   A. 以主药命名，前面加"复方"
   B. 药名结合品种数
   C. 写出每种原料药
   D. 音、意简缩名
   E. 组方相同但比例不同的制剂可增列序号

4. 特殊管理药品有
   A. 医疗用毒性药品、麻醉药品、精神药品和放射性药品
   B. 贵重药品、急诊药品、高警示药品
   C. 毒性药品、麻醉药品、急诊药品和高警示药品
   D. 毒性药品、第一类精神药品、中药饮片
   E. 第一类精神药品、贵重药品、急诊药品

5. 下列**不属于**调剂室管理制度的是
   A. 特殊药品管理制度
   B. 贵重药品管理制度
   C. 药品检验制度
   D. 退药制度
   E. 过期药品管理制度

6. 关于消毒、清洗生物安全柜的叙述，**不正确**的是
   A. 先用洗涤剂清洗，再用去离子水或蒸馏水漂洗干净
   B. 收集洗涤、漂洗用水的收集管与排污管的连接处用纱布包裹严实
   C. 洗涤剂瓶及漂洗容器应放在生物安全柜外
   D. 防止污物溅出及含有悬浮粒子的气体逸出
   E. 漂洗时纱布应经常更换

7. 危害药品配制完成后，脱下的手套、防护衣应放于
   A. 医疗废物袋中
   B. 废物袋中
   C. 密闭的废物袋中
   D. 普通垃圾袋中
   E. 手套放于密闭的废物袋中，防护衣回收清洗

8. 关于肠外营养液的稳定性的说法，正确的是
   A. 在 EVA 袋中比在 PVC 袋中更稳定
   B. 在 PVC 袋中比在 EVA 袋中更稳定
   C. 在 EVA 袋中与在 PVC 袋中一样稳定
   D. 在 PVC 袋中最多放置 6d
   E. 在 EVA 袋中最多放置 2d

9. 关于肠外营养液的使用，正确的是
   A. 经 4℃冷藏后，取出即可使用
   B. 经 4℃冷藏后不能立即使用，需要加热处理
   C. 经 4℃冷藏后，放至室温方可使用
   D. 冷冻储藏后不能立即使用，需要加热处理
   E. 冷冻储藏后，放至室温方可使用

10. 竖版药品包装上的通用名必须显著标示，必须在显著的位置标出的范围是
    A. 左 1/2　B. 右 1/2
    C. 左 1/3　D. 右 1/3
    E. 中间

11. 关于药品保管的说法，**不正确**的是
    A. 药品在保管中应遵循先进先出、近期先出、易变先出的原则
    B. 药品入库后应按生产批号堆码
    C. 后入库的药品出库时为便利应先出库
    D. 有计划地采购药品，避免药品积压
    E. 对接近有效期限的药品应注意相互调剂使用，避免过期而造成浪费

12. 中药材在储存时，室内的相对湿度应
    A. 不超过 45%　B. 不超过 60%
    C. 不超过 75%　D. 不低于 45%
    E. 不低于 60%

13. 医疗用毒性药品分为
    A. 西药毒性药品和中药毒性药品
    B. 一类毒性药品和二类毒性药品
    C. 管制药品和非管制药品
    D. 毒性原料和毒性制剂
    E. 弱毒性药品和强毒性药品

14. 用药错误与药物不良反应的相同点在于
A. 危害程度
B. 责任关联度
C. 管理制度
D. 报告系统
E. 环境文化氛围

15. 下列**不属于**用药咨询内容的是
A. 为医师提供新的药物配伍禁忌等信息
B. 为医师提供合理用药信息
C. 为护士提供注射药物的剂量、用法等信息
D. 为临床提供药品使用、贮藏、运输等信息
E. 为患者提供药物不良反应信息

16. 胃黏膜保护剂的最佳服用时间是
A. 餐前　B. 空腹
C. 餐中　D. 睡前
E. 餐后

17. 羟考酮注射液应保存在
A. 普通库
B. 阴凉库
C. 危险品库
D. 毒性药品库
E. 麻醉药品库

18. 关于药品保管与养护的说法,**不正确**的是
A. 遮光是指不透光的容器包装
B. 药品入库后应按生产批号堆码
C. 密闭是指将容器密封,以防止风化、吸潮、挥发等
D. 有计划地采购药品,避免药品积压
E. 危险品的堆垛不能过大、过高、过密

19. 急性中毒时,可导致黄疸的毒物是
A. 一氧化碳
B. 氰化物
C. 有机磷类杀虫剂
D. 四氯化碳
E. 硫酸

20. 患者,男,55 岁。有消化性溃疡史 20 年,其间多次发作,近几周上腹疼痛、反酸。胃镜检查示十二指肠球部溃疡,幽门螺杆菌阳性。下列治疗最有可能减少复发的是
A. 法莫替丁 + 多潘立酮 + 甲硝唑
B. 硫糖铝 + 贝那替嗪 + 雷尼替丁
C. 甲硝唑 + 奥美拉唑 + 阿莫西林
D. 雷尼替丁 + 呋喃唑酮
E. 奥美拉唑 + 多潘立酮

21. 患者,女,40 岁。肾病综合征,服用泼尼松 50mg/d 3 个月,尿蛋白由(+++)减为(-)。近 1 周发生上腹部胀痛不适、恶心。下列处理措施正确的是
A. 停用泼尼松
B. 加用多潘立酮
C. 加用雷尼替丁
D. 改用环磷酰胺
E. 改用对乙酰氨基酚

22. 国际上通用的非处方药的简称是
A. ADR　B. ADE
C. GSP　D. OTC
E. INN

23. "*E. Coli*"是一种
A. 肺炎球菌
B. 系统真菌
C. 革兰氏阳性杆菌
D. 革兰氏阴性杆菌
E. 病毒

24. 下列抗菌药物的胆汁 / 血药浓度比值最高的是
A. 红霉素　B. 青霉素
C. 甲硝唑　D. 庆大霉素
E. 环丙沙星

25. 下列抗真菌药物进入脑脊液中的比率最高的是
A. 两性霉素 B　B. 氟康唑
C. 伊曲康唑　D. 卡泊芬净
E. 阿尼芬净

26. 与丙磺舒竞争自肾小管分泌的抗生素是
A. 链霉素　B. 青霉素
C. 多黏菌素 B　D. 异烟肼
E. 氯霉素

27. 以浓度 - 效应曲线表示的指标是
A. 药物效应动力学评价指标
B. 药物代谢动力学评价指标
C. 药剂学评价指标

D. 药物经济学评价指标
E. 临床疗效评价指标

28. 药物安全性评价应包括
A. 新药临床评价和药物上市后再评价
B. 药物临床评价
C. 新药的临床前研究
D. 临床评价和实验室评价
E. 临床前研究和上市后药品的实验室评价

29. **不属于**药物经济学的研究目的的是
A. 提高药物资源的合理配置
B. 控制药品费用增长
C. 减少药物不良反应的发生率
D. 为药品的市场营销提供科学依据
E. 为政府制定药品政策提供决策依据

30. 下列属于β-内酰胺酶抑制药的药物是
A. 氨曲南
B. 头孢哌酮
C. 舒巴坦(青霉烷砜)
D. 头孢西丁
E. 阿莫西林

31. **不应**在清晨服用的药物是
A. 调血脂药
B. 抗高血压药
C. 糖皮质激素类药物
D. 抗抑郁药
E. 茶碱类抗哮喘药(长效制剂除外)

32. 治疗阿米巴肝脓肿的首选药是
A. 喹碘方　　B. 巴龙霉素
C. 大蒜素　　D. 甲硝唑
E. 乙酰胂胺

33. 常见的群体药动学模型是
A. DAS
B. TDM
C. Bayesian
D. NONMEM
E. Michaelis-Menten

34. 叙述试验的背景、理论基础和目的,试验设计、方法和组织,包括统计学考虑、试验执行和完成条件的临床试验主要文件是
A. 病例报告表　　B. 总结报告
C. 研究者手册　　D. 试验方案
E. 知情同意书

35. 能选择性地干扰甲型流感 RNA 病毒进入宿主细胞,抑制病毒脱壳及核酸释放的药物是
A. 碘苷　　B. 金刚烷胺
C. 阿昔洛韦　　D. 阿糖腺苷
E. 氟胞嘧啶

36. 吗啡**禁用于**
A. 慢性消耗性腹泻
B. 脑肿瘤引起的头痛
C. 烧伤疼痛
D. 骨折引起的头痛
E. 心源性哮喘

37. 口服丙磺舒减少青霉素的排泄,从而使药效增强。是因为
A. 影响药物在肝脏的代谢
B. 影响体内的电解质平衡
C. 干扰药物从肾小管分泌
D. 改变药物从肾小管重吸收
E. 影响药物吸收

38. 下列药物中,与雌激素、黄体酮同时使用能降低其避孕效果的是
A. 卡马西平　　B. 氢氯噻嗪
C. 赖诺普利　　D. 普鲁卡因胺
E. 维拉帕米

39. 非甾体抗炎药最常见的特有的不良反应是
A. 肾损伤
B. 中枢神经系统毒性
C. 粒细胞减少
D. 肝损伤
E. 胃肠道反应

40. 下列属于阿托品的**禁忌证**是
A. 胃肠绞痛
B. 心动过缓
C. 青光眼
D. 中毒性休克
E. 虹膜睫状体炎

41. 在胎儿发育过程中用药不当可造成
A. 瘙痒、变态反应
B. 遗传效应

C. 与遗传有关的特异质反应
D. 后遗效应
E. 耳聋、失明、智力低下，甚至死胎

42. 催产时在胎盘娩出前**禁用**的药物是
A. 米非司酮
B. 麦角胺、麦角新碱
C. 地诺前列酮
D. 硫前列酮
E. 地诺前列素

43. 对危重新生儿最可靠的给药方式是
A. 口服给药 B. 直肠给药
C. 静脉给药 D. 皮下注射
E. 肌内注射

44. 关于小儿用药的注意事项，**不正确**的是
A. 不能滥用抗生素、维生素、解热镇痛药及丙种球蛋白
B. 严格掌握剂量，注意用药间隔，必要时监测血药浓度
C. 选择适当的给药途径，为防止婴儿哭闹，静脉滴注速度要快
D. 对能吃奶的孩子尽量采用口服给药
E. 对较大的婴幼儿，循环较好的可以肌内注射

45. 治疗癫痫大发作合并小发作的首选药是
A. 乙琥胺 B. 卡马西平
C. 丙戊酸钠 D. 苯妥英钠
E. 氯硝西泮

46. 治疗癫痫持续状态的首选药是
A. 地西泮 B. 苯巴比妥
C. 劳拉西泮 D. 水合氯醛
E. 异戊巴比妥

47. 碳酸锂中毒的主要表现是
A. 肝损伤
B. 血压下降
C. 心律失常
D. 肾功能下降
E. 中枢神经系统症状

48. 有些需经肝药酶作用解毒的药物，肝药酶活性不足可
A. 对药物毒性无影响
B. 降低药物毒性
C. 降低药物作用
D. 增加药物毒性
E. 增加药物作用

49. 缺钙对成年人可引起骨质疏松症，而对小儿可引起
A. 性早熟
B. 骨质生长
C. 牙齿黄染
D. 佝偻病
E. 身体增高

50. 关于老年人的药物代谢动力学的叙述，正确的是
A. 地高辛的分布容积随年龄增长而增加
B. 老年人的肝功能逐年下降
C. 老年人的肾功能无明显改变
D. 老年人的脂肪量减少，水增加
E. 老年人的胃酸增加，胃排空时间延迟

51. 氟哌啶醇的作用类似于
A. 哌替啶 B. 吗啡
C. 氯丙嗪 D. 氯噻平
E. 利血平

52. 与异烟肼合用，肝炎的发病率比单用时高10倍的药物是
A. “梅花K”黄柏胶囊
B. 维拉帕米
C. 利福平
D. 特非那定
E. 红霉素

53. 肝脏疾病对药物代谢的影响表现在
A. 生物利用度降低
B. 血中的游离药物减少
C. 肝清除率下降
D. 血浆半衰期缩短
E. 药物在肝脏中的代谢增加

54. 阿司匹林**不具有**的作用是
A. 抗风湿
B. 镇痛
C. 直接抑制体温调节中枢
D. 抗血小板聚集与抗血栓形成
E. 高剂量抑制 PGI_2 合成，促进血栓形成

55. 强效利尿药与氨基糖苷类配伍应用可造成
A. 听神经和肾功能不可逆性损伤
B. 肝损伤
C. 骨髓抑制
D. 胃肠道不良反应
E. 中枢神经系统不良反应

56. 苯二氮䓬类中毒时可注射的特异性治疗药物是
A. 纳洛酮　B. 卡马西平
C. 氟马西尼　D. 氟乙酰胺
E. 甘氟

57. 用于治疗吗啡、哌替啶急性中毒的药物是
A. 谷胱甘肽　B. 烯丙吗啡
C. 亚硝酸钠　D. 双解磷
E. 双复磷

58. 氢氧化钠灼伤的正确急救处理是
A. 先用大量水洗，然后用30%~50%乙醇擦洗，再用饱和硫酸钠溶液湿敷
B. 用1%~5%氯化钠溶液冲洗
C. 先用2%乙酸冲洗，然后用清水冲洗，再用3%硼酸溶液湿敷，或用5%~10%硼酸软膏外涂
D. 用5%碳酸氢钠溶液冲洗，继用清水冲洗，再涂氧化镁甘油
E. 用饱和的氢氧化钙溶液冲洗

59. Ⅲ期临床试验的病例数应大于
A. 100例　B. 300例
C. 500例　D. 700例
E. 1 000例

60. 下列物质中毒具有缺氧和抑制酶活性的双重中毒机制的是
A. 氰化物　B. 汽油
C. 硫化氢　D. 棉酚
E. 砒霜

二、以下提供若干个案例，每个案例下设若干个考题，请根据各考题题干所提供的信息，在每题下面A、B、C、D、E五个备选答案中选择一个最佳答案。

（61~66题共用题干）

某医院采购的药品有维生素B_1注射剂、维生素B_{12}注射剂、维生素C注射剂、青霉素钠注射液、葡萄糖酸钙注射液、异丙肾上腺素、中药饮片若干、天麻丸、六味地黄丸和10%氯化钠注射液、胰岛素注射液等。

61. 药品储存管理**不正确**的是
A. 天麻丸与葡萄糖注射液分库储存
B. 中药饮片与中成药同库储存
C. 六味地黄丸与西药片剂同区储存
D. 药品库可以储存非药用物品
E. 药品入库不可混库（混区）储存

62. 下列2种药品应分别存放管理的是
A. 维生素B_1、维生素B_{12}
B. 青霉素、维生素C
C. 碳酸氢钠、异丙肾上腺素
D. 葡萄糖酸钙、氯化钠注射液
E. 天麻丸、六味地黄丸

63. 下列药品库房的湿度**不合适**的是
A. 30%　B. 45%
C. 60%　D. 70%
E. 75%

64. 在养护中发现六味地黄丸的效期还有5个月28天，对该药品的处置**不正确**的是
A. 调剂室药师拒绝发放
B. 需要放到药库的绿色区域
C. 需要放到中成药库中保存
D. 调剂室不应该领取
E. 采购员与商业协调退回药品

65. 药品堆码摆放**不正确**的做法是
A. 与散热器或者供暖设施的间距不小于30cm
B. 距离墙壁的间距不少于20cm
C. 距离房顶及地面的间距不小于10cm
D. 库房内的通道宽度不小于200cm
E. 照明灯垂直下方与货垛的距离不小于50cm

66. 胰岛素注射液要求冷处保存，正确的温度管理要求是
A. 0~10℃　B. 2~10℃
C. 2~8℃　D. 20℃以下
E. 0~20℃

（67~69题共用题干）

为加强管理，防止中毒或死亡事故的发生，医疗用毒性药品要根据国家制定的《医疗用毒性药品管理办法》进行特殊管理。

67. 关于医疗用毒性药品管理的说法，**不正确**的是

A. 医疗用毒性药品是指毒性剧烈,治疗剂量与中毒剂量相近,药品使用不当会致人中毒或死亡的药品
B. 毒性药品的验收和收货均应实行双符合
C. 毒性药品应专人、专柜加锁管理
D. 医疗用毒性药品可以和常规药品一起按需采购
E. 医疗用毒性药品分为西药和中药两大类

68. 医疗用毒性药品处方的保存年限是
A. 半年　B. 1 年
C. 2 年　D. 3 年
E. 4 年

69. 医疗用毒性药品处方纸张的颜色是
A. 绿色　B. 黄色
C. 红色　D. 粉色
E. 白色

(70~72 题共用题干)

正确使用药品能获得最优用药效果,而不正确使用药品可能会发生用药问题和伤害。作为药师,提供药品的准确信息是指导患者用药的必不可少的技能。

70. 关于药物的使用的说法,**不正确**的是
A. 服用咽喉含片时让其在口中溶解,不要咀嚼
B. 服用咽喉含片,在药物溶解后的一段时间内不要吃东西或饮用任何液体
C. 咽喉含片都可以用来缓解喉咙疼痛、镇咳或治疗咽喉炎
D. 用喉部喷雾剂给药时,应张大嘴并尽可能地向口腔后部喷射药物
E. 喉部喷雾剂没有害处,因此都可以咽下

71. 关于胶囊剂的叙述,**不正确**的是
A. 吸收好,生物利用度高
B. 可提高药物的稳定性
C. 可避免肝脏首过效应
D. 可掩盖药物的不良气味
E. 使用方便

72. 用药指导的基本内容**不包括**
A. 用药目的　B. 用法用量
C. 不良反应　D. 注意事项
E. 自我诊断

(73~75 题共用题干)

患者,男,35 岁。因感冒就医。近期患者有非洲旅行史,感冒症状呈周期性。临床诊断为疟疾。

73. 该患者可选用的治疗药物是
A. 注射用头孢他啶粉针
B. 复方奎宁注射液
C. 奥司他韦口服制剂
D. 磺胺苯吡唑片
E. 庆大霉素注射液

74. 用药后患者出现溶血,可能的原因是该患者
A. 葡糖 -6- 磷酸脱氢酶缺陷
B. 胆碱酯酶缺陷
C. 乙酰脱氢酶缺陷
D. 21- 羟化酶缺陷
E. 二氢嘧啶酶缺陷

75. 用药后患者出现溶血,这一药物不良反应属于
A. 副作用　B. 毒性反应
C. 特异质反应　D. 继发反应
E. 变态反应

(76~78 题共用题干)

患者,女,50 岁。临床诊断为类风湿关节炎活动期。

76. 药物治疗方案首选
A. 甲氨蝶呤 + 柳氮磺吡啶
B. 泼尼松龙 + 柳氮磺吡啶
C. 羟氯喹 + 泼尼松龙
D. 来氟米特 + 柳氮磺吡啶
E. 硫代苹果酸金钠 + 泼尼松龙

77. 因缓解病情药起效较慢,该患者短期用糖皮质激素,适宜的给药方案是
A. 甲泼尼龙静脉冲击
B. 关节腔内注射地塞米松
C. 口服小剂量泼尼松龙
D. 布地奈德雾化吸入
E. 静脉滴注甲泼尼龙

78. 糖皮质激素治疗的禁忌证是
A. 高脂血症
B. 全身性真菌感染
C. 结石
D. 谷草转氨酶升高
E. 高尿酸血症

(79~81 题共用题干)

患者,男,72 岁。癌症晚期,NRS 估值 9。

79. 该患者宜选用的阿片类镇痛药是
A. 塞来昔布　B. 双氯芬酸
C. 可待因　D. 布桂嗪
E. 吗啡

80. 若该药物的镇痛效果不佳，可更换的药物是
A. 可待因 B. 地塞米松
C. 芬太尼 D. 加巴喷丁
E. 阿米替林

81. 长期用阿片类药物治疗癌性疼痛，持续存在的不耐受的不良反应是
A. 恶心 B. 呕吐
C. 嗜睡 D. 头晕
E. 便秘

（82~84 题共用题干）

患儿，女，7 岁。因癫痫发作就诊，临床分类不确定。

82. 患儿癫痫初治的首选药是
A. 乙琥胺 B. 丙戊酸钠
C. 地西泮 D. 托吡酯
E. 苯巴比妥

83. 若用药后未达到预期治疗目的，最可能的原因是
A. 给药剂量太小
B. 给药剂量过大
C. 该药物对全面性强直阵挛发作无效
D. 血药浓度尚未达到有效血药浓度
E. 该药物为肝药酶诱导剂，自身代谢加速

84. 若上述药物的疗效不佳，改变治疗方案，该患者宜选的药物是
A. 加巴喷丁
B. 氯硝西泮
C. 奥卡西平
D. 卡马西平
E. 左乙拉西坦

（85~87 题共用题干）

艾滋病的药物治疗包括艾滋病抗病毒治疗及常见感染的治疗。

85. 艾滋病抗病毒治疗的首选方案是
A. 干扰素 + 利巴韦林 + 齐夫多定
B. 齐夫多定 + 拉米夫定 + 奈韦拉平
C. 干扰素 + 阿德福韦 + 两性霉素 B
D. 干扰素 + 利巴韦林
E. 齐夫多定 + 利巴韦林

86. 若该患者合并巨细胞感染，首选药是
A. 依非韦伦
B. 干扰素
C. 更昔洛韦
D. 异烟肼
E. 复方磺胺甲噁唑

87. 若治疗效果不佳需调整用药方案，艾滋病合并巨细胞感染的次选药是
A. 干扰素 B. 膦甲酸钠
C. 利福平 D. 制菌霉素
E. 阿米卡星

（88~90 题共用题干）

患者，女，42 岁。因乳腺癌就诊。乳腺癌的药物治疗以化疗和内分泌治疗为主。

88. 该患者的首次化疗药物宜选择
A. 紫杉类 B. 蒽环类
C. 铂类 D. 孕激素
E. 生物制剂

89. 若治疗失败需调整化疗方案，宜选择
A. 紫杉类
B. 蒽环类
C. 铂类
D. 孕激素
E. 芳香化酶抑制剂

90. 该患者未绝经，内分泌治疗药物宜选择
A. 孕激素 B. 托瑞米芬
C. 他莫昔芬 D. 卡培他滨
E. 铂类

（91~93 题共用题干）

患者，女，32 岁。妊娠 6 个月，因软弱无力、面色苍白就诊，诊断为缺铁性贫血。

91. 首选的治疗方案是
A. 肌内注射右旋糖酐铁
B. 口服硫酸亚铁
C. 静脉注射右旋糖酐铁
D. 静脉滴注亚铁制剂
E. 吸入亚铁制剂

92. 按上述方案治疗，易出现的不良反应是
A. 皮肤黄染
B. 眼泪呈橘红色
C. 牙齿变黑
D. 肝、肾功能异常
E. 溶血性病变

93. 为增加药物吸收，可同服的药物是
A. 西咪替丁 B. 维生素 C
C. 二巯丙醇 D. 去铁胺
E. 胰酶

（94~96 题共用题干）

胃部分切除患者，因软弱无力就医，临床诊断为巨幼细胞贫血。

94. 该患者应终身维持使用的治疗药物是
A. 维生素 A　B. 维生素 B_6
C. 维生素 B_{12}　D. 维生素 D
E. 维生素 K_1

95. 该患者宜合并使用的药物是
A. 叶酸　B. 维生素 A
C. 苯妥英钠　D. 维生素 C
E. 雄激素

96. 上述治疗后贫血改善不明显，应注意补充
A. 叶酸　B. 钙剂
C. 蛋白质　D. 铁剂
E. 葡萄糖

（97~100 题共用题干）

在一项免疫检查点抑制剂联合化疗用于广泛期小细胞肺癌患者一线治疗的有效性与安全性研究中，纳入 4 项随机对照试验。与单纯化疗相比，免疫检查点抑制剂联合化疗一线治疗广泛期小细胞肺癌延长总生存期（HR 0.76，95% CI 0.68~0.86；P<0.000 01），延缓疾病进展（HR 0.76，95% CI 0.68~0.84；P<0.000 01）。安全性分析显示免疫介导的不良事件（HR 3.77，95% CI 1.99~7.15；P<0.000 1）在免疫检查点抑制剂加化疗后显著增加。提示免疫检查点抑制剂联合化疗作为一线治疗可以显著改善广泛期小细胞肺癌患者的总生存期和无进展生存期，但应警惕免疫疗法引起的不良反应。

97. 上述研究类型属于
A. 病例分析　B. 随机分析
C. 队列分析　D. 回顾性分析
E. 荟萃分析

98. 上述循证医学证据属于
A. 一级证据　B. 二级证据
C. 三级证据　D. 四级证据
E. 五级证据

99. 此类研究的研究步骤**不包括**
A. 确定主题
B. 组织多中心大样本随机对照试验
C. 确定文献纳入与排除标准
D. 制订检索策略
E. 文献质量评价

100. 在循证医学中，医师在临床实践中建立诊治决策的基础是
A. 临床经验
B. 患者选择
C. 经典教科书
D. 临床研究
E. 最新、最佳的研究证据，临床经验和患者选择 3 个方面的恰当结合

全国卫生专业技术资格考试

药学（中级）专业

模拟试卷（五）

全国卫生专业技术资格考试

药学（中级）专业（基础知识）

姓　　　　名：________________

准 考 证 号：________________

建议完成时间：　　90 分钟　　

成　　　　绩：________________

一、以下每一道题下面有 A、B、C、D、E 五个备选答案。请从中选择一个最佳答案。

1. 骨骼肌细胞中横管的作用是
   A. 储存 Ca^{2+}
   B. 使 Ca^{2+} 进入细胞的通道
   C. 参与物质交换
   D. 使 Ca^{2+} 和肌钙蛋白结合
   E. 将兴奋传向细胞的深处

2. 心脏迷走神经的作用是
   A. 减慢心率,减慢传导,增强收缩力
   B. 增加心率,加速传导,减弱收缩力
   C. 减慢心率,减慢传导,减弱收缩力
   D. 增加心率,加速传导,增强收缩力
   E. 减慢心率,加速传导,减弱收缩力

3. 决定肺泡气体交换方向的主要因素是
   A. 呼吸膜的面积
   B. 呼吸膜的通透性
   C. 气体的分子量
   D. 气体的分压差
   E. 气体在血液中的溶解度

4. 给高热患者使用冰袋是为了增加
   A. 辐射散热
   B. 对流散热
   C. 蒸发散热
   D. 传导散热
   E. 对流散热和蒸发散热

5. 肾小球有效滤过压等于
   A. 肾小囊胶体渗透压 -(肾小球毛细血管血压 + 肾小囊内压)
   B. 肾小球毛细血管血压 -(血浆胶体渗透压 + 肾小囊内压)
   C. 肾小囊内压 -(肾小球毛细血管血压 + 肾小囊胶体渗透压)
   D. 肾小囊内压 +(肾小球毛细血管血压 - 血浆胶体渗透压)
   E. 血浆胶体渗透压 + 肾小球毛细血管血压 - 肾小囊内压

6. 终板电位是
   A. 动作电位　　B. 阈电位
   C. 局部电位　　D. 后电位
   E. 静息电位

7. 血中的激素浓度很低,但生理作用却非常明显,这是因为
   A. 细胞内存在高效能的生物放大系统
   B. 激素的半衰期非常长
   C. 激素分泌的持续时间非常长
   D. 激素的特异性很高
   E. 激素在体内随血液分布至全身

8. 关于胃蛋白酶的叙述,正确的是
   A. 由壁细胞分泌胃蛋白酶原
   B. 在碱性环境中活性增高
   C. 反馈性抑制胃蛋白酶原的激活
   D. 胃酸激活胃蛋白酶原
   E. 将大量蛋白质分解为氨基酸

9. 原核生物和真核生物核糖体都含有的 rRNA 是
   A. 18S rRNA　　B. 5S rRNA
   C. 5.8S rRNA　　D. 16S rRNA
   E. 23S rRNA

10. 氨基酸在等电点时是
    A. 非极性分子　　B. 疏水分子
    C. 兼性离子　　D. 阳离子
    E. 阴离子

11. 当酶被底物饱和后,如再增加底物浓度,下列叙述正确的是
    A. 反应速度不再增加
    B. 反应速度随底物浓度的增加而加快
    C. 形成酶 - 底物复合物增多
    D. 随着底物浓度的增加酶失去活性
    E. 增加抑制剂反应速度反而加快

12. 下列属于酮体的物质是
    A. 草酰乙酸　　B. 丙酮酸
    C. 丙酮　　D. 丙二酸
    E. 琥珀酸

13. 肝性脑病患者应用肠道抗生素的目的是
    A. 防治胃肠道感染
    B. 预防肝胆系统感染
    C. 抑制肠道对氨的吸收
    D. 防止腹水感染
    E. 抑制肠道细菌,减少氨的产生和吸收

14. 在呼吸衰竭导致肺性脑病的发生机制中起主要作用的是

A. 缺氧使细胞内能量生成障碍
B. 缺氧使细胞内酸中毒
C. 缺氧使脑血管扩张
D. 缺氧使血管壁通透性增加
E. 二氧化碳分压升高使脑细胞酸中毒和脑血管扩张

15. 下列**不是**胆固醇代谢产物的是
A. 胆汁酸　　B. 雄激素
C. 雌二醇　　D. 维生素 D_3
E. 抗利尿激素

16. 下列物质中，**不是**自由基清除剂的是
A. 维生素 C　　B. 谷胱甘肽
C. $FeSO_4$　　D. 丹参
E. 甘露醇

17. 单核吞噬细胞系统功能障碍容易诱发弥散性血管内凝血的原因是
A. 循环血液中促凝物质的生成增加
B. 循环血液中促凝物质的清除减少
C. 循环血液减少，凝血活酶生成增加
D. 体内的大量血管内皮细胞受损
E. 循环血液中抗凝物质的清除过多

18. 最直接将核苷酸代谢和糖代谢相联系的物质是
A. 葡萄糖
B. 6- 磷酸葡萄糖
C. 1- 磷酸葡萄糖
D. 1,6- 二磷酸果糖
E. 5- 磷酸核糖

19. 关于镰状细胞贫血患者血红蛋白分子中的氨基酸的叙述，正确的是
A. α 亚基第 6 位的谷氨酸变为缬氨酸
B. β 亚基第 6 位的谷氨酸变为缬氨酸
C. α 亚基第 6 位的缬氨酸变为谷氨酸
D. β 亚基第 6 位的缬氨酸变为谷氨酸
E. β 亚基第 6 位的缬氨酸缺失

20. 丙酮酸氧化脱羧生成的物质是
A. 草酰乙酸
B. HMG-CoA
C. 乙酰 CoA
D. 乙酰乙酰 CoA
E. 丙二酸单酰 CoA

21. 急性应激对免疫系统可表现为
A. 外周血吞噬细胞数目增多
B. C 反应蛋白减少
C. 补体水平等降低
D. 外周血吞噬细胞活性降低
E. B 细胞减少

22. 关于高钙血症对机体的影响，下列**不存在**的是
A. 肾小管损伤
B. 心肌的传导性降低
C. 心肌的兴奋性升高
D. 异位钙化
E. 神经肌肉的兴奋性降低

23. 关于中药有效成分提取与分离方法的叙述，正确的是
A. 具有酚羟基的黄酮类和蒽醌类成分可采用酸提取碱沉淀的方法分离
B. 萃取时各成分在两相溶剂中的分配系数越接近，分离效果越好
C. CO_2 超临界流体萃取法适合提取对热不稳定的成分
D. 连续回流提取法的溶剂消耗量大，且不适合提取对热不稳定的成分
E. 水蒸气蒸馏法适合提取三萜皂苷类成分

24. 慢性呼吸性酸中毒时机体代偿的主要方式是
A. 细胞外液缓冲　　B. 呼吸代偿
C. 细胞内液缓冲　　D. 肾脏代偿
E. 骨骼代偿

25. 下列适合提取次生苷的方法是
A. 30~40℃ 50% 乙醇水溶液提取
B. 常温 80% 乙醇水溶液提取
C. 常温甲醇提取
D. 常温三氯甲烷提取
E. 60℃以上水提取

26. 某慢性肾功能不全患者因上腹部不适、呕吐而入急诊室，血气分析及电解质测定结果如下：pH 7.40，$PaCO_2$ 5.90kPa（44mmHg），HCO_3^- 26mmol/L，Na^+ 142mmol/L，Cl^- 96mmol/L。该患者属于的酸碱平衡紊乱是
A. AG 增高型代谢性酸中毒
B. AG 正常型代谢性酸中毒
C. AG 增高型代谢性酸中毒合并代谢性碱

中毒

D. AG 正常型代谢性酸中毒合并代谢性碱中毒

E. 呼吸性碱中毒合并代谢性酸中毒

27. 属于细菌基本结构的是

A. 鞭毛　　B. 荚膜

C. 芽孢　　D. 细胞壁

E. 菌毛

28. 关于病毒的基本性状的叙述,**错误**的是

A. 体积微小,无细胞结构

B. 含有 DNA 和 RNA

C. 只能在活细胞中复制

D. 对干扰素敏感

E. 耐冷,不耐热

29. 经常发生变异而导致流行的病毒是

A. 腮腺炎病毒

B. 流感病毒

C. 鼻病毒

D. 麻疹病毒

E. 呼吸道合胞病毒

30. 病毒的增殖方式是

A. 减数分裂　　B. 二分裂

C. 复制　　D. 分枝

E. 芽生

31. 患者,男,32 岁。因消化性溃疡入院。胃黏膜组织活检材料经 37℃微需氧环境培养 5d 后出现菌落,染色镜检见革兰氏阴性菌体弯曲的细菌,氧化酶阳性。该菌最可能是

A. 空肠弯曲菌　　B. 副溶血性弧菌

C. 流感嗜血杆菌　　D. 幽门螺杆菌

E. 胎儿弯曲菌

32. 与 A 群链球菌感染**无关**的疾病是

A. 蜂窝织炎

B. 猩红热

C. 急性肾小球肾炎

D. 败血症

E. 假膜性结肠炎

33. 无肝脏首过效应,生物利用度可达 100% 的是

A. 单硝酸异山梨酯

B. 硝苯地平

C. 氯贝丁酯

D. 吉非罗齐

E. 洛伐他汀

34. 关于单纯疱疹病毒的说法,**错误**的是

A. 体验 HSV-1 和 HSV-2 两种血清型

B. 传染源是患者和病毒携带者

C. 大多数为显性感染

D. 原发感染多为潜伏感染

E. 为双链 DNA 病毒

35. 关于林可霉素的临床用途的叙述,正确的是

A. 具有抗铜绿假单胞菌活性

B. 用于治疗心绞痛

C. 用于治疗高胆固醇血症和混合性高脂血症

D. 可长期用于类风湿关节炎的治疗

E. 可治疗神经官能症的焦虑和紧张状态

36. 磺胺嘧啶的化学结构是

A. 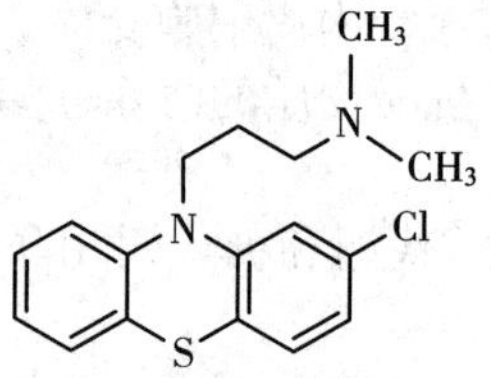 (结构式:CH_3、N、CH_3、N、Cl、S)

B. 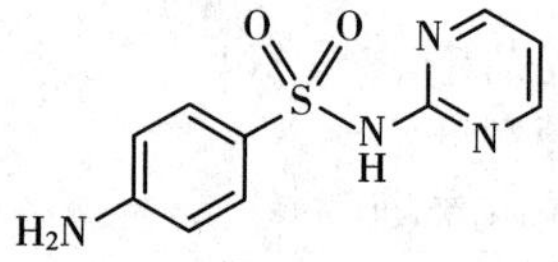 (结构式:O、O、S、N、H、N、N、H_2N)

C. 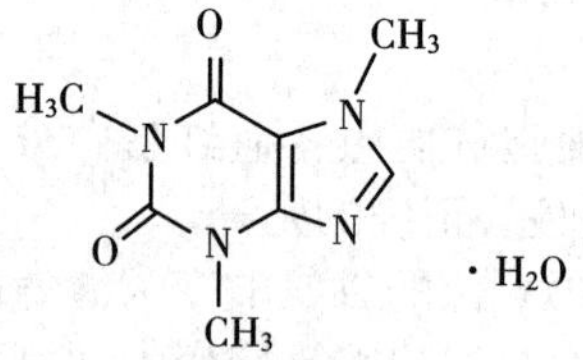 (结构式:O、CH_3、H_3C、N、N、O、N、N、CH_3) $\cdot H_2O$

D. 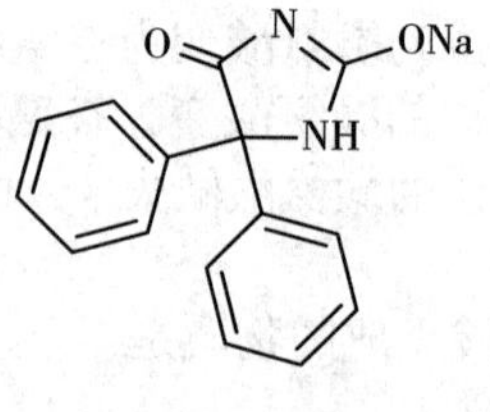 (结构式:O、N、ONa、NH)

E. 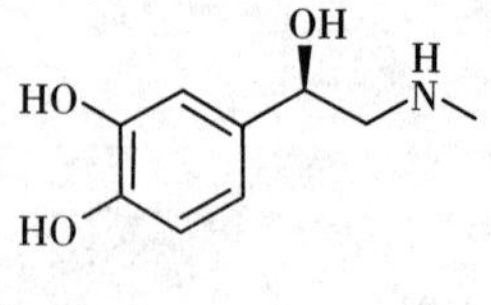 (结构式:OH、HO、H、N、HO)

37. 对乙酰氨基酚的毒性代谢产物是
A. *N*- 乙酰亚胺醌
B. *N*- 甲酰亚胺酚
C. *N*- 乙酰亚胺酮
D. *N*- 丙酰亚胺醌
E. *N*- 丁酰亚胺醌

38. 利福平的主要临床用途是
A. 治疗和预防流脑的首选药
B. 与硝酸银溶液反应，产物有抗菌和收敛作用
C. HMG-CoA 还原酶抑制剂，用于降血脂
D. 对结核分枝杆菌有抑制和杀灭作用
E. 抗肝、肾及心脏移植排斥反应

39. 目前已知的生物毒素中毒性最强的是
A. 白喉外毒素
B. 肉毒毒素
C. 破伤风痉挛毒素
D. 破伤风溶血毒素
E. 志贺菌外毒素

40. 可区分 3- 羟基黄酮和 5- 羟基黄酮的显色反应是
A. 三氯化铁反应
B. 二氯氧化锆 - 枸橼酸反应
C. 盐酸 - 镁粉反应
D. 四氢硼钠反应
E. 醋酐 - 浓硫酸反应

41. 吸入气雾剂应检查雾滴（粒）分布，雾滴（粒）大小应控制在
A. 50μm 以下，其中大多数应为 10μm 以下
B. 50μm 以下，其中大多数应为 5μm 以下
C. 20μm 以下，其中大多数应为 10μm 以下
D. 10μm 以下，其中大多数应为 5μm 以下
E. 10μm 以下，其中大多数应为 2μm 以下

42. 生物碱的主要生物合成途径是
A. 氨基酸途径
B. 桂皮酸途径
C. 莽草酸途径
D. 复合途径
E. 乙酸 - 丙二酸途径

43. 具有很好的抗癌活性，并作为临床上抗肿瘤药的是
A. 胡椒酮　　B. 梓醇
C. 紫杉醇　　D. 银杏内酯
E. 人参皂苷

44. 栓剂的融变时限项目检查时所采用的介质是
A. 37.0℃ ± 0.5℃水
B. 37.0℃ ± 0.5℃稀盐酸
C. 37.0℃ ± 0.5℃磷酸盐缓冲溶液
D. 20.0℃ ± 0.5℃水
E. 20.0℃ ± 0.5℃稀盐酸

45. 设总件数为 400 件，随机取样数是
A. 10 件　　B. 11 件
C. 12 件　　D. 16 件
E. 21 件

46. 标示量为 2~50ml 的注射液检查装量时，应取供试品
A. 3 支　　B. 5 支
C. 6 支　　D. 10 支
E. 20 支

47. 在临床上作为抗血小板聚集药的是
A. 绿原酸　　B. 阿魏酸钠盐
C. 秋水仙碱　　D. 苦参碱
E. 天花粉蛋白

48. 片剂重量差异的结果判断正确的是
A. 超出重量差异限度的不得多于 5 片，并不得有 3 片超出限度 1 倍
B. 超出重量差异限度的不得多于 5 片，并不得有 1 片超出限度 2 倍
C. 超出重量差异限度的不得多于 5 片，并不得有 2 片超出限度 1 倍
D. 超出重量差异限度的不得多于 3 片，并不得有 1 片超出限度 1 倍
E. 超出重量差异限度的不得多于 2 片，并不得有 1 片超出限度 1 倍

49. 药品质量跟踪报告制度应覆盖的范围**不包括**
A. 药检科　　B. 药库
C. 调剂室　　D. 病区病房
E. 出院患者

50. 某中药的水提取液于试管中振摇能产生持久的泡沫，则该水溶液中可能含有

A. 皂苷 B. 生物碱
C. 蒽醌 D. 黄酮
E. 香豆素

51. 下列属于甾体类化合物的是
A. 龙脑 B. 青蒿素
C. 紫杉醇 D. 黄芩苷
E. 地高辛

52. 主要用于治疗焦虑症、一般性失眠和神经症的药物是
A. 吗啡
B. 地西泮
C. 阿司匹林
D. 盐酸哌替啶
E. 盐酸普萘洛尔

53. 临床用于治疗癫痫大发作的药物是
A. 卡马西平
B. 氯丙嗪
C. 地西泮
D. 盐酸普鲁卡因
E. 盐酸利多卡因

54. 盐酸哌替啶的体内代谢产物是
A. 去甲哌替啶、哌替啶碱和去甲哌替啶碱
B. 羟基哌替啶、哌替啶酸和去甲哌替啶酸
C. 羟基哌替啶、哌替啶碱和去甲哌替啶碱
D. 去甲哌替啶、羟基哌替啶和去甲哌替啶碱
E. 去甲哌替啶、哌替啶酸和去甲哌替啶酸

55. 气雾剂的检查项目中,与每揿主药含量、含量均匀度和喷出药物粒径相关的是
A. 每瓶总吸次 B. 每瓶总喷次
C. 泄漏率 D. 无菌
E. 溶化性

56. *N*-(4-羟基苯基)乙酰胺属于
A. 中国药品通用名
B. INN
C. 化学名
D. 商品名
E. 俗名

57. 尼可刹米的作用是
A. 治疗中枢性呼吸及循环衰竭
B. 改善轻度阿尔茨海默病患者的认知能力
C. 消除肝腹水和心源性水肿
D. 降血压
E. 广谱抗病毒药

58. 下列可用于治疗过敏性鼻炎的药物是
A. 马来酸氯苯那敏
B. 盐酸雷尼替丁
C. 硝苯地平
D. 盐酸肾上腺素
E. 硫酸阿托品

59. 盐酸雷尼替丁临床上用于治疗
A. 十二指肠溃疡
B. 慢性心绞痛
C. 高血压
D. 动脉粥样硬化
E. 阿尔茨海默病

60. 治疗实体瘤的首选药是
A. 卡莫氟 B. 氟尿嘧啶
C. 阿糖胞苷 D. 巯嘌呤
E. 塞替派

61. 在衡量拖尾因子时用到的参数是
A. W B. $W_{1/2h}$
C. $W_{0.1h}$ D. $W_{0.05h}$
E. $W_{0.01h}$

62. 盐酸四环素最易溶于
A. 水 B. 乙醇
C. 三氯甲烷 D. 乙醚
E. 丙酮

63. 第一个用于临床的广谱半合成青霉素是
A. 苯唑西林钠 B. 青霉素钠
C. 氨苄西林钠 D. 阿莫西林
E. 头孢哌酮

64. 单独使用无效,需与青霉素类联合使用的是
A. 克拉维酸 B. 亚胺培南
C. 苯唑西林 D. 氨曲南
E. 阿莫西林

65. 药品检验的内容**不包括**
A. 委托检验 B. 出厂检验
C. 复核检验 D. 注册检验
E. 仲裁检验

66. 取用量为“约”若干时，是指取用量不得超过规定量的
A. ±1%
B. ±3%
C. ±5%
D. ±10%
E. ±15%

67.《中国药典》(2020年版）中亚硝酸钠滴定法进行含量测定的指示方法是
A. 自身指示法
B. 外指示剂法
C. 内指示剂法
D. 电位法
E. 永停滴定法

68.《中国药典》(2020年版）中阿司匹林原料药的质量标准收录于
A. 药典一部
B. 药典二部
C. 药典三部
D. 药典四部
E. 药典增补本

69. 用滴定法进行准确度考查时，回收率一般要求达
A. 99.7%~100.3%
B. 98%~102%
C. 80%~120%
D. 100%
E. 不低于90%

70. 在设计的范围内，测试结果与试样中的被测物浓度直接成正比关系的程度称为
A. 准确度
B. 精密度
C. 专一性
D. 线性
E. 范围

71. 地西泮可采用非水溶液滴定法测定含量，是由于其分子结构中的氮原子具有
A. 中性
B. 强酸性
C. 弱酸性
D. 强碱性
E. 弱碱性

72. 我国现行的法定药品质量标准是
A.《中国药典》和NMPA颁布的药品标准
B.《中国药典》和企业药品标准
C. 局颁药品标准和企业药品标准
D.《中国药典》和临床研究用药品标准
E.《中国药典》和暂行或试行药品标准

73. 常用的光谱鉴别法是
A. 荧光分析法和红外光谱鉴别法
B. 荧光分析法和紫外光谱鉴别法
C. 紫外光谱鉴别法和红外光谱鉴别法
D. 原子吸收分光光度法和荧光分析法
E. 原子吸收分光光度法和质谱法

74. 药物中的杂质主要来源于
A. 生产过程和贮存过程
B. 贮存过程和分析试验过程
C. 生产过程和临床应用过程
D. 贮存过程和临床应用过程
E. 分析试验过程和临床应用过程

75. 体内药物分析常用的检测方法是
A. 重量分析法
B. 容量分析法
C. 色谱法
D. 光谱法
E. 微生物法

76. 片重在0.3g及0.3g以上的片剂的重量差异限度是
A. ±7.5%
B. 7.0%
C. 5.0%
D. ±5.0%
E. ±0.5%

77. 固体制剂在规定的介质中，以规定的方法进行检查全部崩解溶散或成碎粒并通过筛网所需时间的限度称为
A. 溶出度
B. 含量均匀度
C. 崩解时限
D. 释放度
E. 融变时限

78. 下列**不属于**注射剂的一般检查项目的是
A. 装量差异
B. 无菌
C. 不溶性微粒
D. 可见异物
E. pH

79. 应用硫代乙酰胺法检查的杂质是
A. 氯化物
B. 硫酸盐
C. 铁盐
D. 重金属
E. 砷盐

80. 测定血浆或血清生物样品时，去除蛋白质常用的水溶性有机溶剂是
A. 乙醚
B. 乙酸乙酯
C. 甲醛
D. 甲酸
E. 甲醇

二、以下提供若干组考题,每组考题共用在考题前列出的 A、B、C、D、E 五个备选答案。请从中选择一个与考题关系最密切的答案。每个备选答案可能被选择一次、多次或不被选择。

(81~82 题共用备选答案)

A. 淋巴细胞
B. 单核细胞
C. 中性粒细胞
D. 嗜酸性粒细胞
E. 嗜碱性粒细胞

81. 白细胞中数量最多的是
82. 参与过敏反应的重要细胞是

(83~84 题共用备选答案)

A. 氨基甲酰磷酸合成酶Ⅰ
B. 磷酸核糖焦磷酸合成酶
C. 天冬氨酸氨基甲酰基转移酶
D. 氨基甲酰磷酸合成酶Ⅱ
E. 鸟氨酸氨基甲酰转移酶

83. 催化参与嘧啶合成的氨基甲酰磷酸的酶是
84. 催化参与尿素合成的氨基甲酰磷酸的酶是

(85~87 题共用备选答案)

A. 可见异物
B. 细菌内毒素
C. 无菌
D. 热原
E. 渗透压摩尔浓度

85. 静脉用注射液应与血液等渗,需要检查的项目是
86. 规定条件下目视可以观测到的不溶性物质是
87. 主要来自革兰氏阴性菌,主要成分是脂多糖和蛋白质的复合物是

(88~89 题共用备选答案)

A. 心肌炎、心包炎
B. 胎儿先天畸形
C. 婴幼儿腹泻
D. 消化性溃疡、胃炎
E. 手足口病

88. 与风疹病毒感染有关的疾病是
89. 与幽门螺杆菌感染有关的疾病是

(90~91 题共用备选答案)

A. 海棠果内酯
B. 双香豆素
C. 芦丁
D. 大豆素
E. 紫杉醇

90. 具有维生素 P 样作用的是
91. 具有雌激素样作用的是

(92~93 题共用备选答案)

A. 酶缺陷的疾病
B. 血浆蛋白和细胞蛋白缺陷的疾病
C. 受体病
D. 膜转运障碍所致的疾病
E. 辅酶Ⅱ不能再生所致的疾病

92. 重症肌无力是
93. 镰状细胞贫血是

(94~95 题共用备选答案)

A. 抗痛风药
B. 调血脂药
C. 降血糖药
D. 抗抑郁药
E. 解热镇痛药

94. 阿司匹林属于
95. 格列本脲属于

(96~97 题共用备选答案)

A. 抗结核药
B. 抗肿瘤药
C. 抗精神病药
D. 抗心绞痛药
E. 利尿药

96. 氮甲属于
97. 盐酸乙胺丁醇属于

(98~100 题共用备选答案)

A. 重量差异检查
B. pH 检查
C. 含量均匀度检查
D. 释放度检查
E. 不溶性微粒检查

98. 属于普通片剂一般检查的是
99. 对于透皮贴剂需要进行的检查是
100. 对于小剂量固体制剂需要进行的检查是

全国卫生专业技术资格考试

药学（中级）专业（相关专业知识）

姓　　　名：________________

准 考 证 号：________________

建议完成时间：90 分钟

成　　　绩：________________

一、以下每一道题下面有 A、B、C、D、E 五个备选答案。请从中选择一个最佳答案。

1. 药筛筛孔的"目"数习惯上是指
   A. 每厘米长度上的筛孔数目
   B. 每平方厘米面积上的筛孔数目
   C. 每英寸长度上的筛孔数目
   D. 每平方英寸面积上的筛孔数目
   E. 每市寸长度上的筛孔数目

2. 下列片剂用药后可缓慢释药,维持疗效几周、几个月甚至几年的是
   A. 多层片　　B. 植入片
   C. 包衣片　　D. 肠溶衣片
   E. 普通缓释片

3. 下列最适合作片剂的崩解剂是
   A. 羟丙甲纤维素
   B. 硫酸钙
   C. 微粉硅胶
   D. 低取代羟丙纤维素
   E. 甲基纤维素

4. 在片剂中加入填充剂的目的是
   A. 吸收药物中含有的水分
   B. 促进药物的吸收
   C. 增加重量和体积
   D. 改善药物的溶出
   E. 掩盖苦味

5. 湿法制粒压片工艺的目的是改善主药的
   A. 可压性和流动性
   B. 崩解性和溶出性
   C. 防潮性和稳定性
   D. 润滑性和抗黏着性
   E. 流动性和崩解性

6. 小剂量药物必须测定
   A. 含量均匀度　　B. 溶出度
   C. 崩解度　　D. 硬度
   E. 脆碎度

7. 包糖衣时,包隔离层的目的是
   A. 形成一层不透水的屏障,防止糖浆中的水分浸入片芯
   B. 尽快消除片剂的棱角
   C. 使其表面光滑平整、细腻坚实
   D. 使片剂美观和便于识别
   E. 增加片剂的光泽和表面的疏水性

8. HPMCP 可作为片剂的
   A. 肠溶衣材料　　B. 糖衣材料
   C. 胃溶衣材料　　D. 崩解剂材料
   E. 润滑剂材料

9. 软胶囊剂俗称
   A. 滴丸　　B. 微囊
   C. 微丸　　D. 胶丸
   E. 微球

10. PVA 的中文名称是
    A. 聚丙烯
    B. 聚氯乙烯
    C. 聚乙烯吡咯烷酮
    D. 聚乙二醇
    E. 聚乙烯醇

11. 常用于 O/W 型乳剂型基质的乳化剂的是
    A. 硬脂酸钙
    B. 羊毛脂
    C. 月桂硫酸钠
    D. 十八醇
    E. 甘油单硬脂酸酯

12. 下列是软膏的水溶性基质的是
    A. 植物油　　B. 聚乙二醇
    C. 泊洛沙姆　　D. 凡士林
    E. 硬脂酸钠

13. 下列**不是**固体分散物的物相鉴定方法的是
    A. 溶解度及溶出速率法
    B. 热分析法
    C. X 射线衍射法
    D. 红外光谱法
    E. 容量分析法

14. 栓剂在常温下是
    A. 固体　　B. 液体
    C. 半固体　　D. 气体
    E. 无定形

15. 下列**不属于**栓剂的水溶性基质是
    A. 甘油明胶
    B. 泊洛沙姆

C. 聚氧乙烯(40)单硬脂酸酯
D. 硬脂酸丙二醇酯
E. 聚乙二醇

16. 下列栓剂的基质中,具有同质多晶型的是
A. 半合成山苍子油脂
B. 可可脂
C. 半合成棕榈油脂
D. 吐温 61
E. 聚乙二醇 4000

17. 关于药物配伍研究的叙述,**错误**的是
A. 固体制剂处方配伍研究通常将少量药物和辅料混合,放入小瓶中,密闭(可阻止水蒸气进入)置于室温及较高温度(如55℃),观察其物理性质的变化
B. 固体制剂处方配伍研究一般均应建立pH- 反应速度图,选择其最为稳定的 pH
C. 对注射剂的配伍,一般是将药物置于含有重金属(同时含有或不含络合剂)或抗氧剂(在含氧或氮的环境中)等附加剂的条件下研究
D. 对口服液体制剂,通常研究药物与乙醇、甘油、糖浆、防腐剂、表面活性剂和缓冲液等的配伍
E. 对药物溶液和混悬液,应研究其在酸性、碱性、高氧环境及加入络合剂和稳定剂时,不同温度下的稳定性

18.《中华人民共和国药典》是由
A. 国家药典委员会制定的药物手册
B. 国家药典委员会组织编纂、出版的药品规格标准的法典
C. 国家颁布的药品集
D. 国家药品监督管理局制定的药品标准
E. 国家药品监督管理局实施的法典

19. 下列药物剂型的分类方法中,**不正确**的是
A. 按给药途径分类
B. 按分散系统分类
C. 按制法分类
D. 按形态分类
E. 按药物种类分类

20. 关于吸入气雾剂的叙述,正确的是
A. 口腔是主要的吸收部位
B. 咽部是主要的吸收部位
C. 可以起到局部治疗作用
D. 药物吸收的速度与药物的脂溶性成反比
E. 药物吸收的速度与药物的分子大小成正比

21. 所谓蛋白质的初级结构是指蛋白质的
A. 一级结构　B. 二级结构
C. 三级结构　D. 四级结构
E. 一、二级结构

22. 酯类降解的主要途径是
A. 光学异构体　B. 聚合
C. 水解　D. 氧化
E. 脱羧

23. 适合油性药液的抗氧剂是
A. 焦亚硫酸钠
B. 亚硫酸氢钠
C. 亚硫酸钠
D. 硫代硫酸钠
E. 叔丁基羟基茴香醚

24. 下列**不属于**固体分散技术的方法是
A. 熔融法
B. 研磨法
C. 溶剂 - 非溶剂法
D. 溶剂 - 熔融法
E. 溶剂法

25. 关于微型胶囊特点的叙述,**错误**的是
A. 微囊能掩盖药物的不良气味
B. 制成微囊能提高药物的稳定性
C. 微囊能防止药物在胃内失活或减少对胃的刺激性
D. 微囊能使液态药物固态化,便于应用与贮存
E. 微囊可提高药物的溶出速率

26. 将挥发油制成包合物的主要目的是
A. 防止药物挥发
B. 减少药物的副作用和刺激性
C. 掩盖药物的不良气味
D. 能使液态药物粉末化
E. 能使药物浓集于靶区

27. 可用于溶蚀性骨架片的材料是
A. 单棕榈酸甘油酯

B. 卡波姆
C. 无毒聚氯乙烯
D. 甲基纤维素
E. 乙基纤维素

28. 若药物主要在胃和小肠吸收,设计成口服缓释、控释制剂,宜设计的给药间隔是
A. 6h　B. 12h
C. 18h　D. 24h
E. 36h

29. 透皮吸收制剂中一般由 EVA 和致孔剂组成的是
A. 背衬层　B. 药物贮库
C. 控释膜　D. 黏附层
E. 保护层

30. 植物性药材浸提过程中的主要动力是
A. 时间　B. 溶剂种类
C. 浓度差　D. 浸提温度
E. 药材粉碎度

31. 液体黏度随剪切应力增加而增大的流动称为
A. 塑性流动　B. 胀性流动
C. 触变流动　D. 牛顿流动
E. 假塑性流动

32. 抑菌剂或其他抗菌药物在表面活性剂溶液中被增溶而降低活性时,此时抑菌剂或其他抗菌药物的用量应
A. 增加
B. 降低
C. 不变
D. 根据环境而定
E. 根据 pH 而定

33. 影响药物增溶量的因素**不包括**
A. 增溶剂的用量
B. 搅拌速度
C. 药物的性质
D. 增溶剂加入的顺序
E. 增溶剂的种类

34. 吐温 80 能使难溶性药物的溶解度增加,吐温 80 的作用是
A. 增溶　B. 助溶
C. 乳化　D. 润湿
E. 潜溶

35. 表面活性剂的结构特征是
A. 有亲水基团,无疏水基团
B. 有疏水基团,无亲水基团
C. 疏水基团和亲水基团均有
D. 有中等极性的基团
E. 无极性基团

36. 下列属于无菌制剂的是
A. 体内植入制剂
B. 酊剂
C. 醑剂
D. 滴鼻剂
E. 芳香水剂

37. 下列剂型中,吸收最快的是
A. 散剂　B. 混悬剂
C. 胶体溶液　D. 溶液剂
E. 胶囊剂

38. 单糖浆的含糖量(g/ml)应是
A. 85%　B. 65%
C. 60%　D. 64.7%
E. 75%

39. 下列**不属于**溶胶剂的特性的是
A. 热力学不稳定
B. 能通过滤纸,而不能透过半透膜
C. 具有布朗运动
D. 不具有丁铎尔现象
E. 胶粒带电

40. 混悬剂中添加胶浆剂的主要作用是
A. 分散　B. 絮凝
C. 润湿　D. 乳化
E. 助悬

41. 根据 Stokes 定律,与混悬微粒的沉降速率成反比的是
A. 混悬微粒的半径
B. 混悬微粒的直径
C. 混悬微粒的半径平方
D. 分散介质的黏度
E. 混悬微粒的密度

42. 下列可用作润湿剂的是
A. 西黄蓍胶
B. 甘油
C. 羧甲纤维素钠
D. 枸橼酸钠
E. 氯化铝

43. 关于滤过的影响因素，正确的是
A. 滤液黏度越大，滤速越快
B. 滤床面上、下压差越大，滤速越慢
C. 毛细管的半径越细，滤速越快
D. 滤层越薄，滤速越慢
E. 加入助滤剂可以提高滤过效率，防止滤材孔隙被堵塞

44. 注射剂中使用的金属离子络合剂是
A. $NaHCO_3$
B. NaCl
C. 焦亚硫酸钠
D. NaOH
E. 依地酸二钠

45. 关于注射剂车间设计的说法，正确的是
A. 人流、物流要严格分开
B. 洁净度要求低的房间布置在内侧或中心位置
C. A 级洁净室应设地漏
D. 门的开启方向朝洁净度低的房间
E. 洁净区有温湿度的要求，但没有亮度和噪声的要求

46. 关于注射剂特点的叙述，**错误**的是
A. 全部为澄明液体，必须热压灭菌
B. 适用于不宜口服的药物
C. 适用于不能口服药物的患者
D. 疗效确切可靠，起效迅速
E. 产生局部定位及靶向给药作用

47. 营养输液包括
A. 右旋糖酐输液
B. 乳酸钠注射液
C. 氨基酸输液
D. 替硝唑输液
E. 氯化钠注射液

48. 将青霉素钾制成粉针剂的目的是
A. 免除微生物污染
B. 防止水解
C. 防止氧化分解
D. 携带方便
E. 易于保存

49. 关于医疗机构血液制品供应管理的说法，**错误**的是
A. 根据配额规定及医院临床用血情况制定购血计划，并储备一定数量的血液
B. 必须是从具有合法资质的企业和单位购进
C. 指定科室专人负责血液制品的购进验收
D. 将血液制品按血型、种类、采血日期分别依序存放在相同温控要求的冰箱内
E. 血液制品发出后一律不得退回

50. **不得**在其包装、标签、说明书及有关宣传资料上进行含有预防、治疗、诊断人体疾病等有关内容的宣传的是
A. 非药品
B. 中药饮片
C. 血液制品
D. 中药材品种
E. 预防性生物制品

51. 依据《静脉用药集中调配质量管理规范》，应当具有药士以上专业技术职务任职资格的人员是
A. 静脉用药调配中心（室）负责人
B. 负责静脉用药医嘱或处方适宜性审核的人员
C. 负责摆药、加药混合调配、成品输液核对的人员
D. 从事静脉用药集中调配工作的药学专业技术人员
E. 与静脉用药调配工作相关的人员

52. 关于吗啡个体化用药，**不正确**的是
A. 由于个体差异大，剂量不应受推荐标准限制
B. 对肝、肾功能不全或营养不良者，起始剂量需减少
C. 对不能口服吗啡者，可直接考虑注射途径
D. 剂量调整以有效镇痛为参考
E. 疼痛原因未明确前不使用本药，以防掩盖症状而贻误诊断

53. 苯二氮䓬类药物急性中毒时，下列药物可用于解毒的是
A. 尼可刹米　　B. 钙剂
C. 纳洛酮　　D. 贝美格
E. 氟马西尼

54. 制定《处方药与非处方药分类管理办法（试行）》的目的是
A. 规范药品广告审批、发布管理
B. 使消费者有权自主选购药品
C. 实现“人人享有初级卫生保健”
D. 保障人民用药安全、使用方便
E. 规范非处方药、新药的研制，加强新药的审批管理

55. 下列情况需要常规预防性应用抗菌药物的是
A. 感冒
B. 昏迷、休克
C. 风湿热复发
D. 应用肾上腺皮质激素
E. 肿瘤

56. 关于麻醉药品、精神药品处方格式的说法，**不正确**的是
A. 必须使用专用处方
B. 处方内容分为前记、正文、后记三部分
C. 麻醉药品和第一类精神药品处方的印刷用纸为淡红色；第二类精神药品处方的印刷用纸为白色
D. 开具日期在处方后记中记载
E. 代办人姓名、性别、年龄、身份证编号、科别在处方前记中记载

57. 药品在规定的储藏条件下，在规定的有效期内能够保持其安全性、有效性的能力是指药品的
A. 均一性　　B. 实用性
C. 稳定性　　D. 专一性
E. 适用性

58. 药学职业化的发展阶段分为
A. 原始医药，古代医药，药房托管，现代药学
B. 原始医药，古代医药，医药分业，现代药学
C. 原始医药，古代医药，医药收支两条线，现代药学
D. 原始医药，古代医药，现代药学
E. 原始医药，古代医药，药房托管，医药分业，现代药学

59. 依据《处方药与非处方药分类管理办法（试行）》，非处方药标签和说明书除符合相关规定外，用语应当
A. 专业、科学、明确，便于使用
B. 科学、明确，便于使用、易于理解
C. 便于医师判断、选择和使用
D. 便于药师判断、选择和使用
E. 科学、易懂，便于消费者自行判断、选择和使用

60. 依据《药品说明书和标签管理规定》，下列说法**不正确**的是
A. 药品说明书应当包含药品安全性、有效性的重要科学数据、结论和信息，用以指导安全、合理使用药品
B. 药品说明书由省级药品监督管理局予以核准
C. 药品生产企业生产供上市销售的最小包装必须附有说明书
D. 药品说明书和标签应当使用国家语言文字工作委员会公布的规范化汉字
E. 药品标签应当以说明书为依据，其内容不得超出说明书的范围

61. 国家对麻醉药品和精神药品实施的管理**不包括**
A. 市场调节定价
B. 实行政府定价
C. 生产实行总量控制
D. 实行定点经营制度
E. 麻醉药品药用原植物的种植实行总量控制

62. 负责对全国麻黄碱的研究、生产、经营和使用进行监督管理的机构是
A. 国家卫生健康委员会
B. 国务院药品监督管理部门
C. 国家药品不良反应监测机构
D. 省级药品监督管理部门
E. 国家卫生健康委员会会同国务院药品监督管理部门

63.《医疗用毒性药品管理办法》规定,生产毒性药品及其制剂,必须严格执行生产工艺操作规程,在本单位药品检验人员的监督下准确投料,并建立完整的生产记录,保存
A. 8 年备查
B. 7 年备查
C. 6 年备查
D. 5 年备查
E. 4 年备查

64. 确定《国家基本医疗保险药品目录》中的“乙类目录”的原则是
A. 标签和说明符合规定,用语科学易懂的药品
B. 临床治疗必需,使用方便,符合质量要求的药品
C. 临床治疗必需,使用广泛,疗效好,同类药中价格低的药品
D. 可供临床治疗选择使用,疗效好,同类药品中价格高的药品
E. 市场价格最低的药品

65. 1 次常用量仅限于医疗机构内使用的是
A. 盐酸哌替啶处方
B. 急诊处方
C. 盐酸二氢埃托啡处方
D. 麻醉药品处方
E. 特殊药品处方

66. 医疗机构应当根据本机构的性质、任务、规模,设置适当数量的临床药师
A. 三级医院临床药师不少于 5 名,二级临床药师不少于 3 名
B. 三级医院临床药师不少于 5 名,二级临床药师不少于 2 名
C. 三级医院临床药师不少于 6 名,二级临床药师不少于 3 名
D. 三级医院临床药师不少于 8 名,二级临床药师不少于 5 名
E. 三级医院临床药师不少于 8 名,二级临床药师不少于 3 名

67. 第二类精神药品的储存单位及使用单位要建立专用账册,实行专人管理。专用账册的保存期限应当自药品有效期满之日起
A. 6 年
B. 7 年
C. 不少于 5 年
D. 不少于 6 年
E. 不少于 7 年

68. 下列属于放射性药品的是
A. 美沙酮
B. 安钠咖
C. 毛果芸香碱
D. 磷[^{32}P]酸钠注射液
E. 清蛋白

69. 关于药师的处方权限的说法,正确的是
A. 若处方中的一种药物没有,药师可选用同一成分的其他药品配发给患者
B. 凡处方不合格,药师有权拒绝调配
C. 若发现剂量有误,可将其修改后配发
D. 发药人必须由执业药师专业资格人员担任
E. 配发药品的药学技术人员必须有 2 年以上的实际工作经验

70. 下列**不属于**处方用药适应性审核内容的是
A. 处方用药与临床诊断的相符性
B. 选用剂型与给药途径的合理性
C. 用药剂量、用法的正确性
D. 是否有重复给药现象
E. 处方医师权限的合理性

71. 下列必须凭麻醉药品、第一类精神药品购用印鉴卡购买麻醉药品、第一类精神药品的单位是
A. 麻醉药品、第一类精神药品定点生产企业
B. 麻醉药品、第一类精神药品定点经营企业
C. 麻醉药品、第一类精神药品定点批发企业
D. 经过批准的医疗机构
E. 确需使用麻醉药品或者第一类精神药品的患者

72. 药品不良反应是指
A. 假药应用后出现的与用药目的无关的或意外的有害反应
B. 劣药在正常用法用量下出现的与用药目的无关的或意外的有害反应
C. 合格药品在超量应用下出现的与用药目的无关的或意外的有害反应
D. 合格药品在正常用法用量下出现的与用药目的无关的有害反应
E. 药品副作用

73. 依据《中华人民共和国药品管理法》,下列情形中**不属于**假药的是

A. 药品所含成分与国家药品标准规定的成分不符
B. 以非药品冒充药品或者以他种药品冒充此种药品
C. 药品所标明的适应证或者功能主治超出规定范围
D. 变质的药品
E. 被污染的药品

74. 关于医疗机构处方调剂操作的说法，正确的是
A. 发药药师应签名，审核药品金额、品种
B. 发药药师应加盖专用签章，审核药品金额、品种
C. 是药学技术服务的重要组成部分；门诊药房实行大窗口发药
D. 是药学技术服务的重要组成部分；住院药房实行多剂量配发药品
E. 为保证患者用药安全，除药品质量原因外，药品一经发出，不得退换

75. 药品生产许可证、医疗机构制剂许可证的有效期是
A. 3 年　B. 5 年
C. 不超过 5 年　D. 7 年
E. 10 年

76.《中华人民共和国药品管理法》规定，医疗机构配制的制剂应当是
A. 本单位临床需要而市场上供应不足的品种
B. 本单位临床需要而市场上没有供应或供应不足的品种
C. 本单位科研需要而市场上没有供应或供应不足的品种
D. 本单位临床需要而市场上没有供应的品种
E. 本单位临床、科研需要而市场上没有供应或供应不足的品种

77. 医院开展的临床药学服务的中心是
A. 调剂
B. 合理用药
C. 指导用药
D. 用药咨询
E. 治疗药物监测

78. 医疗用毒性药品处方的保存年限至少是
A. 1 年　B. 2 年
C. 3 年　D. 4 年
E. 5 年

79. 关于药物警戒的叙述，不正确的是
A. 药物警戒的目的是尽早获取药物安全问题信号，为药品监督管理提供依据
B. 药物警戒不仅对药品不良反应进行监测，还包括发生的所有不良作用、中毒、药源性疾病等
C. 药物警戒是有关不良作用或任何可能与药物相关问题的发现、评估、理解与防范的科学与活动
D. 药物警戒的研究范围局限于药品不良反应“合格药品在正常用法、用量下”的范畴
E. 药物警戒是药物流行病学的一个分支

80. 麻醉药品和精神药品的生产、经营企业和使用单位如有过期、损坏的麻醉药品和精神药品，处理方法是
A. 应当登记造册，并向所在地县级药品监督管理部门申请销毁
B. 可以销售
C. 可自行销毁，事后向上级备案
D. 向国务院药品监督管理部门申请销毁
E. 对过期药品立即销毁，对损坏的药品根据其损坏程度降价处理

二、以下提供若干组考题，每组考题共用在考题前列出的 A、B、C、D、E 五个备选答案。请从中选择一个与考题关系最密切的答案。每个备选答案可能被选择一次、多次或不被选择。

（81~83 题共用备选答案）
A. 溶液型气雾剂
B. O/W 型乳剂型气雾剂
C. 喷雾剂
D. 混悬型气雾剂
E. 吸入粉雾剂
81. 借助手动泵的压力将药液喷成雾状的制剂是
82. 采用特制的干粉吸入装置，由患者主动吸入雾化药物的制剂是
83. 泡沫型气雾剂是

（84~86 题共用备选答案）

A. 膜控释小丸
B. 渗透泵片
C. 微球
D. 纳米球
E. 超慢性胰岛素锌混悬液

84. 以延缓溶出速率为原理的缓释、控释制剂是
85. 以控制扩散速率为原理的缓释、控释制剂是
86. 以渗透压为原理的缓释、控释制剂是

（87~89 题共用备选答案）

A. 十二烷基硫酸钠
B. 甘油
C. 泊洛沙姆 188
D. 苯甲酸钠
E. 甜菊苷

87. 咖啡因的助溶剂是
88. 防腐剂是
89. 静脉注射用乳化剂是

（90~92 题共用备选答案）

A. 凭医师签名的正式处方
B. 凭盖有医师所在的医疗单位公章的正式处方
C. 要持本单位或者城市街道办事处乡人民政府的证明信，供应部门方可发售
D. 并由配方人员及具有药师以上技术职称的复核人员签名盖章后方可发出
E. 必须持本单位证明信，经单位所在地的县级以上药品监督管理部门批准后，供应部门方可发售

90. 调配毒性药品处方时，必须认真负责、剂量准确、按医嘱注明要求
91. 医疗单位供应和调配毒性药品
92. 国营药店供应和调配毒性药品

（93~95 题共用备选答案）

A. 聚维酮
B. 乳糖
C. 交联聚维酮
D. 水
E. 硬脂酸镁

93. 作为片剂的润滑剂的是
94. 作为片剂的崩解剂的是
95. 作为片剂的润湿剂的是

（96~97 题共用备选答案）

A. 处方内容前记
B. 处方内容正文
C. 处方内容后记
D. 处方内容主体
E. 医嘱

96. 以 Rp. 或 R.（拉丁文 recipe“请取”的缩写）标示属于
97. 药品金额属于

（98~100 题共用备选答案）

A. 应当使用国家语言文字工作委员会公布的规范化汉字
B. 应当科学、规范、准确
C. 应当清晰易辨，标识应当清楚醒目，不得有印字脱落或者粘贴不牢等现象，不得以粘贴、剪切、涂改等方式进行修改或者补充
D. 应当使用容易理解的文字表述，以便患者自行判断、选择和使用
E. 应当以药品说明书为依据，其内容不得超出药品说明书的范围，不得印有暗示疗效、误导使用和不适当宣传产品的文字和标识

98. 药品的标签
99. 药品说明书和标签的文字表述
100. 药品说明书和标签中的文字

全国卫生专业技术资格考试

药学（中级）专业（专业知识）

姓　　　名：____________

准 考 证 号：____________

建议完成时间：90 分钟

成　　　绩：____________

一、以下每一道题下面有 A、B、C、D、E 五个备选答案。请从中选择一个最佳答案。

1. 解救中度有机磷酸酯类中毒患者可用
   A. 阿托品和毛果芸香碱合用
   B. 氯解磷定和毛果芸香碱合用
   C. 阿托品和毒扁豆碱合用
   D. 氯解磷定和毒扁豆碱合用
   E. 氯解磷定和阿托品合用

2. 东莨菪碱治疗无效的疾病是
   A. 帕金森病
   B. 全身麻醉前给药
   C. 重症肌无力
   D. 晕动病
   E. 妊娠呕吐

3. 可增强心肌收缩力及明显扩张肾血管的药物是
   A. 肾上腺素　　B. 麻黄碱
   C. 甲氧明　　D. 多巴胺
   E. 去甲肾上腺素

4. 氯丙嗪过量引起血压下降时，应选用的升压药是
   A. 肾上腺素
   B. 去甲肾上腺素
   C. 阿托品
   D. 多巴胺
   E. 异丙肾上腺素

5. 吸入麻醉药的吸收及其作用的深浅快慢首先取决于药物在
   A. 肺泡气体中的浓度
   B. 血液中的浓度
   C. 中枢神经系统的浓度
   D. 作用部位的浓度
   E. 肺排出的快慢

6. 关于苯妥英钠的叙述，正确的是
   A. 口服吸收慢而不规则，肌内注射生效快
   B. 抗癫痫作用与钠、钾、钙通道开放有关
   C. 血药浓度过高按零级动力学消除易致中毒
   D. 无诱导肝药酶的作用
   E. 有镇静催眠作用

7. 溴隐亭治疗帕金森病的机制是
   A. 直接激动中枢的多巴胺受体
   B. 阻断中枢的胆碱受体
   C. 抑制多巴胺的重摄取
   D. 激动中枢的胆碱受体
   E. 补充纹状体内多巴胺的不足

8. 关于塞来昔布的说法，正确的是
   A. 为非选择性环氧合酶 -2 抑制剂
   B. 治疗剂量可影响血栓素 A_2 合成
   C. 不影响前列腺素合成
   D. 主要通过肝脏 CYP2C9 代谢，随尿液和粪便排泄
   E. 不良反应多

9. 长期应用可引起角膜褐色微粒沉着的抗心律失常药是
   A. 利多卡因　　B. 胺碘酮
   C. 奎尼丁　　D. 氟卡尼
   E. 维拉帕米

10. 下列强心苷类药物中，口服后吸收最完全的是
    A. 洋地黄毒苷
    B. 地高辛
    C. 黄夹苷
    D. 毛花苷丙
    E. 毒毛花苷 K

11. 关于硝酸甘油的叙述，**错误**的是
    A. 扩张冠状动脉阻力血管的作用强
    B. 扩张冠状动脉的侧支血管
    C. 降低左室舒张末期压力
    D. 口服给药的生物利用度低
    E. 可经皮肤吸收获得疗效

12. 卡托普利的降血压机制是
    A. 降低肾素活性
    B. 直接抑制血管紧张素转换酶
    C. 直接抑制醛固酮的生成
    D. 阻断血管紧张素Ⅱ受体
    E. 增加缓激肽的降解

13. 用来加速毒物排泄的利尿药，效果最佳的是
    A. 呋塞米　　B. 氢氯噻嗪
    C. 吲达帕胺　　D. 螺内酯
    E. 氨苯蝶啶

14. 对支气管炎症过程有明显抑制作用的平喘药是
A. 肾上腺素
B. 倍氯米松
C. 异丙肾上腺素
D. 沙丁胺醇
E. 异丙托溴铵

15. 苯海拉明与阿司咪唑共有的药理作用是
A. 对抗组胺引起的血管扩张,使血管通透性增加
B. 抑制中枢神经
C. 防晕、镇吐
D. 抗胆碱
E. 抑制胃酸分泌

16. 糖皮质激素抗炎作用的分子机制是
A. 稳定溶酶体膜
B. 抑制毛细血管和成纤维细胞增生
C. 减轻渗出、水肿、毛细血管扩张等炎症反应
D. 影响参与炎症的一些蛋白质的基因转录
E. 增加肥大细胞颗粒的稳定性

17. 老年性骨质疏松症宜选用
A. 黄体酮 B. 泼尼松
C. 甲睾酮 D. 苯丙酸诺龙
E. 炔诺酮

18. 大剂量碘剂不能单独用于甲状腺功能亢进症长期内科治疗的主要原因是
A. 为甲状腺激素合成提供原料
B. 使甲状腺对碘的摄取减少,失去抑制甲状腺激素合成的作用
C. 使 T_4 转化为 T_3
D. 使腺体血管增生,腺体增大
E. 引起慢性碘中毒

19. 关于青霉素类的叙述,正确的是
A. 青霉素类的抗菌谱相同
B. 各种青霉素均可口服
C. 广谱青霉素完全可以取代青霉素
D. 青霉素只对繁殖期细菌有杀灭作用
E. 青霉素对繁殖期和静止期均有杀菌作用

20. 林可霉素类可能发生的最严重的不良反应是
A. 过敏性休克
B. 肾损伤
C. 永久性耳聋
D. 胆汁淤积性黄疸
E. 假膜性结肠炎

21. 关于异烟肼的叙述,**不正确**的是
A. 对静止期的结核分枝杆菌有杀菌作用
B. 抗菌具有较高的特异性
C. 低浓度时抑菌,高浓度时杀菌
D. 单独应用不易产生耐药性,停药后不能恢复
E. 对繁殖态的结核分枝杆菌也具有杀菌作用

22. 下列有驱蛔虫作用的药物是
A. 吡喹酮 B. 青蒿素
C. 塞替派 D. 哌唑嗪
E. 甲苯咪唑

23. 新斯的明最强的作用是
A. 兴奋胃肠道平滑肌
B. 兴奋膀胱平滑肌
C. 缩小瞳孔
D. 兴奋骨骼肌
E. 增加腺体分泌

24. 治疗胆绞痛宜首选
A. 阿托品
B. 哌替啶
C. 阿司匹林
D. 阿托品 + 哌替啶
E. 溴丙胺太林

25. 治疗三叉神经痛可选用
A. 苯巴比妥
B. 地西泮
C. 苯妥英钠
D. 乙琥胺
E. 阿司匹林

26. 氯丙嗪抗精神分裂症的主要机制是
A. 阻断中脑 - 边缘系统和中脑 - 皮质通路的 DA 受体
B. 阻断黑质纹状体通路的 D_2 受体
C. 阻断结节 - 漏斗通路的 D_2 受体
D. 阻断中枢的 α_1 受体
E. 阻断中枢的 M_1 受体

27. 吗啡急性中毒的解救药是
A. 尼莫地平　B. 纳洛酮
C. 肾上腺素　D. 曲马多
E. 喷他佐辛

28. 低浓度的阿司匹林预防血栓形成的机制是
A. 抑制血栓素 A_2 合成
B. 促进前列环素合成
C. 促进血栓素 A_2 合成
D. 抑制前列环素合成
E. 抑制凝血酶原

29. 强心苷治疗心力衰竭的最佳适应证是
A. 肺源性心脏病引起的心力衰竭
B. 严重二尖瓣病引起的心力衰竭
C. 严重贫血引起的心力衰竭
D. 甲状腺功能亢进症引起的心力衰竭
E. 伴有心房颤动的心力衰竭

30. 肝素的主要作用是
A. 降血脂
B. 抗炎
C. 抗血管内膜增生
D. 抗凝
E. 抑制血小板聚集

31. 治疗伴有心功能不全的支气管哮喘急性发作宜选用
A. 氨茶碱
B. 色甘酸钠
C. 克仑特罗
D. 麻黄碱
E. 丙酸倍氯米松

32. 关于细菌对磺胺类药物产生耐药性的机制,正确的是
A. 细菌产生水解酶,使磺胺类药物水解
B. 细菌产生钝化酶,使磺胺类药物失活
C. 菌体内的靶位结构发生改变
D. PABA 产生增多
E. 细菌的细胞膜通透性发生改变

33. 关于氯霉素抗菌作用的叙述,**不正确**的是
A. 高浓度杀菌,低浓度抑菌
B. 对革兰氏阴性菌的作用强于革兰氏阳性菌
C. 抗菌机制为与细菌核糖体 50S 亚基结合,抑制蛋白质合成
D. 临床上可用于细菌性脑膜炎的治疗
E. 对衣原体、支原体、立克次体无作用

34. 下列药物中,对肠内、肠外阿米巴病均有效的是
A. 喹碘方　B. 二氯尼特
C. 甲硝唑　D. 氯喹
E. 双碘喹啉

35. 去极化类肌松药**不具有**的特点是
A. 给药后常见短暂的肌束颤动
B. 连续用药可产生快速耐受性
C. 过量致呼吸肌麻痹
D. 治疗剂量无神经节阻滞作用
E. 新斯的明能解除其中毒症状

36. 筒箭毒碱的骨骼肌松弛作用的机制是
A. 阻断 M 受体
B. 阻断 N_N 受体
C. 阻断 N_M 受体
D. 阻断 α 受体
E. 引起骨骼肌运动终板持久去极化

37. 临床上首选肾上腺素用于
A. 中毒性休克
B. 过敏性休克
C. 出血性休克
D. 氯丙嗪过量所致的低血压
E. 感染性休克

38. 去甲肾上腺素静脉滴注外漏时应选用的解救药是
A. 间羟胺　B. 阿托品
C. 酚妥拉明　D. 麻黄碱
E. 毒扁豆碱

39. 巴比妥类和水合氯醛等可用于复合麻醉中的
A. 基础麻醉
B. 麻醉诱导
C. 低温麻醉
D. 控制性降压
E. 神经安定镇痛术

40. 地西泮**不具有**的作用是
A. 口服比肌内注射吸收迅速

B. 较大剂量可引起全身麻醉
C. 治疗癫痫持续状态
D. 口服治疗剂量对呼吸及循环的影响小
E. 其代谢产物也有活性

41. 患者,男,67岁。有支气管哮喘病史10年,每遇到寒冷季节或呼吸道感染、发热,哮喘发作加重。本次5d来发热,体温38~39℃,两肺满布湿啰音和哮鸣音,心率130次/min,血压160/95mmHg,呼吸急促,面部发绀。宜选用的治疗措施是
A. 倍氯米松 + 沙丁胺醇
B. 倍氯米松 + 肾上腺素
C. 麻黄碱 + 氨茶碱
D. 曲安西龙 + 肾上腺素
E. 曲安西龙 + 异丙肾上腺素

42. 某人患急性哮喘,皮下给予肾上腺素。介导肾上腺素发挥扩张支气管平滑肌作用的受体是
A. α_1 受体　B. α_2 受体
C. β_1 受体　D. β_2 受体
E. M_1 受体

43. 药物在吸收过程或进入体循环后,受肠道菌群或体内酶系统的作用,结构发生转变的过程称为
A. 吸收　B. 分布　C. 转运
D. 代谢　E. 排泄

44. 药物透过生物膜主动转运的特点之一是
A. 需要消耗机体能量
B. 小于膜孔的药物分子通过膜孔进入细胞膜
C. 黏附于细胞膜上的某些药物随着细胞膜向内陷而进入细胞内
D. 药物由高浓度区域向低浓度区域扩散
E. 借助载体使药物由高浓度区域向低浓度区域扩散

45. 细胞摄取的物质为溶解物或液体的过程是
A. 主动转运　B. 促进扩散
C. 吞噬作用　D. 胞饮作用
E. 被动转运

46. 与药物吸收有关的生理因素是
A. 药物的 pH
B. 药物的 pK_a
C. 食物中的脂肪量
D. 药物的分配系数
E. 药物的分子量

47. 一般来说,各种口服剂型按起效快慢(从快到慢)的排列是
A. 水溶液、胶囊、片剂、散剂、包衣片、混悬剂
B. 混悬液、水溶液、散剂、胶囊、包衣片、片剂
C. 水溶液、混悬液、散剂、胶囊、片剂、包衣片
D. 水溶液、混悬剂、胶囊、散剂、包衣片、片剂
E. 水溶液、散剂、混悬剂、胶囊、片剂、包衣片

48. 药物在透皮吸收过程中可能会在皮肤中蓄积,蓄积的主要部位是
A. 真皮　B. 皮下组织
C. 角质层　D. 附属器
E. 上皮层

49. 药物的表观分布容积小于它们的真实分布容积,最有可能的原因是
A. 组织与药物有较强的结合
B. 血浆蛋白与药物有较强的结合
C. 组织中的浓度高于血液中的浓度
D. 药物消除过快
E. 药物吸收不好

50. 除肝以外,代谢最常见的部位是
A. 肾　B. 肺
C. 胃肠道　D. 脾
E. 皮肤

51. 下列能反映肾功能的指标是
A. 清除率
B. 表观分布容积
C. 曲线下面积
D. 生物利用度
E. 吸收速率常数

52. 下列**不属于**中央室的是
A. 肺　B. 心
C. 肝　D. 脂肪
E. 肾

53. 药物动力学模型的识别方法**不包括**
A. 残差平方和
B. 拟合度法

C. AIC 判断法
D. F 检验
E. 亏量法

54. 单室单剂量静脉滴注给药的 C-t 关系式是
A. $C=C_0 \cdot e^{-kt}$
B. $C=\frac{k_0}{kV}(1-e^{-kt})$
C. $C=A \cdot e^{-\alpha t}+Be^{-\beta t}$
D. $C=\frac{C_0 e^{-kt}}{1-e^{-k\tau}}$
E. $C=\frac{k_a F X_0}{V(k_a-k)}(e^{-kt}-e^{-k_a t})$

55. Wagner-Nelson 法（简称 W-N 法）是一个非常有名的方法，它主要是用来计算
A. 吸收速率常数 k_a
B. 达峰时间
C. 达峰浓度
D. 表观分布容积
E. 总清除率

56. 单室模型静脉注射多剂量给药的平均稳态血药浓度的计算公式是
A. $R=\frac{1}{1-e^{-k\tau}}$
B. $\bar{C}_{ss}=\frac{C_{max}^{ss}-C_{min}^{ss}}{2}$
C. $\bar{C}_{ss}=\sqrt{C_{max}^{ss} \cdot C_{min}^{ss}}$
D. $f_{ss(n)}=1-e^{-nk\tau}$
E. $\bar{C}_{ss}=\frac{\int_0^{\tau} C_{ss}dt}{\tau}$

57. 单室模型静脉注射给药，当给药周期 τ 等于该药物的生物半衰期时，为了迅速达到稳态血浓度，负荷剂量应为维持剂量的
A. 0.5 倍　B. 1 倍
C. 1.44 倍　D. 2 倍
E. 4 倍

58. 线性药物动力学的药物生物半衰期的一个重要特点是
A. 主要取决于起始浓度
B. 与起始浓度或剂量及给药途径无关
C. 与给药途径有关
D. 与 AUC 成正比
E. 与首次剂量有关

59. 青蒿素连续给药后可诱导自身药物代谢酶，连续给药 7d 后，关于清除率和 AUC 的叙述，正确的是
A. 口服清除率和 AUC 均降低
B. 口服清除率和 AUC 均增加
C. 口服清除率降低和 AUC 增加
D. 口服清除率增加和 AUC 降低
E. 均维持稳定状态

60. 以其他非注射途径给药的制剂为标准参比制剂求得的生物利用度是
A. 绝对生物利用度
B. 相对生物利用度
C. 静脉生物利用度
D. 生物利用度
E. 参比生物利用度

二、以下提供若干个案例，每个案例下设若干个考题，请根据各考题题干所提供的信息，在每题下面 A、B、C、D、E 五个备选答案中选择一个最佳答案。

（61~62 题共用题干）

患者，女，25 岁。1 年前出现情绪低落、兴趣减退、思维迟缓、悲观、绝望，临床诊断为抑郁症，服用丙米嗪后症状缓解。

61. 丙米嗪抗抑郁的作用机制是
A. 可能因抑制突触前膜的 NA 释放
B. 可能因抑制突触前膜对 NA 和 5-HT 的重摄取
C. 使脑内的单胺类递质减少
D. 使脑内的 5-HT 缺乏
E. 使脑内的儿茶酚胺类耗竭

62. 丙米嗪对心血管系统的作用是由于
A. 抑制心肌中 ACh 的灭活
B. 抑制心肌中 ACh 的释放
C. 抑制心肌中 NA 的重摄取
D. 增加心肌中 NA 的重摄取
E. 增加心肌中 5-HT 的重摄取

（63~64 题共用题干）

患者，男，65 岁。运动迟缓、呈小碎步步态，面部表情僵硬，手指出现不由自主的抖动，临床诊断为帕金森病。

63. 帕金森病的主要病变部位是
A. 中脑 - 边缘系统的多巴胺能神经通路
B. 中脑 - 皮质通路的多巴胺能神经通路

C. 小脑 - 脑干多巴胺能神经通路
D. 下丘脑 - 垂体多巴胺能神经通路
E. 黑质纹状体多巴胺能神经通路

64. 单独使用即可发挥抗帕金森病作用的药物是
A. 苯海索　B. 卡比多巴
C. 吗啡　D. 氯丙嗪
E. 丙米嗪

(65~67 题共用题干)

患者,女,37 岁。因右上腹无痛性包块入院,行剖腹探查术。术前血压 120/70mmHg,心率 110 次 /min。手术时,血压及心率出现进行性上升。术中碰触到包块血压剧升至 280/180mmHg,心率 195 次 /min,考虑嗜铬细胞瘤的可能性。医师暂停操作,急用药物治疗,同时施以气管插管。情况稳定后行瘤体切除术。瘤体切除后,血压剧降至 44/30mmHg,0.001% 去甲肾上腺素缓慢静脉滴注约 5min 后,血压升至 70/50mmHg,心率 130 次 /min。术毕 ICU 吸氧观察 8h。第 2 日患者可自主呼吸,安返病房。

65. 治疗嗜铬细胞瘤所致的高血压危象,首选的抗高血压药是
A. 哌唑嗪　B. 酚妥拉明
C. 硝苯地平　D. 艾司洛尔
E. 氢氯噻嗪

66. 给予去甲肾上腺素的依据是
A. 纠正血压,防止低血压性休克
B. 收缩血管
C. 增强心肌收缩力
D. 升高血糖
E. 减少失血

67. 普萘洛尔属于
A. β 受体激动药
B. β 受体拮抗药
C. α 受体激动药
D. α 受体拮抗药
E. β 受体部分激动药

(68~70 题共用题干)

患儿,男,3 岁。长期偏食,近 1 个月面色渐苍白,自诉全身无力。体检:肝肋下 4cm,脾肋下 1cm。血常规:Hb 70g/L,RBC 3.0×10^{12}/L,Ret 2.0%,WBC、PLT 均正常,MCV 74fl,MCH 26pg,MCHC 30%。考虑为缺铁性贫血。

68. 铁剂治疗有效,首先出现的变化是
A. 红细胞上升
B. 血红蛋白上升
C. 血清铁蛋白上升
D. 网织红细胞上升
E. 总铁结合力升高

69. **不宜**与铁剂同时服用的药物是
A. 抗酸药　B. 维生素 C
C. 叶酸　D. 维生素 B_1
E. 维生素 B_{12}

70. 口服硫酸亚铁期间,可引起大便颜色变为
A. 红色　B. 蓝色
C. 黑色　D. 绿色
E. 紫色

(71~74 题共用题干)

患者,女,37 岁。因面色苍白、疲乏无力、厌食、消化不良、舌痛、舌乳头萎缩就诊,外周血呈大细胞性贫血,骨髓中出现巨幼红细胞。

71. 该患者的疾病诊断是
A. 维生素 B_{12} 缺乏性贫血
B. 缺铁性贫血
C. 巨幼细胞贫血
D. 失血性贫血
E. 恶性贫血

72. 若该患者的贫血由甲氨蝶呤引起,则治疗药物宜选用
A. 维生素 B_{12}
B. 叶酸
C. 叶酸 + 维生素 B_{12}
D. 红细胞生成素
E. 亚叶酸钙

73. 若该患者的贫血由营养不良引起,则治疗药物宜选用
A. 维生素 B_{12}
B. 叶酸
C. 叶酸 + 维生素 B_{12}
D. 红细胞生成素
E. 亚叶酸钙

74. 若该患者的贫血为恶性贫血,则治疗药物宜选用
A. 维生素 B_{12}
B. 硫酸亚铁
C. 红细胞生成素
D. 以维生素 B_{12} 为主,叶酸为辅
E. 亚叶酸钙

(75~77 题共用题干)

患者,女,18 岁。确诊为暴发型流行性脑脊髓膜炎。

75. 下列药物中,治疗应首选的是
A. 环丙沙星
B. 青霉素
C. 头孢氨苄
D. 阿奇霉素
E. 复方磺胺甲噁唑
76. 该药物属于
A. 静止期杀菌药
B. 静止期抑菌药
C. 繁殖期抑菌药
D. 繁殖期杀菌药
E. 人工合成抗菌药物
77. 该药物的作用机制是
A. 与细菌细胞膜结合,增加其通透性
B. 破坏细胞壁使水分内渗
C. 抑制转录酶
D. 抑制 70S 始动复合物的形成
E. 与转肽酶结合,阻止细胞壁肽聚糖合成

(78~82 题共用题干)

患者,男,46 岁,工人。因发热、多关节痛、红细胞沉降率 100mm/h,诊断为类风湿关节炎。无高血压及溃疡病史。入院后接受抗风湿治疗,泼尼松每日 30~40mg 口服,用药至第 12 日血压上升至 150/100mmHg,用药至第 15 日上腹部不适、有压痛,第 24 日发现黑便,第 28 日大量呕血、血压 70/50mmHg、呈休克状态。迅速输血 1 600ml 后进行剖腹探查,术中发现胃内有大量积血、胃小弯部有溃疡,立即做胃次全切除术。术后停用糖皮质激素,改用其他药物治疗。

78. 上述病例中,与糖皮质激素的不良反应有关的是
A. 消化系统并发症
B. 诱发或加重感染
C. 医源性肾上腺皮质功能亢进症
D. 骨质疏松、肌肉萎缩、伤口愈合迟缓
E. 糖尿病
79. 糖皮质激素诱发高血压的机制是
A. 水盐代谢紊乱
B. 低钾血症
C. 低钙血症
D. 脂质代谢紊乱
E. 糖代谢紊乱
80. 糖皮质激素治疗类风湿关节炎主要的药理作用是
A. 抗炎作用
B. 抗病毒作用
C. 抗过敏作用
D. 抗休克作用
E. 抗菌作用
81. 糖皮质激素治疗慢性自身免疫病多采取的疗法是
A. 冲击疗法
B. 短程治疗
C. 中程治疗
D. 长程治疗
E. 局部外用
82. 糖皮质激素诱发消化性溃疡的机制是
A. 促进糖原代谢,升高血糖
B. 抑制蛋白质合成
C. 通过允许作用加强胰高血糖素的效应
D. 促进胃酸、胃蛋白酶分泌
E. 降低淋巴细胞数量及功能

(83~84 题共用题干)

患者,女,36 岁,护士。在配制青霉素溶液的过程中针头滑脱,青霉素溶液外漏污染左手,3min 后自觉头晕、视物模糊、步态不稳、心悸、胸闷、喘鸣,迅速出现四肢湿冷、大汗淋漓、烦躁不安、意识模糊,无四肢抽搐,无恶心、呕吐,无二便失禁。

83. 该护士可能的诊断是
A. 过敏性休克
B. 赫氏反应
C. 低血糖反应
D. 贫血
E. 神经肌肉麻痹
84. 针对该护士,下列防护措施正确的是
A. 护士应熟悉自身过敏史,对青霉素过敏者不要进行该药物的配制工作
B. 该注射液可以委托他人提前 2h 配制,后期再给患者注射
C. 可以在配制之前服用异丙嗪预防
D. 一旦发现此类症状应首先立即皮下注射或肌内注射去甲肾上腺素
E. 没有急救药物和抢救设备并不影响注射青霉素溶液

(85~86 题共用题干)

患者,女,48 岁。因间断脓血便 3 个月入院。患者 3 个月前无明显诱因出现腹痛,肠镜检查直肠癌、结肠多发息肉,术后给予氟尿嘧啶(5-FU)1.0g 静脉滴注,1 次 /d。治疗第 11 日患者出现黏液血便,便中的脓血较多,20 余次 /d,

伴有里急后重,体温最高达 39.0℃,出现严重脱发。血常规检查示三系细胞减少、重度贫血。

85. 患者术后出现血性腹泻的最可能的原因是
A. 直肠癌术后复发
B. 术后的常规病理反应
C. 骨髓移植反应诱发
D. 氟尿嘧啶的副作用
E. 血小板减少导致的肠内出血

86. 应用氟尿嘧啶的药理学机制是
A. 抑制二氢叶酸还原酶,DNA 合成障碍
B. 抑制脱氧胸苷酸合成酶,影响 DNA 的合成
C. 阻止肌苷酸转变为腺核苷酸及鸟核苷酸,干扰嘌呤代谢
D. 抑制核苷酸还原酶,抑制 DNA 的合成
E. 抑制 DNA 聚合酶的活性,影响 DNA 的合成

(87~88 题共用题干)

患者,男,24 岁。于 11d 前无明显诱因出现畏寒、发热,伴头痛、呕吐胃内容物,体温 40℃左右。查体精神、睡眠、饮食尚可,巩膜黄染。血片、脊髓穿刺图片显示疟原虫。患者患有葡糖 -6- 磷酸脱氢酶缺乏症。

87. 该患者**不可**使用的抗疟药是
A. 青蒿素　　B. 氯喹
C. 奎宁　　D. 伯氨喹
E. 蒿甲醚

88. 下列药物一般**不作为**治疗用药的是
A. 青蒿素　　B. 氯喹
C. 蒿甲醚　　D. 甲氟喹
E. 乙胺嘧啶

(89~91 题共用题干)

地高辛吸收后广泛分布到各组织中,部分经胆道吸收入血,形成肝肠循环。血浆蛋白结合率低,为 20%~25%;表观分布容积为 6~10L/kg。地高辛为 P 糖蛋白的底物。

89. 地高辛的半衰期为 40.8h,在体内每日消除剩余量的
A. 33.48%　　B. 50.76%
C. 66.52%　　D. 79.41%
E. 87.67%

90. 口服地高辛与 P 糖蛋白诱导剂利福平联用时,导致地高辛的小肠吸收发生的变化是
A. 外排增加,地高辛口服吸收减少
B. 外排增加,地高辛口服吸收增加
C. 外排减少,地高辛口服吸收增加
D. 外排减少,地高辛口服吸收减少
E. 不变

91. 地高辛对组织的亲和力很高,下列叙述**错误**的是
A. 从组织解脱入血的速度比进入组织的速度慢
B. 该组织可能成为药物的贮库
C. 安全性强
D. 表观分布容积大
E. 有可能导致蓄积中毒

(92~94 题共用题干)

奎尼丁为金鸡纳树皮含有的生物碱,是奎宁的异构体。口服适用于房性期前收缩、心房颤动、阵发性室上性心动过速,口服后吸收快而完全。生物利用度的个体差异大,为 44%~98%。由于与蛋白质的亲和力强,广泛分布于全身,表观分布容积为 0.47L/kg,血浆蛋白结合率为 70%~80%。半衰期为 6~8h,主要经肝脏代谢。

92. 弱碱性药物奎尼丁的 pK_a=8.4,在小肠中(pH=7.0)解离型和未解离型的比值是
A. 25/1　　B. 1/25
C. 1　　D. 100
E. 无法计算

93. 用碳酸氢钠碱化尿液,奎尼丁则
A. 促进肾小球滤过,药效减弱
B. 促进肾小管主动分泌,药效减弱
C. 肾小管重吸收减少,药效减弱
D. 肾小管重吸收增加,药效增强或出现毒性反应
E. 促进肾小管主动分泌,药效增强或出现毒性反应

94. 苯巴比妥与奎尼丁联用会使其血药浓度减小,降低奎尼丁的药效,其原因是
A. 苯巴比妥为分泌型载体抑制剂
B. 苯巴比妥抑制代谢酶
C. 苯巴比妥诱导代谢酶
D. 苯巴比妥为吸收型载体抑制剂
E. 苯巴比妥促进肝肠循环

(95~97 题共用题干)

已知磺胺嘧啶的半衰期 $t_{1/2}$=5.0h,表观分布容积 V=20L,尿中回收的原型药占 60%。

95. 该药物的总清除率 Cl 是
A. 0.69L/h　　B. 1.73L/h

C. 2.31L/h　　D. 2.77L/h
E. 3.47L/h

96. 该药物的肾清除率 Cl_r 是
A. 0.41L/h　　B. 2.08L/h
C. 4.62L/h　　D. 1.11L/h
E. 1.66L/h

97. 该药物的非肾清除率 Cl_{nr} 是
A. 1.11L/h　　B. 2.08L/h
C. 4.62L/h　　D. 0.41L/h
E. 1.66L/h

(98~100 题共用题干)

静脉注射 100mg 氨力农后,由血药浓度获得该药物的药物动力学方程为 $C=3.74e^{-8.66t}+0.26e^{-0.173t}$($C$ 的单位是 mg/L,t 的单位是 h)。

98. 该药物的 $t_{1/2\alpha}$ 是
A. 0.08h　　B. 1.08h
C. 0.15h　　D. 3.6h
E. 5.0h

99. 该药物的 $t_{1/2\beta}$ 是
A. 0.08h　　B. 2.0h
C. 4.0h　　D. 3.65h
E. 5.0h

100. 该药物的 k_{21} 是
A. $0.72h^{-1}$　　B. $1.25h^{-1}$
C. $2.08h^{-1}$　　D. $3.05h^{-1}$
E. $6.03h^{-1}$

全国卫生专业技术资格考试

药学（中级）专业（专业实践能力）

姓　　　　名：____________

准 考 证 号：____________

建议完成时间：90 分钟

成　　　　绩：____________

一、以下每一道题下面有 A、B、C、D、E 五个备选答案。请从中选择一个最佳答案。

1. 处方开具当日有效,特殊情况下需延长有效期的,需由开具处方的医师注明有效期限,但最长**不得**超过
   A. 2d　B. 3d　C. 4d
   D. 5d　E. 6d

2. 普通处方的药物用量一般**不得**超过
   A. 3d　B. 4d　C. 5d
   D. 6d　E. 7d

3. 单方制剂的命名应该与
   A. 剂型一致　B. 原料药一致
   C. 商品名一致　D. 制作方法一致
   E. 加工工艺一致

4. 下列属于药品商品名的是
   A. 阿司匹林　B. 氧氟沙星
   C. 肾上腺素　D. 白加黑
   E. 地塞米松

5. 关于危害药品无菌输液的配制,正确的是
   A. 操作开始前,尽量不要在工作区内外走动
   B. 打开安瓿后,轻拍瓶颈和瓶身上部
   C. 开启安瓿前,用乙醇擦拭外壁,开启时用无菌纱布包住瓶颈
   D. 为减少悬浮颗粒的产生,针头丢弃前应剪断
   E. 玻璃碎片、针头应放在生物安全柜外密闭的防穿透的容器中

6. 危害药品配制时,剩余的危害药品的正确处理方法是
   A. 放回药瓶中盖严,弃入密闭容器中
   B. 放入开口容器中
   C. 丢到下水道中
   D. 空瓶及残液弃入密封袋中
   E. 弃入医疗废物袋中

7. 肠外营养液的成分中,对维生素 A 有一定保护作用的是
   A. 葡萄糖　B. 钾
   C. 钙　D. 氨基酸
   E. 磷酸盐

8. 关于肠外营养液输注的说法,正确的是
   A. 可以通过 Y 型管同时输注激素类药物
   B. 可以通过 Y 型管同时输注抗生素
   C. 急救时,可以通过 Y 型管同时输注血浆
   D. 宜单独使用,不能在 Y 型管中加入其他药物,避免配伍禁忌
   E. 可以在 Y 型管中加入同类药物

9. 按照在库药品色标管理标准,待验药品库(区)、退货药品库(区)是
   A. 黄色　B. 绿色
   C. 红色　D. 蓝色
   E. 白色

10. 药品库房内的通道宽度应
    A. 不小于 10cm
    B. 不小于 20cm
    C. 不小于 200cm
    D. 不大于 10cm
    E. 不大于 20cm

11. 易爆品需实行“五双”管理,下列**不属于**“五双”的是
    A. 双人保管　B. 双锁保管
    C. 双人领取　D. 双人使用
    E. 双本记账

12. 编制医疗用毒性药品年需求计划的根据是
    A. 临床诊断治疗需要
    B. 医疗机构允许的最大限量
    C. 国家规定的数量
    D. 去年所用的数量
    E. 往年所用的平均数量

13. 药品的有效期是指药品
    A. 在规定的储藏条件下能保持其质量的期限
    B. 在任何条件下能保持其质量的期限
    C. 在规定的储藏条件下不产生毒副作用的期限
    D. 在规定的储藏条件下能够安全使用的期限
    E. 在规定的储藏条件下效价不变的期限

14. 药学信息服务的目的是在众多的信息资料当中筛选有价值的信息,首要参考的是
    A. 重要的外文药物参考书

B. 药品说明书
C. 具有权威性的著作
D. 期刊、报纸和网站
E. 政府部门和学会发布的指导原则和治疗指南及政府网站

15. 18 岁以下的儿童**不宜**应用的药物是
A. 维生素 D　　B. 左氧氟沙星
C. 乳酶生　　D. 阿司匹林
E. 阿苯达唑

16. 药物信息中心管理工作中,首要的工作是
A. 文献资料的贮存
B. 编目与索引
C. 文献的安全性保护
D. 文献的清理
E. 文献的分类

17. 药品熔封或严封是为了防止
A. 尘土及异物进入
B. 风化、吸潮、挥发或异物进入
C. 空气和水分侵入并防止污染
D. 污染
E. 异物进入

18. 用药后产生失眠的副作用,采用的处置方法是
A. 睡前饮用一杯热牛奶
B. 喝大量的水以补充丢失的水分
C. 食物中不要加盐
D. 吸吮糖果或冰块
E. 使用加湿器或雾化器

19. 情报资料研究应用的现代系统分析技术**不包括**
A. 综合归纳法
B. 对比分析法
C. 相关分析法
D. 背景分析法
E. 定性分析法

20. 下列**不属于**临床疗效评价的是
A. 抗高血压药的降血压水平
B. 抗菌药物的杀(抑)菌率
C. 抗肿瘤药对瘤体的抑制程度
D. 尼莫地平的生物利用度
E. 调血脂药的调血脂达标率

21. 药物效应动力学评价属于治疗药物评价中的
A. 有效性评价
B. 安全性评价
C. 药物经济学评价
D. 生命质量评价
E. 品种质量评价

22. 成本 - 效用分析的要求是
A. 在分析中仅考虑成本因素
B. 费用和结果均用货币表示
C. 治疗结果须参考患者的生命质量
D. 治疗结果采用临床指标表示,如每治愈 1 例溃疡患者的费用
E. 是成本 - 效果分析的一种

23. 对某个国家、区域、地区或单位在不同水平上的药物利用的时态量化研究是指药物利用中的
A. 疗效研究
B. 经济研究
C. 定量研究
D. 定性研究
E. 区域研究

24. 关于限定日剂量的概念,正确的是
A. 指所有药物的平均日剂量的平均值
B. 为治疗各种适应证而设定的
C. 为治疗主要适应证而设定的
D. 用于所有人群
E. 用于大多数人群

25. 符合处方书写规则的是
A. 医疗机构可以编制统一的药品缩写名称
B. 西药与中成药必须分处方开具
C. 药品的用法用量不能使用英文和拉丁文
D. 新生儿、婴幼儿患者的年龄应写日、月龄
E. 每张处方开具的药品不得多于 6 种

26. 应用吩噻嗪类抗精神病药者常同时服用苯海索,因为苯海索
A. 能减少吩噻嗪的剂量
B. 属于一种抗胆碱药,它能减少吩噻嗪的锥体外系副作用
C. 能消除吩噻嗪引起的胃肠道刺激性
D. 属于一种抗抑郁药
E. 能减少胃肠运动,以保证吩噻嗪完全吸收

27. 单胺氧化酶抑制剂与氯丙嗪序贯使用,表现为
A. 敏感化现象
B. 竞争性拮抗作用
C. 非竞争性拮抗作用
D. 作用于同一作用部位或受体的协同或相加作用
E. 作用于不同作用点或受体时的协同作用

28. 患者,男,65 岁。患帕金森病 10 年余,按医师指导服用左旋多巴 3 年,近期感觉左旋多巴的疗效明显下降,最有可能的原因是
A. 高蛋白饮食 B. 低蛋白饮食
C. 高糖饮食 D. 低糖饮食
E. 低盐饮食

29. C 型药物不良反应的特点包括
A. 发生率高
B. 可以预测
C. 用药与反应发生没有明确的时间关系
D. 反应可重现
E. 多发生在短期用药后

30. 患者,女,21 岁。有轻度荨麻疹,主诉因瘙痒而睡眠质量低,最适宜的治疗药物是
A. 苯海拉明 B. 肾上腺素
C. 泼尼松 D. 普萘洛尔
E. 雷尼替丁

31. 对胎儿有危害但孕妇患有严重的疾病,仍可考虑使用的药物妊娠毒性分级是
A. B 级 B. C 级
C. A 级 D. D 级
E. X 级

32. 穿透生物膜进入乳汁的药物是
A. 脂溶性较小的药物
B. 脂溶性较高的药物
C. 水溶性较小的药物
D. 水溶性较高的药物
E. 溶液的渗透压偏高的药物

33. 新生儿抗惊厥的首选药是
A. 氯丙嗪 B. 哌替啶
C. 吗啡 D. 苯巴比妥
E. 苯妥英钠

34. 第一和第二代喹诺酮类药物禁用于
A. 老年人
B. 青年人
C. 新生儿
D. 妇女
E. 18 岁以上的成年人

35. 使用胆红素结合力强的药物可导致
A. 高胆红素血症
B. 低胆红素血症
C. 灰婴综合征
D. 脑炎
E. 脂肪肝

36. 治疗老年期抑郁症,最适宜选用的药物是
A. 吗氯贝胺 B. 氟伏沙明
C. 丙米嗪 D. 马普替林
E. 阿米替林

37. 反映肾功能的最可靠的指标是
A. 生物利用度
B. 表观分布容积
C. 半衰期
D. 肌酐清除率
E. 血药浓度

38. 肝功能不全患者的选药原则是
A. 采用联合用药的方式
B. 合用肝药酶诱导剂
C. 选用代谢物经肾脏排泄的药物
D. 选用血浆蛋白结合率低的药物
E. 选用以原型经肾脏直接排泄的药物

39. 肾功能不全患者的给药方案调整是
A. 给药间隔不变,剂量增加
B. 给药间隔不变,剂量不变
C. 剂量固定,给药间隔缩短
D. 剂量减少,给药间隔缩短
E. 剂量固定,给药间隔延长

40. 下列药物易产生肾损伤的是
A. 普萘洛尔 B. 庆大霉素
C. 硝西泮 D. 林可霉素
E. 己烯雌酚

41. 诊断有机磷中毒的特异性指标是
A. 血胆碱酯酶活力

B. 尿中的有机磷杀虫药分解产物
C. 血气分析
D. 阿托品阳性试验
E. 肝、肾功能

42. 阿托品的中毒机制是
A. 局部刺激性、腐蚀作用
B. 受体的竞争
C. 麻醉作用
D. 缺氧
E. 抑制酶的活力

43. 急性中毒患者的治疗上应立即采取的措施是
A. 终止接触毒物
B. 清除进入体内尚未吸收的毒物
C. 清除体内已被吸收的毒物
D. 如有可能,使用特效解毒药
E. 对症处理

44. 口服中毒者最常用的吸附剂是
A. 药用炭　B. 树脂
C. 牛奶　D. 鸡蛋清
E. 氢氧化钠

45. 咪康唑栓用于治疗
A. 曲霉病　B. 念珠菌病
C. 淋病　D. 生殖道疱疹
E. 梅毒

46. 围手术期预防性应用抗菌药物,静脉输注应在皮肤、黏膜切开前____h 或麻醉开始时给药,在输注完毕后开始手术,保证手术部位暴露时局部组织中的抗菌药物已达到足以杀灭手术过程中沾染的细菌的药物浓度
A. 0.5~1　B. 0.5~2
C. 0.5~3　D. 1~2
E. 1~3

47. 下列抗真菌药中,当肝功能和肾功能出现障碍时,一般**不需要**调整给药剂量的是
A. 米卡芬净　B. 氟康唑
C. 伊曲康唑　D. 伏立康唑
E. 卡洛芬

48. 既耐青霉素酶又耐酸的半合成青霉素是
A. 苯唑西林　B. 羧苄西林
C. 替卡西林　D. 氨苄西林
E. 阿莫西林

49. 甲氧苄啶的抗菌作用机制是
A. 抑制转肽酶
B. 抑制过氧化物酶
C. 抑制蛋白水解酶
D. 抑制二氢叶酸合成酶
E. 抑制二氢叶酸还原酶

50. 服用后易发生"口腔金属味"的不良反应的药物是
A. 头孢哌酮　B. 阿司匹林
C. 华法林　D. 甲硝唑
E. 维生素 C

51. 金刚烷胺能特异性抑制的病毒是
A. 甲型流感病毒
B. 乙型流感病毒
C. 腮腺炎病毒
D. 麻疹病毒
E. 单纯疱疹病毒

52. 对于轻度癌性疼痛患者,按 WHO 癌性疼痛三阶梯治疗指南,应首选
A. 弱阿片类药物
B. 强阿片类药物
C. 三环类抗抑郁药
D. 非甾体抗炎药
E. 抗惊厥药

53. 下列主要用于麻醉前给药的是
A. 阿托品
B. 东莨菪碱
C. 山莨菪碱
D. 甲溴东莨菪碱
E. 托吡卡胺

54. 卡马西平除用于治疗癫痫外,还可用于
A. 肠梗阻　B. 尿崩症
C. 帕金森病　D. 心绞痛
E. 失眠

55. 巴比妥类急性中毒时的解救措施包括
A. 静脉输注葡萄糖
B. 静脉输注乙酰唑胺
C. 静脉输注右旋糖酐

D. 静脉输注呋塞米加用乙酰唑胺
E. 静脉输注碳酸氢钠加用呋塞米

56. 治疗躁狂症的首选药是
A. 丙米嗪　B. 奋乃静
C. 三氟拉嗪　D. 碳酸锂
E. 氟奋乃静

57. 常用于治疗以兴奋躁动、幻觉、妄想为主的精神分裂症的药物是
A. 氟哌啶醇　B. 氟奋乃静
C. 硫利达嗪　D. 氯普噻吨
E. 三氟拉嗪

58. 骨折剧痛应选用的镇痛药是
A. 布洛芬　B. 吲哚美辛
C. 纳洛酮　D. 哌替啶
E. 可待因

59. 下列药物中，胃肠道反应轻微的是
A. 吲哚美辛　B. 阿司匹林
C. 布洛芬　D. 保泰松
E. 双氯芬酸

60. 临床上患者使用毛果芸香碱，主要是用于治疗
A. 高血压
B. 术后腹胀气
C. 青光眼
D. 心房颤动
E. 有机磷农药中毒

二、以下提供若干个案例，每个案例下设若干个考题，请根据各考题题干所提供的信息，在每题下面 A、B、C、D、E 五个备选答案中选择一个最佳答案。

（61~62 题共用题干）

不同药厂生产的地高辛服用后的血药浓度相差 7 倍；不同药厂生产的尼莫地平的生物利用度可相差 30%~60%。

61. 上述影响地高辛和尼莫地平的药物利用的因素是
A. 药剂学因素
B. 药效学因素
C. 给药方法因素
D. 非药物因素
E. 不良反应因素

62. 药物利用的影响因素中的非药物因素是
A. 药剂学因素
B. 给药方法
C. 药物效应
D. 不良反应
E. 患者用药依从性

（63~64 题共用题干）

患者，女，56 岁。15d 前行冠状动脉造影并植入冠状动脉支架 2 枚（药物洗脱支架）。7h 前再发胸闷、胸痛，胸痛位于心前区，持续不能缓解。心电图示急性前间壁、前壁、右心室心肌梗死，完全右束支传导阻滞。入院后行急诊 PCI 并同时送氯吡格雷药物基因检测，术中再次植入支架 2 枚。氯吡格雷基因检测结果回报提示 CYP2C19*1/*1，即快代谢型。

63. 根据氯吡格雷的基因检测结果，对患者的个体化用药建议正确的是
A. 服用常规剂量的氯吡格雷
B. 增加氯吡格雷的剂量
C. 减少氯吡格雷的剂量
D. 不能服用氯吡格雷
E. 氯吡格雷无效的风险大大增加，易发生氯吡格雷抵抗事件

64. 与氯吡格雷受相同代谢酶影响的药物是
A. 华法林　B. 苯妥英钠
C. 甲苯磺丁脲　D. 氯沙坦
E. 奥美拉唑

（65~67 题共用题干）

患者，男，62 岁。拟行膝关节置换术，无药物过敏史，青霉素皮试结果呈阴性，磺胺类皮试结果呈阳性。低热，空腹血糖为 8.5mmol/L。

65. 为预防感染，该患者宜选用的药物是
A. 磺胺甲噁唑　B. 头孢唑林
C. 万古霉素　D. 阿米卡星
E. 呋喃唑酮

66. 该患者用药后出现血管神经性水肿，该不良反应属于
A. 毒性反应　B. 特异质反应
C. 首剂效应　D. 继发反应
E. 变态反应

67. 该患者**不宜**使用的药物是
A. 二甲双胍　B. 胰岛素
C. 格列齐特　D. 西格列汀
E. 阿卡波糖

（68~70 题共用题干）

患者，男，73 岁。因震颤 1 年就诊，精神病病史 3 年，临床诊断为帕金森病，伴认知障碍。

68. 该患者首选的治疗药物是
 A. 复方左旋多巴
 B. 苯海索
 C. 司来吉兰
 D. 恩托卡朋
 E. 金刚烷胺

69. 该患者**不宜**选用的治疗药物是
 A. 复方左旋多巴
 B. 苯海索
 C. 溴隐亭
 D. 培高利特
 E. 恩托卡朋

70. 为避免药效下降，应合用的 B 型单胺氧化酶（MAO-B）抑制剂是
 A. 维生素 E
 B. 恩托卡朋
 C. 苄丝肼卡比多巴
 D. 司来吉兰
 E. 金刚烷胺

（71~73 题共用题干）

患者，女，55 岁。因多个小关节肿痛半年就诊，临床诊断为类风湿关节炎，既往有十二指肠溃疡病史。

71. 为缓解关节肿痛，首选的药物是
 A. 阿司匹林 B. 吗啡
 C. 地塞米松 D. 塞来昔布
 E. 布洛芬

72. 长期应用该药物，应关注的不良反应是
 A. 过敏反应 B. 骨髓抑制
 C. 肝损伤 D. 肾损伤
 E. 心血管栓塞

73. 为预防胃肠道溃疡，该患者可应用
 A. 奥美拉唑
 B. 地衣芽孢杆菌活菌制剂
 C. 护肝片
 D. 碳酸氢钠
 E. 胃泌素

（74~76 题共用题干）

患者，女，70 岁。主诉“反复活动后胸闷痛 1 年余，加重 1 个月”。高血压病史 10 年余，冠心病病史 7 年。1 个月前症状加重，持续性胸闷，胸痛发作频繁，气促明显，无发热，夜间端坐呼吸不能平卧，血压 165/100mmHg。临床诊断为慢性心力衰竭。

74. 患者宜选用的药物是
 A. 硝普钠
 B. 米力农
 C. 硝酸甘油
 D. 卡托普利
 E. 维拉帕米

75. 若患者出现轻度体液潴留、肾功能正常，可加用的药物是
 A. 华法林 B. 地高辛
 C. 多巴胺 D. 氢氯噻嗪
 E. 乌拉地尔

76. 长期应用上述药物，可引起的不良反应是
 A. 肝功能异常
 B. 肾功能异常
 C. 电解质紊乱
 D. 过敏反应
 E. 骨髓抑制

（77~79 题共用题干）

患者，男，40 岁。因痛风急性发作入院。

77. 该患者的治疗药物是
 A. 别嘌醇 B. 丙磺舒
 C. 苯溴马隆 D. 秋水仙碱
 E. 吗啡

78. 经治疗，该患者的关节炎已明显好转，宜选择的抑制尿酸生成的药物是
 A. 丙磺舒 B. 别嘌醇
 C. 秋水仙碱 D. 吲哚美辛
 E. 磺吡酮

79. 该患者应立即停药或换药的情况是
 A. 发热
 B. 腹泻
 C. 皮疹
 D. 白细胞减少
 E. GOT 升高

（80~82 题共用题干）

患者，女，55 岁。因负重关节痛就诊，检查后诊断为绝经妇女骨质疏松症。

80. 该患者采用激素补充疗法，宜选择的药物是
 A. 糖皮质激素
 B. 雌激素
 C. 孕激素
 D. 雄激素
 E. 雌孕激素复方制剂

81. 若该患者有子宫肌瘤，宜选择的骨质疏松症治疗药物是
A. 地塞米松　B. 雌二醇
C. 黄体酮　D. 雷洛昔芬
E. 睾酮
82. 上述治疗药物按药理作用，属于
A. 雌激素
B. 雌激素受体调节剂
C. 雄激素类似物
D. 孕激素类似物
E. 皮质激素拮抗剂

（83~84 题共用题干）

患者，女，32 岁。BMI 30kg/m^2，临床诊断为 2 型糖尿病。
83. 该患者首选的药物是
A. 二甲双胍　B. 格列本脲
C. 罗格列酮　D. 阿卡波糖
E. 利拉鲁肽
84. 用药 3 个月后空腹血糖为 7.1mmol/L，宜加用的药物是
A. 格列美脲　B. 苯乙双胍
C. 阿卡波糖　D. 胰岛素
E. 利拉鲁肽

（85~86 题共用题干）

患者，男，42 岁。入院时呼之不应，双眼瞪视不动，伴擦鼻、咀嚼，醒后可继续原来的动作，对发作全无记忆，并在清晨觉醒或刚入睡时常呈短暂、快速的某一肌肉或肌群收缩，为部分性发作。
85. 此时最应给予患者的药物是
A. 苯妥英钠　B. 地西泮
C. 丙戊酸钠　D. 乙琥胺
E. 卡马西平
86. 为防止药物不良反应，应采取的措施是
A. 与食物同服
B. 肝氨基转移酶升高即停药
C. 监测肝、肾功能
D. 定期监测血药浓度
E. 从小剂量开始给药

（87~88 题共用题干）

患者，男，60 岁。患有肺源性心脏病 2 年，3d 前受凉后出现发热、咳嗽加重、咳黄色痰，并出现呼吸困难而不能平卧。查体双肺散在多发性干、湿啰音，心率 120 次 /min，下肢水肿。
87. 针对此次加重病因，最重要的治疗措施是
A. 给予呋塞米
B. 给予地高辛治疗心力衰竭
C. 给予尼可刹米
D. 给予血管扩张药
E. 给予有效的抗生素
88. 该患者经抢救治疗后意识一度清醒，立即又出现谵妄、躁动，应采取的措施是
A. 给予艾司唑仑治疗
B. 给予地高辛治疗
C. 复查头部 CT
D. 加用抗生素及抗高血压药
E. 急查血电解质、肾功能、血气分析

（89~94 题共用题干）

某患者在医院门诊看病，医师开具了处方，患者到门诊药房取药，药房工作人员为患者调配发放了处方中的药品并对患者进行发药交代，回答患者咨询的用药问题。
89. 药师要明确医师开具处方应当遵循的是
A. 根据患者意愿的原则
B. 安全、有效的原则
C. 速效、有效、适宜的原则
D. 安全、有效、适宜的原则
E. 安全、有效、经济和适宜的原则
90. 对该处方进行复核和发药的人员资质符合要求的是
A. 获中等教育以上的医院工作人员
B. 取得医学专业技术职务任职资格的执业医师
C. 取得药学专业技术职务任职资格的药学专业技术人员
D. 取得护理专业技术职务任职资格的执业护士
E. 取得医疗专业技术职务任职资格的医师
91. 关于处方的说法，正确的是
A. 医疗机构可以编制统一的药品缩写名称
B. 西药与中成药必须分处方开具
C. 药品的用法用量不能使用英文和拉丁文
D. 新生儿、婴幼儿患者的年龄应写日、月龄
E. 每张处方开具的药品不得多于 6 种
92. 调配处方药品时，下列**不正确**的行为是
A. 认真审核处方，准确调配处方
B. 正确书写药袋或粘贴标签、包装
C. 调配时进行“唱药”
D. 仔细阅读，按顺序逐一调配
E. 向患者交付药品时嘱咐其遵医嘱即可

93. 下列**不是**药师处方差错防范措施的正确做法的行为是
A. 将形似的药品分开存放
B. 确认患者的身份,以确保药品发给相应的患者
C. 储备足够多的药品
D. 严格执行药品发放双复合核
E. 将音似的药品分距离存放

94. 用药咨询的内容**不包括**
A. 参与药物治疗方案的设计
B. 提供关于药品使用、贮存的信息
C. 为医师提供新药信息
D. 为护士提示常用注射药物的适宜溶媒、浓度和滴速
E. 直接为患者提供药品

(95~100 题共用题干)

患者,男,55 岁。肺癌术后 2 年,肺癌骨转移,骨痛。医师为患者开具处方芬太尼透皮贴剂缓解疼痛。该药物的用法用量为 4.2mg,72h 持续外用。

95. 开具该处方的医师资质,正确的是
A. 医师以上技术职称
B. 高级职称
C. 主治医师以上技术职称
D. 助理医师以上职称
E. 经高等院校学习并顺利拿到毕业证就可以

96. 对芬太尼透皮贴剂的药品出入库,**不正确**的做法是
A. 入库双人验收
B. 出库双人复核
C. 账物相符
D. 专用账册的保存期限应当自药品有效期满之日起不少于 3 年
E. 需验收到最小包装

97. 作为慢性癌性疼痛患者,该药物的处方量正确的是
A. 一次仅可以开 1 贴
B. 可以开 1 周量
C. 可以开 15d 用量
D. 一次最大用量为 1 贴
E. 根据需要,不限量

98. 下列芬太尼透皮贴剂的使用方法中,**不正确**的是
A. 用于无毛发的或是刮净毛发的皮肤
B. 可以用在伤口处,这样吸收效果更好
C. 用于不进行剧烈运动的部位,如胸部或上臂
D. 每次将贴膜剂贴于身体的不同部位
E. 使用贴膜剂时可洗澡或淋浴

99. 对芬太尼透皮贴剂实行五专管理,**不包括**
A. 专人调剂
B. 专柜加锁
C. 专用处方
D. 专用账册
E. 专册登记

100. 芬太尼透皮贴剂处方的保存期限是
A. 调剂完就可以扔掉
B. 1 年
C. 2 年
D. 3 年
E. 5 年

全国卫生专业技术资格考试

药学（中级）专业

模拟试卷（六）

全国卫生专业技术资格考试

药学（中级）专业（基础知识）

姓　　　名：________________

准 考 证 号：________________

建议完成时间：　90 分钟　

成　　　绩：________________

一、以下每一道题下面有 A、B、C、D、E 五个备选答案。请从中选择一个最佳答案。

1. 参与细胞易化扩散的蛋白质是
   A. 载体和通道蛋白
   B. 受体蛋白
   C. 泵蛋白
   D. 免疫蛋白
   E. 表面蛋白

2. 使血小板聚集的最重要的物质是
   A. 外源性 ADP
   B. 血小板释放的内源性 ADP
   C. 血小板内的 ADP
   D. 血小板释放的 5-HT
   E. 外源性 cAMP

3. 健康成年人安静状态下的心输出量是
   A. 2~3L/min　B. 4~6L/min
   C. 6~7L/min　D. 9~10L/min
   E. 11~12L/min

4. 胸膜腔内压等于
   A. 肺内压 + 跨肺压
   B. 大气压 + 肺泡回缩力
   C. 大气压 – 非弹性阻力
   D. 肺内压 + 跨胸壁压
   E. 肺内压 – 肺泡回缩力

5. 胃特有的运动形式是
   A. 紧张性收缩　B. 容受性舒张
   C. 蠕动　D. 集团运动
   E. 蠕动冲

6. 用冰帽给高热患者降温是增加
   A. 辐射散热
   B. 传导散热
   C. 对流散热
   D. 蒸发散热
   E. 传导散热和对流散热

7. 输尿管结石引起少尿是由于
   A. 肾小球滤过率减少
   B. 水利尿
   C. 渗透性利尿
   D. 尿崩症
   E. 囊内压升高

8. 心室肌细胞与 Ca^{2+} 内流有关的时程是
   A. 动作电位 0 期
   B. 动作电位 1 期
   C. 动作电位 2 期
   D. 动作电位 3 期
   E. 静息期间

9. 在无氧条件下,哺乳动物肌肉组织中积累的化合物是
   A. 丙酮酸　B. 乙醇
   C. CO_2　D. 乳酸
   E. 丙酮

10. 下列**不属于**维系蛋白质三级结构稳定的因素的是
    A. 肽键
    B. 范德瓦耳斯力
    C. 疏水键
    D. 氢键
    E. 盐键

11. 直接参与脂肪酸生物合成的物质是
    A. FAD　B. CTP
    C. ADP　D. $NADP^+$
    E. NADPH

12. 可作为磷脂骨架的化合物是
    A. 葡萄糖　B. 乙酰 CoA
    C. 鞘氨醇　D. 丙酮酸
    E. 谷氨酸

13. 当肝功能严重受损时,血中主要升高的物质是
    A. 尿素　B. 酮体
    C. 血氨　D. 尿酸
    E. 肌酸苷

14. 某肺源性心脏病患者,血气分析及电解质测定结果如下:pH 7.26, $PaCO_2$ 11.4kPa(85mmHg), HCO_3^- 37.8mmol/L, Cl^- 90mmol/L, Na^+ 140mmol/L。可诊断为
    A. 呼吸性酸中毒
    B. 代谢性酸中毒
    C. 呼吸性酸中毒合并代谢性酸中毒
    D. 呼吸性酸中毒合并代谢性碱中毒
    E. 呼吸性碱中毒合并代谢性酸中毒

15. 琥珀酸脱氢酶的竞争性抑制剂是
A. 对氨基苯甲酸
B. 二巯丙醇
C. 丙二酸
D. 脱氨酸
E. 二异丙基氟磷酸

16. 糖酵解的关键酶是
A. 磷酸烯醇丙酮酸羧化激酶
B. 磷酸甘油酸激酶
C. 醛缩酶
D. 丙酮酸激酶
E. 丙酮酸羧化酶

17. 心力衰竭时,下列主要由肾脏引起的代偿反应是
A. 红细胞增多
B. 血流重新分布
C. 紧张源性扩张
D. 肌红蛋白增加
E. 红细胞线粒体数量增多

18. 一般情况下,下列**不会**出现在肺弥散障碍时的血气变化是
A. PaO_2 降低
B. $PaCO_2$ 降低
C. PaO_2 降低伴 $PaCO_2$ 升高
D. $PaCO_2$ 正常
E. $PaCO_2$ 降低伴 $PaCO_2$ 正常

19. 肝性脑病时芳香族氨基酸入脑的机制是
A. 血氨浓度增加
B. 血短链脂肪酸增加
C. 血脑屏障破坏
D. 血硫醇含量增加
E. 血支链氨基酸减少

20. ARI 时,引起 GFR 降低的原因**不是**
A. 皮质内皮细胞肿胀
B. 髓质内皮细胞肿胀
C. 肾小管内皮细胞窗变小、减少
D. 内皮细胞释放舒血管因子减少
E. 内皮细胞受损,导致肾毛细血管内凝血

21. 关于别构酶的叙述,**错误**的是
A. 别构酶分子中常含有多个亚基
B. 别构效应剂与别构酶活性中心外的某个部位共价结合
C. 别构效应剂与别构酶活性中心外的某个部位非共价可逆性结合
D. 受别构调节的酶称为别构酶
E. 别构调节是对酶活性的调节方式

22. 急性胰腺炎时诱发弥散性血管内凝血的机制是
A. 大量胰蛋白酶入血激活凝血酶原
B. 大量胰脂肪酶入血激活凝血酶原
C. 大量胰淀粉酶入血激活凝血酶原
D. 大量组织凝血酶入血
E. 单核吞噬细胞系统功能障碍

23. 萝卜苷、巴豆苷、芦荟苷、苦杏仁苷分别属于
A. S-苷、N-苷、C-苷、O-苷
B. O-苷、N-苷、C-苷、S-苷
C. O-苷、C-苷、N-苷、S-苷
D. S-苷、C-苷、N-苷、O-苷
E. C-苷、O-苷、C-苷、N-苷

24. 导致弥散性血管内凝血患者出血的主要原因是
A. 肝脏合成凝血因子障碍
B. 凝血物质被大量消耗
C. 凝血因子Ⅻ被激活
D. 抗凝血酶物质增加
E. 血管通透性增高

25. 可引起左室后负荷增大的疾病是
A. 甲状腺功能亢进症
B. 严重贫血
C. 心肌炎
D. 心肌梗死
E. 原发性高血压

26. 从化学组成上分析,组成倍半萜的异戊二烯的数目是
A. 2个　　B. 3个
C. 4个　　D. 5个
E. 6个

27. 决定细菌的主要遗传特性的结构是
A. 质粒　　B. 核质
C. 细胞膜　　D. 噬菌体
E. 转座子

28. 可用于人工主动免疫的制剂是
A. 类毒素　B. 丙种球蛋白
C. 抗菌血清　D. 胎盘球蛋白
E. 微生态制剂

29. 下列醌类化合物遇碱液显紫色或紫红色反应的是
A. 紫草素　B. 辅酶 Q_{10}
C. 丹参酮Ⅰ　D. 大黄酚
E. 对苯醌

30. 关于吗啡的结构特点和性质的叙述，**不正确**的是
A. 结构中含有酚羟基
B. 结构中含有叔氮原子
C. 呈酸碱两性
D. 结构中有5个手性碳原子
E. 不具有旋光性

31. 可引起食物中毒的细菌是
A. 流感嗜血杆菌
B. 艰难梭菌
C. 肉毒梭菌
D. 脆弱拟杆菌
E. 白喉棒状杆菌

32. 化脓性病灶局限化是由于病原菌产生
A. 透明质酸酶　B. 凝固酶
C. 耐热核酸酶　D. 链道酶
E. 链激酶

33. 引起大叶性肺炎的病原体是
A. 肺炎链球菌
B. 肺炎克雷伯菌
C. 肺炎支原体
D. 新型隐球菌
E. 钩端螺旋体

34. 革兰氏阴性菌对青霉素不敏感的原因是
A. 细胞壁中的蛋白质多
B. 细胞壁含类脂A多
C. 细胞壁缺少磷壁酸
D. 细胞壁含糖量少
E. 细胞壁中的肽聚糖含量低

35. 破伤风梭菌感染的重要条件是
A. 机体免疫力低下
B. 伤口的厌氧微环境
C. 破伤风梭菌的繁殖体污染伤口
D. 破伤风梭菌的芽孢污染伤口
E. 菌群失调

36. 关于环孢素的用途的叙述，正确的是
A. 用于抗肝、肾及心脏移植排斥反应
B. 用于治疗心绞痛
C. 用于治疗高胆固醇血症和混合性高脂血症
D. 可长期用于类风湿关节炎的治疗
E. 可治疗神经官能症的焦虑和紧张状态

37. 肠热症后带菌者的细菌存留部位通常是
A. 肠系膜淋巴结　B. 胆囊
C. 肾　D. 咽喉部
E. 角膜

38. 氨曲南的主要临床用途是
A. 降血脂　B. 降血糖
C. 抗菌　D. 镇痛
E. 麻醉

39. 下列化合物结构中，含有N→O配位键的是
A. 汉防己甲素　B. 莨菪碱
C. 氧化苦参碱　D. 苦参碱
E. 小檗碱

40. 多柔比星的主要临床用途是
A. 抗菌　B. 抗肿瘤
C. 抗真菌　D. 抗病毒
E. 抗结核

41. 喹诺酮类抗菌药物的作用机制是
A. 抑制拓扑异构酶Ⅱ(又称为DNA促旋酶)和Ⅳ
B. 抑制逆转录酶
C. 抑制5-羟色胺重摄取
D. 抑制 Ca^{2+} 内流
E. 抑制磷酸二酯酶

42. 磺胺甲噁唑的化学结构是

A. 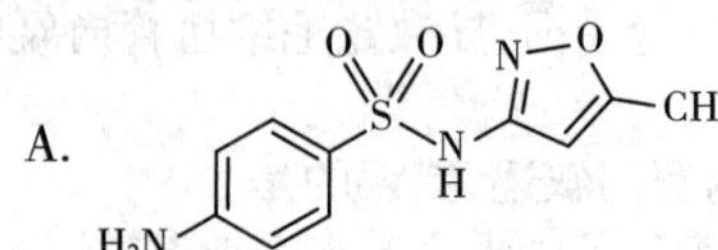

B.

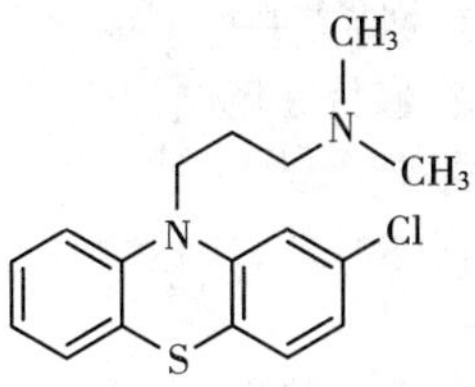

C. 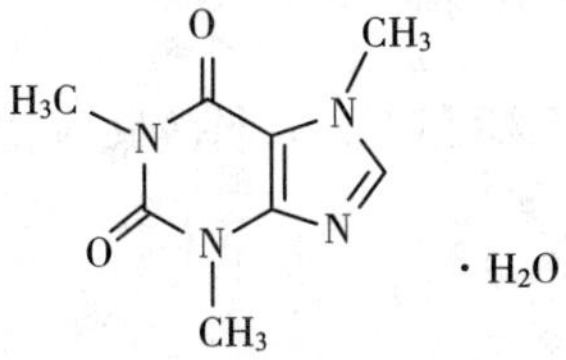 $\cdot H_2O$

D.

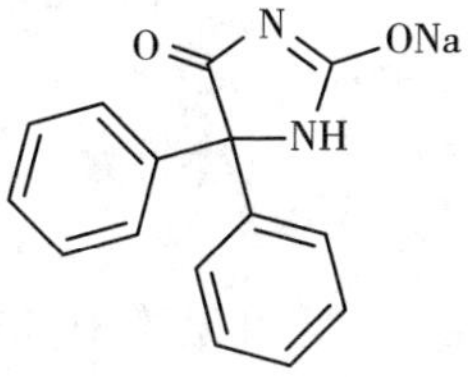

E.

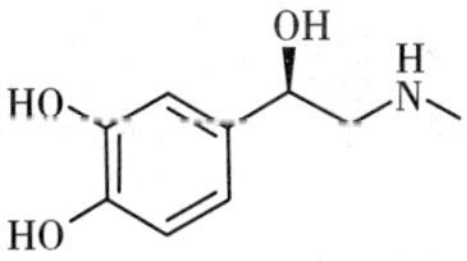

43. 甾体激素类药物中，甾体的基本骨架是
A. 环己烷并菲
B. 环戊烷并菲
C. 环戊烷并多氢菲
D. 环己烷并多氢菲
E. 苯并蒽

44. 螺甾烷类化合物的分类依据是
A. 结构中的碳原子数不同
B. 结构中环的个数不同
C. 结构中含双键数的不同
D. 结构中 E 环的环合状态
E. 结构中 F 环的环合状态

45. 黄酮类化合物和黄酮醇类化合物在结构上的主要区别是
A. 结构中 B 环的连接位置不同
B. 3 位有无含氧取代基
C. 2,3 位双键是否打开
D. 两苯环之间的三碳链是否为开链结构
E. 5 位有无含氧取代基

46. 地西泮的基本骨架是
A. 异喹啉
B. 环戊烷并多氢菲
C. 苯并二氮杂䓬
D. 二氢吡啶
E. 磺酰胺

47.《中国药典》(2020 年版)采用 Ag-DDC 法检测砷盐时，砷化氢与 Ag-DDC 吡啶溶液生成
A. 棕褐色的砷斑
B. 红色的 DDC
C. 游离的银离子
D. 红色的胶态银
E. 棕褐色的胶态砷

48. 下列黄酮类化合物中，具有旋光性质的是
A. 黄酮　　B. 二氢黄酮
C. 橙酮　　D. 查耳酮
E. 黄酮醇

49. 香豆素类化合物能溶于碱水，酸化后又沉淀析出，原因是结构中具有
A. 吡喃环　　B. 内酯环
C. 苯环　　D. 异戊烯基
E. 羟基

50. 关于注射用无菌粉末的装量差异限度的叙述，**不正确**的是
A. 0.05g 及 0.05g 以下，± 15%
B. 0.05g 以上至 0.15g，± 10%
C. 0.15g 以上至 0.50g，± 7%
D. 0.5g 以上至 1.0g，± 5%
E. 0.5g 以上，± 5%

51. 伪吗啡是
A. 吗啡的氧化产物
B. 吗啡的还原产物
C. 吗啡的水解产物
D. 吗啡的氯化物
E. 吗啡的开环产物

52. 青霉素结构中易被破坏的部位是
A. 酰胺基　　B. 羧基
C. β- 内酰胺环　　D. 苯环
E. 噻唑环

53. 用于大面积烧伤或严重创伤的皮肤用软膏剂除应检查粒度、装量和微生物限度外，还应检查
A. 无菌
B. 金属性异物

C. 含量均匀度
D. 排空率
E. 泄漏率

54. 溶于水或稀酸的药物检查重金属应使用
A. 第一法硫代乙酰胺法
B. 第一法硫化钠法
C. 第二法硫代乙酰胺法
D. 第二法炽灼后的硫代乙酰胺法
E. 第三法硫化钠法

55. 下列**不是**氯丙嗪的主要代谢位点的是
A. 硫原子氧化
B. 苯环羟基化
C. 侧链去 *N*- 甲基
D. 侧链氧化
E. 侧链环化

56. 关于头孢哌酮的叙述,正确的是
A. 对 β- 内酰胺酶不稳定
B. 抗菌谱窄
C. 口服给药
D. 对铜绿假单胞菌无活性
E. 属于第三代头孢菌素类

57. 维生素 C 中铁离子的检查采用的方法是
A. 气相色谱法
B. 高效液相色谱法
C. 荧光分光光度法
D. 薄层色谱法
E. 原子吸收分光光度法

58. 细菌对青霉素和头孢菌素类产生耐药性的原因是
A. 产生 β- 内酰胺酶
B. 将药物泵出体外
C. 改变蛋白质合成途径
D. 改变细胞膜对药物的渗透性
E. 产生钝化酶

59. 原子吸收分光光度法检测药物中的超微量金属元素,通常采用的方法是
A. 外标法
B. 内标法
C. 主成分自身稀释法
D. 标准加入法
E. 面积归一化法

60. 阿莫西林**不具有**的特点是
A. 侧链为对羟基苯甘氨酸
B. 属于广谱青霉素
C. 临床用其右旋体
D. 口服吸收好
E. 不会发生青霉素的降解反应

61. 巴比妥类药物可以发生铜盐反应,溶解后所使用的试剂是
A. 碳酸钠试液
B. 吡啶溶液(1→10)
C. 铜吡啶试液
D. 硝酸银
E. 稀硝酸

62. 维生素 C 有酸性是因为其结构中具有
A. 羰基
B. 无机酸根
C. 酚羟基
D. 共轭体系
E. 烯二醇

63. 水溶性基质栓剂的融变时限为应全部溶解的时间是
A. 20min 内　　B. 30min 内
C. 40min 内　　D. 50min 内
E. 60min 内

64. 可长期用于类风湿关节炎治疗的药物是
A. 双氯芬酸钠
B. 苯妥英钠
C. 美洛昔康
D. 布洛芬
E. 卡马西平

65. 测定条件稍有变动时,测定结果不受影响的承受程度是分析方法验证内容中的
A. 耐用性　　B. 准确度
C. 稳定性　　D. 专一性
E. 精密度

66. 为执行药典、考查药品质量、起草与复核药品标准等所制定的指导性规定是
A. 凡例　　B. 正文
C. 附录　　D. 制剂通则
E. 指导原则

67. 温度高低对实验结果有显著影响者，除另有规定外，测定药物溶解度时，温度应是
A. 10~30℃
B. 25℃ ± 2℃
C. 20℃ ± 2℃
D. 25℃
E. 20℃

68. 中华人民共和国成立以来，我国已经出版的药典版数是
A. 9 版　B. 10 版
C. 11 版　D. 12 版
E. 13 版

69. 酸碱度检查所用的水均是指
A. 纯化水
B. 注射用水
C. 新沸并放冷至室温的水
D. pH 为 7.0 的水
E. 饮用水

70. 测定的结果与真实值或参考值接近的程度称为
A. 精密度　B. 准确度
C. 专一性　D. 线性
E. 耐用性

71. 为解释和使用《中国药典》(2020 年版)，正确进行质量检验的有关共性问题提供统一规定和基本要求的是
A. 凡例
B. 正文
C. 通用技术要求
D. 索引
E. 序言

72.《中国药典》的英文缩写是
A. BP　B. CP
C. JP　D. ChP
E. USP

73. 紫外 - 可见分光光度法中，一般供试品溶液的吸光度应在
A. 0.2~0.6　B. 0.2~0.7
C. 0.3~0.5　D. 0.3~0.7
E. 0.3~0.8

74. 体内药物分析时药物浓度较低，因此检测方法要具有较高的
A. 灵敏度和精密度
B. 准确度和专一性
C. 灵敏度和选择性
D. 灵敏度和线性
E. 线性和专一性

75. 使用银量法测定苯巴比妥的含量时，指示终点的方法是
A. 永停法
B. 指示剂法
C. 电位法
D. 不可逆性指示剂法
E. 电导法

76. 按规定的称重方法测得片剂重量，与平均片重之间的差异程度称为
A. 含量均匀度
B. 重量差异
C. 崩解时限
D. 溶出度
E. 释放度

77. 杂质检查中，氯化物检查所用的酸是
A. 稀硝酸　B. 稀盐酸
C. 稀硫酸　D. 稀磷酸
E. 稀高氯酸

78. 在检查溶于碱性溶液而不溶于酸性溶液的药物中的重金属时，所用的显色剂是
A. 硫代乙酰胺　B. 硫化氢
C. 硫化钠　D. 醋酸汞
E. 碘化钾

79. 质控样品测定结果的相对标准差（变异系数）一般应小于
A. 10%　B. 15%　C. 20%
D. 25%　E. 30%

80. “精密称定”是指称取重量应准确至所取重量的
A. 十分之一
B. 百分之一
C. 千分之一
D. 万分之一
E. 十万分之一

二、以下提供若干组考题，每组考题共用在考题前列出的 A、B、C、D、E 五个备选答案。请从中选择一个与考题关系最密切的答案。每个备选答案可能被选择一次、多次或不被选择。

(81~82 题共用备选答案)

A. 潮气量
B. 肺活量
C. 功能余气量
D. 残气量
E. 用力呼气量

81. 平静呼气末肺内残存的气体量是
82. 补呼气量与余气量之和是

(83~84 题共用备选答案)

A. 碘化铋钾
B. 溴水
C. 醋酐 - 浓硫酸反应
D. 三氯化铁 - 冰醋酸反应
E. Molish 反应

83. 区别生物碱的沉淀试剂是
84. 区别三萜皂苷和三萜皂苷元可用

(85~86 题共用备选答案)

A. 等渗尿
B. 少尿
C. 无尿
D. 夜尿
E. 多尿

85. 尿比重固定在 1.010 称为
86. 尿量 <100ml/24h 称为

(87~89 题共用备选答案)

A. 紫外光谱法
B. 红外光谱法
C. 容量分析法
D. 色谱分析法
E. 原子吸收分光光度法

87. 主要用于原料药的鉴别方法是
88. 适用于具有共轭双键结构的药物的鉴别方法是
89. 既有分离作用又有分析功能的方法是

(90~92 题共用备选答案)

A. 保留时间
B. 相对标准偏差
C. 比旋度
D. 比移值
E. 半衰期

90. t_R 表示
91. RSD 表示
92. R_f 表示

(93~94 题共用备选答案)

A. 衣壳
B. 核酸
C. 包膜
D. 核衣壳
E. 壳粒

93. 储存病毒遗传信息的是
94. 保护病毒核酸的是

(95~96 题共用备选答案)

A. 核酸分子杂交
B. 探针
C. DNA 复性
D. T_m 值
E. DNA 变性

95. 具有一定数量互补碱基的 DNA 单链和 RNA 单链之间可以发生
96. 50% 的 DNA 双链解离成为单链的温度是

(97~98 题共用备选答案)

A. 卡托普利
B. 氯贝丁酯
C. 硫酸阿托品
D. 硝酸异山梨酯
E. 氯化琥珀胆碱

97. 受到撞击和高热时有爆炸危险，运输和储存应加以注意的药物是
98. 具有大蒜气味的药物是

(99~100 题共用备选答案)

A. 哌仑西平
B. 盐酸普萘洛尔
C. 尼群地平
D. 盐酸哌唑嗪
E. 洛伐他汀

99. 第一个投放市场的 HMG-CoA 还原酶抑制剂是
100. 具有 1,4- 二氢吡啶环结构的抗心绞痛药是

全国卫生专业技术资格考试

药学（中级）专业（相关专业知识）

姓　　　　名：____________

准 考 证 号：____________

建议完成时间：90 分钟

成　　　　绩：____________

一、以下每一道题下面有 A、B、C、D、E 五个备选答案。请从中选择一个最佳答案。

1. 散剂的制备过程是
   A. 粉碎—过筛—混合—分剂量—质量检查—包装
   B. 粉碎—混合—过筛—分剂量—质量检查—包装
   C. 粉碎—混合—分剂量—质量检查—包装
   D. 粉碎—过筛—分剂量—质量检查—包装
   E. 粉碎—过筛—混合—质量检查—分剂量—包装

2. 当处方中各组分的比例量相差悬殊时,混合时宜用
   A. 过筛混合　B. 湿法混合
   C. 等量递加法　D. 直接搅拌法
   E. 直接研磨法

3. 片剂辅料中既可作填充剂,又可作干黏合剂与崩解剂的物质是
   A. 糊精　B. 微晶纤维素
   C. 羧甲纤维素钠　D. 微粉硅胶
   E. 甘露醇

4. 湿法制粒压片的工艺流程是
   A. 原辅料—粉碎—混合—制软材—制粒—干燥—整粒—混合—压片
   B. 原辅料—混合—制软材—制粒—干燥—混合—压片
   C. 原辅料—混合—制软材—制粒—整粒—混合—压片
   D. 原辅料—混合—制粒—干燥—混合—压片
   E. 原辅料—混合—制软材—制粒—干燥—整粒—压片

5. 其片剂必须测定溶出度的是
   A. 水溶性药物　B. 吸湿性药物
   C. 风化性药物　D. 刺激性药物
   E. 难溶性药物

6. 包糖衣时,包粉衣层的目的是
   A. 形成一层不透水的屏障,防止糖浆中的水分浸入片芯
   B. 尽快消除片剂的棱角
   C. 使其表面光滑平整、细腻坚实
   D. 使片剂美观和便于识别
   E. 增加片剂的光泽和表面的疏水性

7. 适宜制成软胶囊剂的药物是
   A. 药物的水溶液
   B. 易溶性的刺激性药物
   C. 风化性药物
   D. 含油量高的药物
   E. 药物的稀乙醇溶液

8. 软胶囊的制备方法有压制法和
   A. 滴制法　B. 泛制法
   C. 乳化法　D. 熔融法
   E. 塑制法

9. 胶囊囊壳的主要原料是
   A. 淀粉　B. 蔗糖
   C. 糊精　D. 明胶
   E. 阿拉伯胶

10. 膜剂最常用的成膜材料是
    A. 聚乙烯吡咯烷酮
    B. 聚乙烯醇
    C. 白及胶
    D. 羧甲纤维素钠
    E. 阿拉伯胶

11. 常用来调节软膏基质的稠度的物质是
    A. 蜂蜡　B. 液体石蜡
    C. 羊毛脂　D. 鲸蜡
    E. 肥皂

12. 下列属于烃类软膏基质的是
    A. 硅酮　B. 蜂蜡
    C. 羊毛脂　D. 聚乙二醇
    E. 固体石蜡

13. 下列属于油脂性软膏基质的是
    A. PEG　B. CMC-Na
    C. 甘油明胶　D. 卡波姆
    E. 羊毛脂

14. 在乳剂型软膏基质中常加入羟苯酯类(尼泊金类),其作用是
    A. 增稠剂　B. 稳定剂
    C. 防腐剂　D. 吸收促进剂
    E. 乳化剂

15. 下列属于半固体制剂的是
A. 栓剂　B. 片剂
C. 乳剂　D. 混悬剂
E. 凝胶剂

16. 局部作用的栓剂常选用的基质是
A. 可可脂
B. 半合成椰油酯
C. 半合成山苍子油酯
D. 硬脂酸丙二醇酯
E. 甘油明胶

17. 药物制剂设计的基本原则**不包括**
A. 有效性　B. 安全性
C. 顺应性　D. 稳定性
E. 广泛性

18.《药品生产质量管理规范》是
A. GMP　B. GSP
C. GLP　D. GAP
E. GCP

19. 关于药典作用的叙述，正确的是
A. 作为药品生产、供应与使用的依据
B. 作为药品生产、检验与使用的依据
C. 作为药品生产、检验、供应与使用的依据
D. 作为药品生产、检验、供应的依据
E. 作为药品检验、供应与使用的依据

20. 吸收速度可能与静脉注射相媲美的给药方式是
A. 皮肤给药
B. 肌内注射
C. 吸入给药
D. 直肠给药
E. 口服胃肠道吸收

21. 二相气雾剂是
A. 溶液型气雾剂
B. O/W 型乳剂型气雾剂
C. W/O 型乳剂型气雾剂
D. 混悬型气雾剂
E. 吸入粉雾剂

22. 适合弱酸性水性药液的抗氧剂是
A. 亚硫酸氢钠
B. BHA
C. 亚硫酸钠
D. 硫代硫酸钠
E. BHT

23. 在 pH- 速度曲线图最低点所对应的横坐标即为
A. 最稳定 pH
B. 最不稳定 pH
C. pH 催化点
D. 反应速度最高点
E. 反应速度最低点

24. 构成 β- 环糊精的葡萄糖分子个数是
A. 9 个　B. 8 个
C. 7 个　D. 6 个
E. 5 个

25. 下列属于合成高分子材料的囊材是
A. 甲基纤维素　B. 明胶
C. 聚维酮　D. 乙基纤维素
E. 聚乳酸

26. 微囊化方法中的物理化学法又称为
A. 界面缩聚法　B. 喷雾干燥法
C. 相分离法　D. 辐射交联法
E. 多孔离心法

27. 最适于制备缓释、控释制剂的药物的半衰期是
A. <1h　B. 2~8h
C. 24~32h　D. 32~48h
E. >48h

28. 下列可用于不溶性骨架片的材料是
A. 羟丙甲纤维素
B. 卡波姆
C. 聚乙烯
D. 蜡类
E. 聚维酮

29. 脂质体的骨架材料是
A. 吐温 80，胆固醇
B. 磷脂，胆固醇
C. 司盘 80，磷脂
D. 司盘 80，胆固醇
E. 磷脂，吐温 80

30. 浸出方法中的单渗漉法一般包括6个步骤，正确的是
A. 药材粉碎—润湿—装筒—排气—浸渍—渗漉
B. 药材粉碎—装筒—润湿—排气—浸渍—渗漉
C. 药材粉碎—装筒—润湿—浸渍—排气—渗漉
D. 药材粉碎—润湿—排气—装筒—浸渍—渗漉
E. 药材粉碎—润湿—装筒—浸渍—排气—渗漉

31. 液体黏度随剪切应力增加而下降的流动称为
A. 塑性流动　B. 胀性流动
C. 触变流动　D. 牛顿流动
E. 假塑性流动

32. 下列表示最大增溶浓度的是
A. CMC　B. MAC
C. MAP　D. GCP
E. MC

33. 具有起昙现象的是
A. 阳离子型表面活性剂
B. 阴离子型表面活性剂
C. 两性离子型表面活性剂
D. 非离子型表面活性剂
E. 聚氧乙烯型非离子型表面活性剂

34. 为使增溶剂的增溶能力强、增溶效果好，增溶剂加入的顺序应是
A. 增溶质与增溶剂先混合再加水
B. 增溶质与水先混合再加增溶剂
C. 增溶剂与水先混合再加增溶质
D. 与加入顺序无关
E. 增溶质、增溶剂、水一起混合

35. 下列**不宜**制成混悬剂的药物是
A. 毒性或剂量小的药物
B. 难溶性药物
C. 需要产生长效的药物
D. 味道难于服用的口服药物
E. 药物的剂量超过溶解度而不能以溶液形式应用时

36. 以脂肪酸山梨坦为乳化剂形成乳剂，其乳化膜是
A. 单分子乳化膜
B. 多分子乳化膜
C. 固体粉末乳化膜
D. 复合凝聚膜
E. 液态膜

37. 以氢氧化镁为乳化剂形成乳剂，其乳化膜是
A. 单分子乳化膜
B. 多分子乳化膜
C. 固体粉末乳化膜
D. 复合凝聚膜
E. 液态膜

38. 以胆固醇和十六烷基硫酸钠为乳化剂形成乳剂，其乳化膜是
A. 单分子乳化膜
B. 多分子乳化膜
C. 固体粉末乳化膜
D. 复合凝聚膜
E. 液态膜

39. 乳剂制备方法中水相加至含乳化剂的油相中的方法是
A. 手工法　B. 干胶法
C. 湿胶法　D. 新生皂法
E. 机械法

40. 关于干胶法制备乳剂的叙述，**错误**的是
A. 水相加至含乳化剂的油相中
B. 油相加至含乳化剂的水相中
C. 油是植物油时，初乳中油、水、胶的比例是4∶2∶1
D. 油是挥发油时，初乳中油、水、胶的比例是2∶2∶1
E. 本法适用于阿拉伯胶或阿拉伯胶与西黄蓍胶的混合胶作为乳化剂制备乳剂

41. 向用油酸钠为乳化剂制备的O/W型乳剂中加入大量氯化钙后，乳剂可出现
A. 分层　B. 絮凝
C. 转相　D. 合并
E. 破裂

42. 葡萄糖溶液呈等渗时的浓度是
A. 5%　B. 0.9%

C. 10%　　D. 9%
E. 0.5%

43. 注射剂中加入硫代硫酸钠作抗氧剂时，通入的气体应该是
A. O_2　　B. H_2
C. N_2　　D. 空气
E. CO_2

44. 氯霉素眼药水中硼酸的主要作用是
A. 增溶　　B. 调节 pH
C. 防腐　　D. 增加疗效
E. 助溶

45. 关于等渗的叙述，**错误**的是
A. 指与血浆渗透压相等的溶液
B. 等渗溶液不一定等张
C. 等张溶液不一定等渗
D. 可以用毫摩尔渗透压表示
E. 等渗溶液可不进行溶血试验

46. 辐射灭菌的缺点是
A. 费时　　B. 工效低
C. 设备昂贵　　D. 穿透力弱
E. 操作不科学

47. 热压灭菌所用的蒸汽是
A. 过饱和蒸汽
B. 饱和蒸汽
C. 过热蒸汽
D. 流通蒸汽
E. 126℃的蒸汽

48. 关于影响湿热灭菌的因素的叙述，正确的是
A. 灭菌效果与最初的菌落数无关
B. 蛋白质、糖类能增加微生物的抗热性
C. 一般微生物在酸性溶液中的耐热性比在碱性溶液中大
D. 被灭菌物的体积与灭菌效果无关
E. 过热蒸汽的穿透力强，灭菌效果好

49. 依据《静脉用药集中调配质量管理规范》，药库阴凉区域的温度应控制在
A. 不低于 0℃　　B. 不高于 10℃
C. 不高于 20℃　　D. 0~10℃
E. 0~20℃

50. 巴比妥类药物急性中毒致死的直接原因是
A. 肝损伤　　B. 循环衰竭
C. 深度呼吸抑制　　D. 昏迷
E. 继发感染

51. 依据《医院处方点评管理规范（试行）》，不规范处方包括
A. 用法、用量不适宜
B. 医师未按照抗菌药物临床应用管理规定开具抗菌药物处方
C. 重复给药
D. 有配伍禁忌或者不良相互作用
E. 无适应证用药

52. 依据《麻醉药品临床应用指导原则》，下列麻醉药品的处方规定中，**错误**的是
A. 麻醉药品的专用处方为淡红色
B. 麻醉药品的控释剂一次处方药量≤15d 用量
C. 麻醉药品的缓释剂一次处方药量≤15d 用量
D. 麻醉药品的贴剂一次处方药量≤7d 用量
E. 麻醉药品的注射剂一次处方药量≤5d 用量

53. 依据《静脉用药集中调配质量管理规范》，水平层流洁净台可划分为
A. 内区、工作区、外区 3 个区域
B. 内区、中区、外区 3 个区域
C. 小区、中区、外区 3 个区域
D. 洁净区、辅助区、操作区 3 个区域
E. 辅助区、净化区、无菌区 3 个区域

54. 抗菌药物的给药途径多种多样，下列说法**错误**的是
A. 轻症感染可接受口服给药者，应选用口服吸收完全的抗菌药物
B. 重症感染、全身性感染患者的初始治疗应静脉给药，以确保药效
C. 局部用药宜采用刺激性小、不易吸收、不易导致耐药性和不易致过敏反应的杀菌剂，如青霉素类、头孢菌素类
D. 病情好转能口服时应及早转为口服给药
E. 治疗全身性感染或脏器感染时应避免局部应用抗菌药物

55. 依据《医院处方点评管理规范(试行)》,超常处方**不包括**
   A. 无适应证用药
   B. 无正当理由开具高价药
   C. 无正当理由超说明书用药
   D. 无正当理由不首选国家基本药物
   E. 无正当理由为同一患者同时开具 2 种以上药理作用相同药物

56.《中华人民共和国药品管理法》规定,医疗机构购进药品应当建立并执行
   A. 处方审核制度
   B. 进货检查检验制度
   C. 进货检查验收制度
   D. 出库检验复核制度
   E. 仓储保管养护制度

57. 药品活性成分在每一单位(片、粒、瓶、支、袋)药品中的物理、化学、生物药剂学,安全性、有效性等指标的等同程度是药品质量的
   A. 均一性　　B. 经济性
   C. 稳定性　　D. 有效性
   E. 安全性

58. 药品质量是指
   A. 药品的有效性
   B. 药品的安全性
   C. 药品的稳定性
   D. 药品的疗效和安全性
   E. 药品满足规定要求和需要特征的总和

59. 第一类精神药品处方的保存期限是
   A. 1 年　　B. 2 年
   C. 3 年　　D. 4 年
   E. 5 年

60. 关于医疗机构药事管理委员会的说法,**不正确**的是
   A. 二级以上医院应成立药事管理与药物治疗学委员会,其他医疗机构可成立药事管理与药物治疗学组
   B. 三级以上医院应成立药事管理与药物治疗学委员会,其他医疗机构可成立药事管理与药物治疗学组
   C. 药事管理与药物治疗学委员会(组)监督、指导本机构科学管理药品和合理用药
   D. 药事管理与药物治疗学委员会(组)设主任委员 1 名,副主任委员若干名
   E. 医疗机构医疗业务主管负责人任主任委员,药学部门负责人任副主任委员

61. 依据《医疗机构使用麻醉药品、第一类精神药品管理规定》,下列说法**错误**的是
   A. 应当为使用麻醉药品、第一类精神药品的患者建立相应的病历
   B. 应当为使用麻醉药品非注射剂型和精神药品的患者建立随诊或者复诊制度
   C. 为院外使用麻醉药品非注射剂型、精神药品患者开具的处方可以在急诊药房配药
   D. 麻醉药品注射剂剂型仅限于医疗机构内使用,由医务人员出诊至患者家中使用
   E. 应将使用麻醉药品非注射剂剂型和精神药品的患者的随诊或者复诊情况记入病历

62. 制备新药临床试验药物的车间应当符合
   A.《药物非临床研究质量管理规范》
   B.《药物临床试验质量管理规范》
   C.《药品研究质量管理规范》
   D.《药品生产质量管理规范》
   E.《药品经营质量管理规范》

63. 药品通用名称与商品名称的用字比例**不得**小于
   A. 1∶1　　B. 2∶1
   C. 1∶2　　D. 3∶1
   E. 1∶3

64. 医疗机构配制的制剂所需的原辅料等应当符合
   A. 药用要求　　B. 卫生要求
   C. 生产要求　　D. 食用要求
   E. 制剂要求

65. 医疗机构配制的制剂在指定的医疗机构之间调剂使用必须经过
   A. 国务院药品监督管理部门批准
   B. 省级药品监督管理部门批准
   C. 国务院药品监督管理部门或省级药品监督管理部门批准
   D. 省级药品监督管理部门及省级卫生行政部门批准
   E. 医院药事管理与药物治疗学委员会批准

66. 三级综合医院的抗菌药物品种原则上**不超过**
A. 25 种　　B. 35 种
C. 40 种　　D. 50 种
E. 55 种

67. 专门从事第二类精神药品批发业务的企业，应经
A. 国务院药品监督管理部门批准
B. 所在地省、自治区、直辖市人民政府药品监督管理部门批准
C. 国务院卫生行政部门批准
D. 所在地省、自治区、直辖市人民政府卫生行政部门批准
E. 国务院药品监督管理部门会同国务院卫生行政部门批准

68. 关于麻醉药品、第一类精神药品的安全管理的叙述，**错误**的是
A. 医疗机构的麻醉、精神药品库必须配备保险柜，门、窗有防盗设施
B. 麻醉药品、第一类精神药品储存的各个环节应当指定专人负责，明确责任，交接班应当有记录
C. 对麻醉药品、第一类精神药品的购入、储存、发放、调配、使用实行批号管理和追踪，必要时可以及时查找或者追回
D. 患者不再使用麻醉药品、第一类精神药品时，剩余的麻醉药品、第一类精神药品无偿交回医疗机构，由医疗机构回收使用
E. 医疗机构应当对麻醉药品、第一类精神药品处方统一编号，计数管理，建立处方保管、领取、使用、退回、销毁管理制度

69. 将精神药品分成两类的依据是
A. 使人体产生依赖性的程度
B. 危害人体健康的程度
C. 对人体的毒性的强弱
D. 使人体产生依赖性和危害人体健康的程度
E. 是否产生躯体依赖性

70. 医疗机构制剂规定使用期限的依据**不包括**
A. 药品监督管理部门制定的原则
B. 剂型特点
C. 原料药的稳定性试验结果
D. 制剂稳定性试验结果
E. 包装材料的稳定性试验结果

71. 确定《国家基本医疗保险药品目录》中“甲类目录”的原则是
A. 标签和说明符合规定，用语科学易懂的药品
B. 临床治疗必需，使用方便，符合质量要求的药品
C. 临床治疗必需，使用广泛，疗效好，同类药中价格低的药品
D. 可供临床治疗选择使用，疗效好，同类药品中价格高的药品
E. 市场价格最低的药品

72.《药物非临床研究质量管理规范》的英文简称是
A. GLP　　B. GCP
C. GMP　　D. GSP
E. GPP

73. 制定《药品不良反应报告和监测管理办法》的目的**不包括**
A. 保证药品质量和安全性
B. 加强上市药品的安全监管
C. 规范药品不良反应报告的管理
D. 规范药品不良反应监测的管理
E. 保障公众用药安全

74. 下列**不属于**毒性药品管理的品种是
A. 水银
B. 砒霜
C. 毛果芸香碱
D. 士的宁
E. 阿片

75. 哌甲酯用于治疗儿童多动症时，每张处方用量
A. 不得超过 1 次常用量
B. 不得超过 3d 常用量
C. 不得超过 7d 常用量
D. 不得超过 15d 常用量
E. 可以适当延长，医师应当注明理由

76. 关于急性细菌性咽炎及扁桃体炎的治疗原则和病原治疗的叙述，**错误**的是
A. 针对 β- 溶血链球菌感染选用抗菌药物

B. 抗菌治疗以清除病灶中的细菌为目的，疗程需 10d
C. 可选用磺胺类及四环素类抗菌药物进行治疗
D. 给药前先留取咽拭培养，有条件者可做快速抗原检测试验（RADT）作为辅助病原诊断
E. 青霉素为首选

77. 下列抗菌药物中，按照特殊使用级管理的是
A. 替加环素
B. 头孢克肟
C. 多西环素
D. 米诺环素
E. 莫西沙星

78. 关于麻醉药品、第一类精神药品购用印鉴卡的说法，正确的是
A. 有效期为 3 年，有效期满前 6 个月，向市级卫生行政部门重新提出申请
B. 有效期为 3 年，有效期满前 3 个月，向省级卫生行政部门重新提出申请
C. 有效期为 3 年，有效期满前 3 个月，向市级卫生行政部门重新提出申请
D. 有效期为 5 年，有效期满前 3 个月，向省级卫生行政部门重新提出申请
E. 有效期为 5 年，有效期满前 5 个月，向省级卫生行政部门重新提出申请

79. 关于运输麻醉和精神药品的说法，**错误**的是
A. 通过铁路运输麻醉药品和第一类精神药品的，应当使用集装箱或者铁路行李车运输
B. 托运或者自行运输麻醉药品和第一类精神药品的单位，应当向所在地设区的市级药品监督管理部门申请领取运输证明
C. 邮寄麻醉药品和精神药品，没有准予邮寄证明的，可凭相关医疗机构诊断书邮寄
D. 承运人应当查验、收存运输证明副本，并检查货物包装
E. 托运或者自行运输麻醉药品和第一类精神药品的单位，运输证明的有效期为 1 年

80. 依据《药物临床试验质量管理规范》中临床试验必备文件的管理要求，下列说法正确的是
A. 用于申请药品注册的临床试验，必备文件应当至少保存至试验药物被批准上市后 5 年
B. 未用于申请药品注册的临床试验，必备文件应当至少保存至临床试验终止后 3 年
C. 用于申请药品注册的临床试验，必备文件应当至少保存至试验药物被批准上市后 4 年
D. 未用于申请药品注册的临床试验，必备文件应当至少保存至临床试验终止后 4 年
E. 用于申请药品注册的临床试验，必备文件应当至少保存至试验药物被批准上市后 3 年

二、以下提供若干组考题，每组考题共用在考题前列出的 A、B、C、D、E 五个备选答案。请从中选择一个与考题关系最密切的答案。每个备选答案可能被选择一次、多次或不被选择。

（81~83 题共用备选答案）
A. 假药
B. 药品
C. 劣药
D. 新药
E. 辅料

81. 用于预防、治疗、诊断人的疾病，有目的地调节人的生理功能并规定有适应证或者功能主治、用法和用量的物质是
82. 药品所含成分与国家药品标准规定的成分**不符**的是
83. 药品成分的含量**不符合**国家药品标准的是

（84~85 题共用备选答案）
A. 处方药
B. 化学药、生化药品、生物制剂等
C. 民族药，如蒙药、藏药等
D. 国家基本药物
E. 基本医疗保险用药

84. 按临床必需、安全有效、价格合理、使用方便、中西药并重、基本保障、临床首选和基层能够配备的原则确定目录的是
85. 传统药是指

（86~88 题共用备选答案）

A. 生物等效性试验
B. Ⅳ期临床试验
C. Ⅲ期临床试验
D. Ⅱ期临床试验
E. Ⅰ期临床试验

86. 初步评价药物对目标适应证患者的治疗作用和安全性的阶段是
87. 考查在广泛使用条件下的药物的疗效和不良反应的阶段是
88. 观察人体对于新药的耐受程度和药动学，为制订给药方案提供依据的阶段是

（89~91 题共用备选答案）

A. 聚乙二醇
B. 环糊精
C. 碳酸氢钠与枸橼酸
D. 甘露醇
E. 羟丙甲纤维素

89. 可选用作片剂的泡腾崩解剂的是
90. 可选用作薄膜衣片剂的成膜材料的是
91. 可用于制备咀嚼片的是

（92~94 题共用备选答案）

A. 乙烯 - 乙酸乙烯酯共聚物
B. 药物及透皮促进剂
C. 复合铝箔膜
D. 压敏胶
E. 硅油

92. 透皮给药系统中的控释膜是
93. 透皮给药系统中的黏附层是
94. 透皮给药系统中的背衬层是

（95~97 题共用备选答案）

A. 浸渍法
B. 煎煮法
C. 渗漉法
D. 回流法
E. 水蒸气蒸馏法

95. 制备芳香水剂采用
96. 制备汤剂采用
97. 含树脂类药材的浸提采用

（98~100 题共用备选答案）

A. 甲基纤维素
B. 氯化钠
C. 三氯叔丁醇
D. 焦亚硫酸钠
E. EDTA 钠盐

98. 可作为等渗调节剂的是
99. 可作为抗氧剂的是
100. 可作为抑菌剂的是

全国卫生专业技术资格考试

药学（中级）专业（专业知识）

姓　　　　名：____________

准 考 证 号：____________

建议完成时间：90 分钟

成　　　　绩：____________

一、以下每一道题下面有A、B、C、D、E五个备选答案。请从中选择一个最佳答案。

1. 治疗术后腹气胀及尿潴留效果最好的药物是
A. 乙酰胆碱
B. 毛果芸香碱
C. 毒扁豆碱
D. 新斯的明
E. 加兰他敏

2. 中枢抑制作用较强的胆碱受体拮抗药是
A. 阿托品
B. 山莨菪碱
C. 东莨菪碱
D. 后阿托品
E. 溴丙胺太林

3. 下列可用于治疗抑郁症的药物是
A. 五氟利多
B. 氟西汀
C. 奋乃静
D. 氟哌啶醇
E. 氯氮平

4. 下列不良反应与硝酸甘油扩张血管的作用**无关**的是
A. 心率加快
B. 搏动性头痛
C. 直立性低血压
D. 升高眼内压
E. 高铁血红蛋白血症

5. 下列药物中，属于血管紧张素转换酶抑制药的是
A. 可乐定
B. 氯沙坦
C. 尼非地平
D. 依那普利
E. 氢氯噻嗪

6. 肝素的抗凝作用机制是
A. 直接灭活凝血因子Ⅱa、Ⅶa、Ⅸa、Ⅹa
B. 增强抗凝血酶Ⅲ的活性
C. 抑制凝血因子的生物合成
D. 直接与凝血酶结合，抑制其活性
E. 拮抗维生素K

7. 下列平喘药中，属于M受体拮抗药的是
A. 特布他林
B. 丙酸倍氯米松
C. 酮替芬
D. 异丙托溴铵
E. 克仑特罗

8. 糖皮质激素用于慢性炎症的目的在于
A. 具有强大的抗炎作用，促进炎症消散
B. 抑制花生四烯酸释放，使炎症介质PG的合成减少
C. 促进炎症区的血管收缩，降低其通透性
D. 稳定溶酶体膜，减少蛋白水解酶的释放
E. 抑制肉芽组织增生，防止粘连和瘢痕形成

9. 糖皮质激素诱发和加重感染的主要原因是
A. 用量不足，无法控制症状
B. 患者对激素不敏感而未反映出相应的疗效
C. 促使许多病原微生物繁殖
D. 抑制炎症反应和免疫反应，降低机体的防御能力
E. 抑制促肾上腺皮质激素的释放

10. 下列**不能**用于治疗甲状腺危象的药物是
A. 大剂量碘剂
B. 丙硫氧嘧啶
C. 普萘洛尔
D. 甲苯磺丁脲
E. 卡比马唑

11. 下列可用于治疗尿崩症的降血糖药是
A. 格列吡嗪
B. 格列齐特
C. 吸入型胰岛素
D. 格列本脲
E. 瑞格列奈

12. 下列对青霉素容易出现耐药性的细菌是
A. 溶血性链球菌
B. 肺炎球菌
C. 金黄色葡萄球菌
D. 白喉棒状杆菌
E. 脑膜炎球菌

13. 耐青霉素酶的半合成青霉素是
A. 苯唑西林
B. 氨苄西林
C. 阿莫西林
D. 羧苄西林
E. 哌拉西林

14. 治疗金黄色葡萄球菌引起的急、慢性骨髓炎最好选用
A. 阿莫西林
B. 红霉素
C. 头孢曲松
D. 克林霉素
E. 克拉霉素

15. 下列氨基糖苷类抗生素中,耳毒性最强的是
A. 庆大霉素　B. 链霉素
C. 卡那霉素　D. 新霉素
E. 阿米卡星

16. 根治间日疟最好选用
A. 伯氨喹 + 乙胺嘧啶
B. 青蒿琥酯 + 乙胺嘧啶
C. 氯喹 + 青蒿素
D. 青蒿素 + 乙胺嘧啶
E. 伯氨喹 + 氯喹

17. 能引起金鸡纳反应的药物是
A. 乙胺嘧啶　B. 氯喹
C. 奎宁　D. 伯氨喹
E. 青蒿素

18. 不良反应**不包括**
A. 副作用　B. 变态反应
C. 戒断效应　D. 后遗效应
E. 继发反应

19. 在碱性尿液中弱酸性药物
A. 解离多,重吸收少,排泄快
B. 解离少,重吸收多,排泄快
C. 解离多,重吸收多,排泄快
D. 解离少,重吸收多,排泄慢
E. 解离多,重吸收少,排泄慢

20. 药 - 时曲线下面积反映
A. 消除半衰期　B. 消除速度
C. 吸收速度　D. 生物利用度
E. 药物剂量

21. 首过效应最严重的给药途径是
A. 直肠给药　B. 舌下给药
C. 静脉给药　D. 喷雾给药
E. 口服给药

22. 治疗青光眼应选用
A. 新斯的明　B. 乙酰胆碱
C. 阿托品　D. 毛果芸香碱
E. 琥珀胆碱

23. 下列**不属于**毛果芸香碱的药理作用的是
A. 腺体分泌增加
B. 缩瞳
C. 调节痉挛
D. 降低眼内压
E. 调节麻痹

24. 阿托品**不会**引起
A. 恶心、呕吐　B. 视物模糊
C. 口干　D. 排尿困难
E. 心悸

25. 治疗剂量的阿托品对平滑肌作用最弱的是
A. 胃肠道平滑肌
B. 子宫平滑肌
C. 胆道平滑肌
D. 膀胱平滑肌
E. 输尿管平滑肌

26. 对弱酸性药物来说
A. 使尿液 pH 降低,则药物的解离度小,重吸收少,排泄减慢
B. 使尿液 pH 降低,则药物的解离度大,重吸收多,排泄增快
C. 使尿液 pH 增高,则药物的解离度小,重吸收多,排泄减慢
D. 使尿液 pH 增高,则药物的解离度大,重吸收少,排泄增快
E. 对肾排泄没有规律性的变化和影响

27. 对抗去甲肾上腺素所致的局部组织缺血性坏死可选用
A. 阿托品　B. 肾上腺素
C. 酚妥拉明　D. 多巴胺
E. 普萘洛尔

28. 关于普萘洛尔的临床应用,**错误**的是
A. 快速型心律失常
B. 伴有支气管哮喘的高血压患者
C. 甲状腺功能亢进症
D. 甲状腺危象
E. 心绞痛

29. 地西泮**不具有**的作用是
A. 久用无成瘾性
B. 可用作麻醉前给药
C. 增强 GABA 能神经的传递功能
D. 有中枢性肌肉松弛作用
E. 为癫痫持续状态的首选药

30. 氯丙嗪**不适用**于
A. 镇吐
B. 麻醉前给药
C. 人工冬眠
D. 帕金森病
E. 精神分裂症

31. 关于氯丙嗪的叙述,**错误**的是
A. 正常人服用后出现安定、镇静
B. 精神病患者服用后迅速控制兴奋躁动
C. 连续用药6周~6个月产生抗幻觉、抗妄想作用
D. 连续用药后安定、镇静作用逐渐减弱
E. 连续用药后对安定、镇静作用不产生耐受性

32. 强心苷引起心脏毒性的原理是
A. 抑制心肌细胞膜的 Na^+,K^+-ATP 酶
B. 兴奋心肌细胞膜的 Na^+,K^+-ATP 酶
C. 增加心肌细胞内的 K^+
D. 增加心肌细胞内的 Ca^{2+}
E. 增加心肌抑制因子的形成和释放

33. 下列属于广谱调血脂药的是
A. 考来烯胺
B. 硫酸软骨素
C. 二十二碳六烯酸
D. 普伐他汀
E. 烟酸

34. 可用于治疗尿崩症的利尿药是
A. 呋塞米　　B. 氢氯噻嗪
C. 氨苯蝶啶　　D. 螺内酯
E. 乙酰唑胺

35. H_2 受体拮抗剂在临床适于治疗的疾病是
A. 荨麻疹　　B. 呕吐
C. 晕动病　　D. 消化性溃疡
E. 支气管哮喘

36. 泼尼松用于炎症后期的目的是
A. 促进炎症消散
B. 降低毛细血管通透性
C. 降低毒素对机体的损害
D. 稳定溶酶体膜
E. 抑制成纤维细胞增生和肉芽组织形成

37. 既有抗病毒作用,又有抗肿瘤作用的免疫调节剂是
A. 甲氨蝶呤
B. 环磷酰胺
C. 干扰素
D. 来氟米特
E. 吗替麦考酚酯

38. 在红细胞内缺乏 G-6-PD 的患者中易引起急性溶血性贫血的药物是
A. 奎宁　　B. 氯喹
C. 乙胺嘧啶　　D. 伯氨喹
E. 青蒿素

39. 甲氨蝶呤抗肿瘤的主要机制是
A. 抑制二氢叶酸合成酶
B. 抑制二氢叶酸还原酶
C. 破坏 DNA 结构和功能
D. 嵌入 DNA 干扰转录 RNA
E. 干扰蛋白质合成

40. 杀灭丝虫最有效的药物是
A. 吡喹酮　　B. 氯喹
C. 酒石酸锑钾　　D. 硝硫氰酯
E. 乙胺嗪

41. 对结核分枝杆菌仅有抑菌作用,疗效较低,但可延缓细菌产生耐药性,常与其他抗结核药合用的是
A. 对氨基水杨酸
B. 利福平
C. 链霉素
D. 庆大霉素
E. 乙胺丁醇

42. 下列**不宜**用胰岛素的病症是
A. 糖尿病合并严重感染
B. 重症糖尿病
C. 胰岛功能基本丧失的糖尿病
D. 酮症
E. 胰岛功能尚可的糖尿病

43. 下列属于生物药剂学研究中影响剂型体内过程的生物因素的是
A. 药物的理化性质
B. 药物的剂型及给药方法
C. 制剂处方与工艺

D. 生理和病理条件差异
E. 药物在胃肠道中的稳定性

44. 下列过程中，属于药物处置的是
A. 吸收和代谢
B. 分布、代谢和排泄
C. 吸收、排泄和分布
D. 代谢和分布
E. 代谢和排泄

45. 下列**不是**细胞膜组成成分的是
A. 蛋白质 B. 脂肪
C. 磷脂 D. 糖类
E. 胆固醇

46. 细胞摄取固体微粒的过程是
A. 主动转运 B. 促进扩散
C. 吞噬作用 D. 胞饮作用
E. 被动转运

47. 药物的主要吸收部位是
A. 盲肠 B. 结肠
C. 直肠 D. 胃
E. 小肠

48. 消化液中能增加难溶性药物的溶解度，从而影响药物吸收的是
A. 胆盐 B. 酶类
C. 黏蛋白 D. 糖
E. 水

49. 完全没有首过效应，生物利用度为 100% 的给药途径是
A. 皮肤给药 B. 直肠给药
C. 静脉注射 D. 肺部给药
E. 口服给药

50. 具有低表观分布容积的药物
A. 组织中的药物浓度比血液中的药物浓度高
B. 组织中的药物浓度比血液中的药物浓度低
C. 组织中的药物浓度与血液中的药物浓度几乎相等
D. 组织中的药物浓度与血液中的药物浓度一样
E. 易于蓄积到组织中

51. 在新生儿时期，许多药物的半衰期延长，这是因为
A. 较高的血浆蛋白结合率
B. 微粒体酶的诱发
C. 酶系统发育不全
D. 药物吸收很完全
E. 阻止药物分布至全身的屏障发育不全

52. 药物除肾排泄外的最主要的排泄途径是
A. 泪腺 B. 汗腺
C. 唾液腺 D. 胆汁
E. 呼吸系统

53. 下列过程中，**不存在**竞争性抑制的是
A. 肾小球滤过
B. 胆汁排泄
C. 肾小管主动分泌
D. 代谢酶代谢药物
E. 小肠主动吸收

54. 药物在体内作用的快慢主要取决于
A. 吸收速度
B. 消除速度
C. 血浆蛋白结合率
D. 剂量
E. 血药浓度 - 时间曲线下面积

55. 一般来说，**不属于**周边室的是
A. 皮肤 B. 骨骼
C. 肌肉 D. 血液
E. 脂肪

56. 关于单室静脉滴注给药的叙述，**错误**的是
A. 欲滴注达稳态浓度的99%，需滴注3.32个半衰期
B. 稳态血药浓度与滴注速率成正比
C. 稳态时体内的药量或血药浓度恒定不变
D. 药物以零级滴注速率进行滴注
E. 静脉滴注前同时静脉注射一个 VC_{ss} 的负荷剂量，可使血药浓度快速达稳态

57. 多剂量给药的平均稳态血药浓度是指
A. 稳态最小血药浓度与稳态最大血药浓度的算术平均值
B. 稳态最小血药浓度与稳态最大血药浓度的几何平均值
C. 稳态时，给药间隔时间内的血药浓度 -

时间曲线下面积与给药剂量的比值
D. 相同剂量药物口服后的与静脉注射后的平均值
E. 稳态时，给药间隔时间内的血药浓度-时间曲线下面积与给药间隔时间的比值

58. 波动百分数的计算公式是
A. $PF=\frac{C_{max}^{ss}-C_{min}^{ss}}{C_{min}^{ss}}\times 100\%$
B. $PF=\frac{C_{max}^{ss}-C_{min}^{ss}}{C_{max}^{ss}}\times 100\%$
C. $PF=\sqrt{C_{max}^{ss}\cdot C_{min}^{ss}}$
D. $PF=\frac{C_{max}^{ss}-C_{min}^{ss}}{\bar{C}_{ss}}\times 100\%$
E. $PF=\frac{\int_0^{\tau}C_{ss}dt}{\tau}$

59. 在小肠吸收过程中，某个药物是外排型载体P糖蛋白的底物。当该药物的剂量增加时，其药动学参数叙述正确的是
A. AUC按剂量的比例下降
B. AUC按剂量的比例增加
C. AUC/dose会随剂量增加而下降
D. AUC/dose会随剂量增加而增大
E. AUC/dose不随剂量变化

60. 如果两制剂含有相同的活性成分，并且临床上显示具有相同的安全性和有效性，可认为两制剂
A. 具有药学等效性
B. 具有治疗等效性
C. 具有化学等效性
D. 具有药理学等效性
E. 为基本相似药物

二、以下提供若干个案例，每个案例下设若干个考题，请根据各考题题干所提供的信息，在每题下面A、B、C、D、E五个备选答案中选择一个最佳答案。

（61~62题共用题干）

患者，男，64岁。患有心源性哮喘，使用吗啡进行治疗，症状得到缓解。但在使用过程中要严格控制用药剂量和用药时间。

61. 吗啡中毒致死的主要原因是
A. 昏睡
B. 震颤
C. 呼吸抑制
D. 血压降低
E. 心律失常

62. 与吗啡成瘾、戒断症状有直接联系的部位是
A. 纹状体　　B. 丘脑
C. 蓝斑核　　D. 边缘系统
E. 孤束核

（63~64题共用题干）

患者，男，55岁。肝硬化病史多年。1h前出现右侧腰背部剧烈疼痛，难以忍受，服用颠茄片后未见好转，即来院门诊。尿常规检查可见红细胞。B超检查提示肾结石。

63. 患者宜选用的药物是
A. 阿托品
B. 哌替啶
C. 阿托品并用哌替啶
D. 吗啡
E. 阿托品并用吗啡

64. 选药的理论基础是
A. 防止成瘾
B. 增加镇痛作用
C. 增加解痉作用
D. 镇痛和解痉作用
E. 抑制腺体分泌

（65~67题共用题干）

患者，男，69岁。因上腹隐隐作痛1月有余，遂而入院就诊。查粪便隐血（+），行纤维胃镜检查，在胃液中检测到幽门螺杆菌，故诊断结果为幽门螺杆菌感染致消化性溃疡。

65. 质子泵抑制剂主要用于治疗
A. 胃溃疡　　B. 胃癌
C. 慢性腹泻　　D. 恶心、呕吐
E. 便秘

66. 该患者的最佳治疗方案是
A. 抗菌药物、抗酸药
B. 抗菌药物、铋剂
C. 抗酸药、铋剂
D. 抗菌药物、抗酸药、铋剂
E. 抗酸药

67. 患者治疗期间出现舌苔发黑及大便灰黑，是因为服用
A. 铋剂　　B. 质子泵抑制剂
C. 抗菌药物　　D. H_2受体拮抗剂
E. 抗酸药

(68~70 题共用题干)

患者,男,20 岁。因尿少、水肿及高血压 1 周入院。实验室检查发现贫血、血尿、蛋白尿,补体 C3 正常,血肌酐和尿素氮均升高。B 超显示双肾增大。临床诊断为"急性肾衰竭"。

68. 该患者首选的利尿药是
A. 呋塞米　　B. 乙酰唑胺
C. 吲达帕胺　　D. 氢氯噻嗪
E. 氨苯蝶啶

69. 噻嗪类利尿药可升高的项目是
A. 血钾　　B. 血钠
C. 血氨　　D. 血氯
E. 血镁

70. 经袢利尿药作用后排出的尿液是
A. 等渗
B. 高渗
C. 低渗
D. 先高渗后低渗
E. 先低渗后高渗

(71~72 题共用题干)

某一摄影师去丛林地区采风,当地正流行氯喹抗性疟疾,为预防提前服用了药物,但不幸还是感染了急性疟疾。

71. 预防性服用的药物是
A. 氯喹　　B. 乙胺嘧啶
C. 青蒿素　　D. 伯氨喹
E. 奎宁

72. 因该患者为先天性红细胞 G-6-PD 缺乏者,感染急性疟疾后**不宜**口服的药物是
A. 氯喹　　B. 甲氟喹
C. 伯氨喹　　D. 青蒿素
E. 奎宁

(73~74 题共用题干)

患者,男,43 岁。主诉咳嗽、咳痰伴发热 4d。患者于 4d 受凉后出现咳嗽、咳痰,咳黄色黏液痰,痰少不易咳出,咳嗽以晨起时明显,伴发热。有吸烟史。体格检查:体温 37.8℃,颈软,咽充血,扁桃体无肿大,两肺呼吸音粗糙。胸片提示右下肺感染。细菌培养为肺炎链球菌感染。给予头孢克洛 0.25g,每日 3 次口服治疗。

73. 下列关于该药物的抗菌机制,正确的是
A. 抑制二氢蝶酸合成酶
B. 抑制 β- 内酰胺酶
C. 抑制细菌细胞壁转肽酶,减少肽聚糖交联
D. 抑制 RNA 聚合酶
E. 抑制核糖体 50S 亚基功能

74. 医师提醒患者服药期间**不可**饮酒的原因是
A. 饮酒可减少药物吸收
B. 饮酒可加速药物排泄
C. 饮酒易加速药物分解
D. 饮酒易诱发双硫仑样反应
E. 饮酒易加重药物诱发的肝损伤

(75~76 题共用题干)

患者,男,30 岁。因接触有机磷农药后恶心、呕吐、全身抽搐、大小便失禁、大汗和流涎 30min 入院。查体:患者的双侧瞳孔直径为 2~3mm,对光反射存在。诊断为有机磷农药中毒。

75. 下列用于治疗的药物中,正确的是
A. 加兰他敏和阿托品
B. 毒扁豆碱和阿托品
C. 氯解磷定和阿托品
D. 氯解磷定和毒扁豆碱
E. 氯解磷定和毛果芸香碱

76. 氯解磷定解救有机磷农药中毒的药理学基础是
A. 生成磷酰化胆碱酯酶
B. 具有阿托品样作用
C. 生成磷酰化氯解磷定
D. 促进 ACh 重摄取
E. 促进胆碱酯酶再生

(77~78 题共用题干)

患者,女,32 岁。甲亢 6 年,疏于治疗,长期不愈。临床疑诊甲亢性心脏病,心功能二级,甲状腺Ⅱ度肿大。甲状腺吸碘率 3h 为 68%,24h 为 91%。

77. 该患者应首先考虑的治疗是
A. 甲巯咪唑治疗
B. 丙硫氧嘧啶治疗
C. 手术治疗
D. 甲巯咪唑 + 普萘洛尔治疗
E. ^{131}I 治疗

78. 此项治疗的机制是
A. 抑制甲状腺激素合成
B. 抑制甲状腺激素释放
C. 抑制甲状腺激素与其受体的结合
D. 抑制外周组织中的 5- 脱氢酶
E. 破坏甲状腺腺泡细胞

(79~80 题共用题干)

患者,男,45 岁。糖尿病,肥胖体型,BMI 为 28kg/m^2,空腹血糖为 8.5mmol/L,餐后血糖为 11.5mmol/L。

79. 该患者治疗时首先考虑的药物是
 A. 饮食控制 B. 磺酰脲类药物
 C. 双胍类药物 D. 胰岛素
 E. 中药

80. 该降血糖药的降血糖机制是
 A. 改善胰岛素抵抗
 B. 降低血清糖原水平
 C. 促进胰岛素释放
 D. 促进脂肪组织摄取葡萄糖
 E. 增强肌肉组织糖的无氧酵解

(81~82 题共用题干)

患者,男,25 岁。计算机程序设计人员,经常容易受惊,担心一些无关紧要的小事,时常出现胃痉挛,晚上睡觉磨牙,最近该患者没有服药史,初步诊断为患有焦虑症。

81. 该患者最适宜的药物应选用
 A. 地西泮 B. 氯丙嗪
 C. 舍曲林 D. 苯巴比妥
 E. 异戊巴比妥

82. 该患者患有阵发性室上性心律失常,其病情基本稳定即将离院。如患者反复发作,可应用的药物是
 A. 奎尼丁 B. 利多卡因
 C. 硝苯地平 D. 硝酸甘油
 E. 维拉帕米

(83~84 题共用题干)

患者,男,47 岁。糖尿病病史多年。半年前出现烦闷、多饮、体重较轻、皮肤黏膜干燥、虚弱;呼吸、心律正常,血压 110/70mmHg;尿量 5~10L/24h,色淡如水;尿比重 1.001~1.005;血渗透压上升,尿渗透压/血渗透 <15;血抗利尿激素(ADH)水平明显低于正常。

83. 下列降血糖药中,宜选用的是
 A. 甲苯磺丁脲
 B. 二甲双胍
 C. 阿卡波糖
 D. 氯磺丙脲
 E. 瑞格列奈

84. 此药物降血糖的主要环节是
 A. 直接刺激胰岛 β 细胞释放胰岛素,使内源性胰岛素增加
 B. 可增强外源性胰岛素的降血糖作用
 C. 增加葡萄糖的转运
 D. 抑制糖原的分解和异生
 E. 对胰岛功能完全丧失者也有效

(85~86 题共用题干)

患者,男,18 岁。确诊为金黄色葡萄球菌引起的急性骨髓炎。

85. 下列药物中,宜选用的是
 A. 红霉素 B. 庆大霉素
 C. 青霉素 D. 四环素
 E. 克林霉素

86. 该药物可引起的不良反应是
 A. 胆汁阻塞性肝炎
 B. 听力下降
 C. 假膜性结肠炎
 D. 肝功能严重损伤
 E. 肾功能严重损伤

(87~88 题共用题干)

患者,男,18 岁。因上呼吸道感染服药治疗 2 周后出现叶酸缺乏症。

87. 该患者可能服用的药物是
 A. 青霉素
 B. 头孢氨苄
 C. 红霉素
 D. 复方磺胺甲噁唑
 E. 氧氟沙星

88. 该药物的作用机制是
 A. 抑制 β- 内酰胺酶
 B. 抑制 DNA 促旋酶
 C. 协同干扰叶酸代谢
 D. 抑制细菌细胞壁的合成
 E. 增加细菌细胞质膜的通透性

(89~91 题共用题干)

硝酸甘油为临床广泛应用的抗心绞痛药,临床应用的剂型主要有片剂(舌下含服)、控释片(口颊黏膜给药)、注射液、气雾剂(舌下黏膜喷射)、贴剂。另外还有硝酸甘油软膏剂,用于治疗慢性肛裂的有关疼痛。

89. 硝酸甘油片不宜口服经胃肠道吸收的原因是
 A. 胃肠道吸收差
 B. 与血浆蛋白的结合率高
 C. 首过效应明显
 D. 存在肝肠循环
 E. 在肠中水解

90. 没有吸收过程的是
A. 硝酸甘油片剂和控释片
B. 硝酸甘油软膏剂
C. 硝酸甘油气雾剂
D. 硝酸甘油贴剂
E. 硝酸甘油注射液

91. 主要起局部治疗作用的是
A. 硝酸甘油片剂和控释片
B. 硝酸甘油软膏剂
C. 硝酸甘油气雾剂
D. 硝酸甘油贴剂
E. 硝酸甘油注射液

(92~94 题共用题干)

地西泮为苯二氮䓬类抗焦虑药,具有抗焦虑、镇静、催眠、抗惊厥、抗癫痫及中枢性肌肉松弛作用。脂溶性高,血浆蛋白结合率高(99%),半衰期为 20~70h,是急诊和 ICU 最常见的药物中毒类型。氟马西尼为地西泮的特效解毒药,但价格昂贵且持续时间短,不能有效清除体内蓄积的药物。

92. 地西泮用于治疗高热惊厥时需要迅速起效,宜采用的剂型和给药途径是
A. 片剂口服
B. 注射液肌内注射
C. 注射液静脉注射
D. 颗粒剂口服
E. 透皮贴剂外用

93. 氟马西尼与静脉脂肪乳合用时对解毒效果的影响及机制是
A. 增强解毒效果,脂肪乳降低药物的血浆蛋白结合率,促进地西泮消除
B. 抑制解毒效果,脂肪乳增加药物的血浆蛋白结合率,抑制地西泮消除
C. 增强解毒效果,脂肪乳增加药物的血浆蛋白结合率,促进地西泮消除
D. 抑制解毒效果,脂肪乳降低药物的血浆蛋白结合率,抑制地西泮消除
E. 无影响

94. 地西泮与利福平合用可使地西泮的血药浓度降低,原因是
A. 利福平抑制代谢酶
B. 利福平诱导代谢酶
C. 利福平为分泌型载体抑制剂
D. 利福平为吸收型载体抑制剂
E. 利福平促进肝肠循环

(95~97 题共用题干)

已知某药物的 $t_{1/2}$ 为 4.0h、分布容积为 100L,现以每小时 250mg 的速度静脉滴注。

95. 稳态血药浓度是
A. 0.6mg/L　B. 2.5mg/L
C. 3.6mg/L　D. 10.0mg/L
E. 14.4mg/L

96. 达到稳态浓度的 90% 所需的时间是
A. 3.32h　B. 6.64h
C. 9.96h　D. 13.28h
E. 16.60h

97. 滴注 12h 的血药浓度是
A. 1.2mg/L　B. 7.2mg/L
C. 8.7mg/L　D. 12.6mg/L
E. 14.3mg/L

(98~100 题共用题干)

已知大鼠口服单室模型药物蒿本内酯的 k_a=1.820h^{-1}、k=0.182h^{-1}、V=4.25L、F=0.80,如口服剂量为 150mg(已知 $e^{-0.2566}$=0.77)。

98. 该药物的 t_{max} 是
A. 4.23h　B. 0.45h
C. 1.68h　D. 1.41h
E. 2.82h

99. 该药物的 C_{max} 是
A. 5.46mg/L　B. 10.79mg/L
C. 21.74mg/L　D. 28.24mg/L
E. 22.04mg/L

100. 该药物的 AUC 是
A. 314.22h·mg/L
B. 200.02h·mg/L
C. 82.79h·mg/L
D. 100.40h·mg/L
E. 155.14h·mg/L

全国卫生专业技术资格考试

药学（中级）专业（专业实践能力）

姓　　　　名：________________

准　考　证　号：________________

建议完成时间：　　90 分钟　　

成　　　　绩：________________

一、以下每一道题下面有 A、B、C、D、E 五个备选答案。请从中选择一个最佳答案。

1. 吗啡应存放于
   A. 普通库　B. 阴凉库
   C. 冷藏库　D. 麻醉药品库
   E. 密闭库

2. 下列药品可以与片剂同区存放的是
   A. 胶囊剂　B. 针剂
   C. 放射性药品　D. 医疗用毒性药品
   E. 麻醉药品

3. 处方前记**不包括**
   A. 医师签名　B. 患者年龄
   C. 患者性别　D. 科室
   E. 诊断

4. 胶囊剂的缩写词是
   A. Sag.　B. Sig.
   C. Caps.　D. Cap.
   E. Syr.

5. 处方中医师手写的 a.c. 缩写词表示
   A. 上午　B. 餐中
   C. 餐后　D. 睡前
   E. 餐前

6. 配制全营养混合液(TNA)时,正确的操作是
   A. 微量元素可加入脂肪乳剂中
   B. 电解质可加入脂肪乳剂中
   C. 磷酸盐可加入葡萄糖中
   D. 脂溶性维生素可加入氨基酸中
   E. 先将脂肪乳剂转移入营养袋中,再将氨基酸、葡萄糖移入营养袋中混合

7. 对脂肪乳剂静脉注射液的粒径要求,正确的是
   A. 1μm 以下　B. 2μm 以下
   C. 3μm 以下　D. 4μm 以下
   E. 5μm 以下

8. 含脂肪较多的中药饮片若贮存不当,易出现
   A. 返潮　B. 风化
   C. 泛油　D. 酸败
   E. 枯朽

9. 外用膏剂存放的条件是
   A. 阴凉、潮湿　B. 通风良好
   C. 光照充足　D. 高温储存
   E. 干燥、避风

10. 对导致患者损伤或不再受益的用药实行处方精简,**不包括**
    A. 增加用药品种
    B. 换药
    C. 停药
    D. 减少用药剂量
    E. 减少用药品种

11. 关于医疗用毒性药品验收与保管的叙述,**错误**的是
    A. 毒性药品必须储存在设有必要安全设施的单独仓间内(铁门、铁栅窗)或专柜加锁并由专人保管。
    B. 毒性药品的验收、收货均应由两人进行并共同在单据上签字
    C. 严防收假,严禁与其他药品混放
    D. 外观检查验收不可直接从塑料袋或瓶外查看,需拆开内包装仔细查看
    E. 建立毒性药品收支账目,定期盘点,做到账物相符

12. 储存中药材的库房的室内温度和湿度应分别**不超过**
    A. 10℃,45%　B. 20℃,45%
    C. 30℃,45%　D. 30℃,60%
    E. 30℃,75%

13. 常用的混合方法是
    A. 搅拌混合、研磨混合、配研混合及旋转混合
    B. 搅拌混合、配研混合、过筛混合及混合机混合
    C. 等量递加法混合、倍量增加法混合
    D. 搅拌混合、研磨混合、过筛混合及混合筒混合
    E. 搅拌混合、研磨混合、过筛混合及制粒混合

14. 关于制剂生产的洁净室人员管理的叙述,**错误**的是
    A. 洁净室仅限于在该室的配制人员和批准的人员进入

B. 传染病、皮肤病和体表有伤口者不得从事制剂的配制和分装工作。制剂人员应有健康档案，并每3年至少体检1次
C. 工作时严禁坐在地上，避免工作服受到污染。离开工作场地必须脱掉工作服装
D. 洁净区内工作人员的操作要稳、轻，减少不必要的活动和交谈，以免造成空气过多污染
E. 不携带个人物品进入洁净室，不在洁净室内吃东西

15. 适用于皮肤、无菌器具和设备消毒的灭菌技术是
A. 臭氧灭菌法　B. 紫外线灭菌法
C. 湿热灭菌法　D. 药液灭菌法
E. 无菌操作法

16. 精密量取维生素C注射液4ml（2ml：0.1g），加水15ml与丙酮2ml，摇匀，放置5min，加稀乙酸4ml与淀粉指示液1ml，用碘滴定液（0.05mol/L）滴定至溶液显蓝色并持续30s不褪。每1ml碘滴定液（0.05mol/L）相当于8.806mg的维生素C（$C_6H_8O_6$）。消耗的碘滴定液（0.05mol/L）的体积和浓度分别是10.90ml和0.050 6mol/L。根据上述实验，判断正确的是
A. 本实验利用维生素C具有很强的氧化性
B. 本实验维生素C注射液的含量为95.98%
C. 本实验维生素C注射液的含量为97.13%
D. 滴定终点溶液显紫色
E. 本实验维生素C注射液的含量为97.14%

17. 用药错误分类中有错误，但没有造成伤害的是
A. 错误导致患者永久性伤害
B. 错误导致患者死亡
C. 错误对患者的伤害导致其住院或住院时间延长
D. 用药错误使患者暂时性伤害，需要采取处置措施
E. 错误药品发给患者后没有使用

18. 药学信息服务的目的是
A. 提高药物治疗的普及性
B. 防止浪费，保护药物资源
C. 改善疾病治愈率，降低疾病发病率
D. 提高医护人员的素质和医疗水平
E. 促进合理用药，改善药物治疗效果，实现药师角色转换

19. 教科书属于
A. 零次情报
B. 一次文献
C. 二次文献
D. 三次文献
E. 计算机化资料

20. 氰化物中毒的特效解救药是
A. 碘解磷定　B. 亚硝酸钠
C. 烯丙吗啡　D. 阿托品
E. 氟马替尼

21. 能增强阿片类药物的镇痛作用，治疗神经病理性疼痛的辅助药物是
A. 卡马西平
B. 芬太尼
C. 对乙酰氨基酚
D. 羟考酮
E. 维生素C

22. 治疗难治性红斑狼疮可选用的生物制剂是
A. 利妥昔单抗
B. 羟氯喹
C. 达利珠单抗
D. 他克莫司
E. 吗替麦考酚酯

23. 临床疗效评价的内容**不包括**
A. 疗效观察的实验设计
B. 疗效评价病例数的选择
C. 了解药物的药动学参数及其影响因素
D. 病例选择和分组
E. 与已知同类药物对比疗效评价

24. 群体药动学的意义**不包括**
A. 能制订出较为可信的个体化给药方案
B. 可计算出群体平均药动学参数
C. 新药开发
D. 进行生物利用度研究
E. 用药效学模型代替药动学模型

25. 患者，男，50岁。因服用过量地西泮入院急诊，医师给予氟马西尼减轻地西泮对中枢神经系统的抑制作用。地西泮和氟马西尼

的相互作用发生在
A. 药效学 B. 药物分布
C. 药物排泄 D. 药物代谢
E. 药物吸收

26. 对新生儿、婴幼儿呼吸中枢的抑制作用特别明显的药物是
A. 吗啡类 B. 氨基糖苷类
C. 青霉素类 D. 喹诺酮类
E. 大环内酯类

27. 老年人服用卡那霉素应谨慎,是因为
A. 老年人的肝血流量减少、肝功能下降,从而使血药浓度下降
B. 老年人的血浆蛋白含量降低
C. 老年人体内的水分减少,药物分布容积降低
D. 老年人的肾功能降低,药物半衰期延长,耳、肾毒性增加
E. 老年人易产生毒性反应

28. 下列药物中,肾毒性最大的是
A. 口服降血糖药
B. 巴比妥类药物
C. 四环素类药物
D. 氨基糖苷类药物
E. 胃肠促动药

29. 支气管哮喘患儿长期控制用药可单独用
A. 白三烯调节剂
B. 抗胆碱药
C. 茶碱
D. $β_2$受体激动药
E. 祛痰药

30. 医院获得性肺炎最常见的致病菌是
A. 病毒
B. 厌氧菌
C. 革兰氏阳性球菌
D. 真菌
E. 肠杆菌科细菌

31. COPD 急性加重合并有左心室功能不全时可适当应用
A. 强心药 B. 利尿药
C. 抗凝血药 D. 呼吸兴奋剂
E. 祛痰药

32. 药物固有的特性**不包括**
A. 科研学术特性
B. 生活必需特性
C. 商品经济特性
D. 临床治疗特性
E. 福利保健特性

33. 对至少包括下列哪 2 种或 2 种以上药物产生耐药性的结核病称为耐多药结核病(MDR-TB)
A. 异烟肼,左氧氟沙星
B. 左氧氟沙星,阿米卡星
C. 异烟肼,利福平
D. 利福平,乙胺丁醇
E. 左氧氟沙星,乙胺丁醇

34. 高血压合并双侧肾动脉狭窄的患者**禁止**选用的药物是
A. 非洛地平 B. 维拉帕米
C. 贝那普利 D. 呋塞米
E. 普萘洛尔

35. 高血压合并痛风的患者慎用的抗高血压药是
A. 非洛地平 B. 厄贝沙坦
C. 贝那普利 D. 氢氯噻嗪
E. 普萘洛尔

36. 变异型心绞痛首选的治疗药物是
A. 硝酸甘油 B. 普萘洛尔
C. 卡托普利 D. 地尔硫䓬
E. 维拉帕米

37. **不宜**使用普萘洛尔的疾病是
A. 原发性高血压
B. 阵发性室上性心动过速
C. 稳定型心绞痛
D. 变异型心绞痛
E. 肥厚型心肌病

38. 患者,女,60 岁。COPD 急性加重入院治疗,在应用下列哪种药物的基础上可口服或静脉滴注糖皮质激素
A. 沙丁胺醇 B. 氨溴索
C. 氢氯噻嗪 D. 尼可刹米
E. 孟鲁司特钠

39. 患者,女,42 岁。诊断为原发性高血压,血压最高可达 170/105mmHg,既往支气管哮喘病史 10 年,则该患者**不宜**选用的抗高血压药是
A. 螺内酯　B. 氯沙坦
C. 普萘洛尔　D. 卡托普利
E. 硝苯地平

40. 脑出血的内科疗法中,最重要的是
A. 降低血压
B. 控制出血
C. 控制脑水肿,预防脑疝
D. 加强护理,注意水与电解质平衡
E. 气管切开,吸氧

41. 患者,女,38 岁。严重骨盆骨折,24h 尿量 200ml,血钾 5.8mmol/L,二氧化碳结合力 12mmol/L,血尿素氮 24mmol/L。诊断为急性肾衰竭少尿期。患者最常见的酸碱平衡紊乱类型是
A. 代谢性酸中毒
B. 代谢性碱中毒
C. 呼吸性酸中毒
D. 呼吸性碱中毒
E. 呼吸性碱中毒合并代谢性碱中毒

42. 对于伴有胃排空延迟的胃食管反流患者,抗酸药治疗效果不佳时,应
A. 少食多餐
B. 加大抗酸药的剂量
C. 加用其他抗酸药
D. 加用胃肠促动药
E. 密切观察病情变化

43. 痛风属于哪种物质代谢障碍性疾病
A. 糖　B. 蛋白质
C. 脂肪　D. 嘌呤
E. 核糖

44. 急性肾衰竭时少尿或无尿需要紧急处理的电解质失调症是
A. 高钙血症　B. 低钠血症
C. 低钙血症　D. 低氯血症
E. 高钾血症

45. 关于急性肾炎的治疗,**不正确**的是
A. 急性期 1~2 周内应卧床休息
B. 对症治疗
C. 注意防治并发症
D. 必须使用青霉素治疗
E. 禁止肾毒性药物的使用

46. 慢性肾小球肾炎的治疗应积极控制高血压,可防止肾损伤加重。对明显的水钠潴留者,下列可作为首选的药物是
A. α 受体拮抗药
B. β 受体拮抗药
C. 钙通道阻滞剂
D. 利尿药
E. 血管紧张素转换酶抑制药

47. 下列药物在慢性肾小球肾炎的治疗过程中可减轻肾脏病理损伤,延缓肾炎进展,保护肾功能,尤其是针对增生型肾炎有效的是
A. 抗感染药
B. 抗高血压药
C. 利尿药
D. 抗凝和抑制血小板聚集的药物
E. 糖皮质激素

48. 慢性肾衰竭导致水钠代谢紊乱的治疗**不宜**采用
A. 噻嗪类利尿药
B. 呋塞米
C. 碳酸氢钠
D. 布美他尼
E. 托拉塞米

49. 患者,女,29 岁。贫血、出血、感染,全血细胞减少,外周血未见幼稚细胞。为鉴别非白血性白血病与再生障碍性贫血,应检查
A. 肝、脾、淋巴结是否肿大
B. 网织红细胞多少
C. 皮肤黏膜有无浸润
D. 骨髓增生程度及原始细胞多少
E. 巨核细胞多少

50. 可用于再生障碍性贫血治疗的药物是
A. 环孢素
B. 干扰素
C. 白细胞介素
D. 三氧化二砷
E. 甲磺酸伊马替尼

51. 关于巨幼细胞贫血的治疗药物的选择,**不正确**的是
   A. 叶酸缺乏者可口服叶酸
   B. 叶酸缺乏者可联合维生素 B_{12}
   C. 维生素 B_{12} 缺乏者不可单独使用叶酸
   D. 维生素 B_{12} 缺乏者可肌内注射维生素 B_{12}
   E. 同服维生素 C,促进叶酸和维生素 B_{12} 吸收

52. 关于影响叶酸体内代谢的药物的叙述,正确的是
   A. 维生素 C 促进叶酸在胃肠中吸收
   B. 甲氨蝶呤阻止叶酸转化为四氢叶酸
   C. 乙胺嘧啶促进叶酸转化为四氢叶酸
   D. 甲氨蝶呤升高叶酸的血浆浓度
   E. 甲氧苄啶升高叶酸的血浆浓度

53. 关于注射用铁剂临床应用的叙述,**错误**的是
   A. 萎缩性胃炎
   B. 急性失血
   C. 溃疡性结肠炎
   D. 胃大部切除术后
   E. 妊娠后期严重贫血者

54. 下列为选择性 COX-2 抑制剂的药物是
   A. 布洛芬
   B. 吲哚美辛
   C. 塞来昔布
   D. 对乙酰氨基酚
   E. 三甲双酮

55. 轻型系统性红斑狼疮患者使用羟氯喹应特别注意
   A. 定期检查眼底
   B. 定期检查心电图
   C. 监测肝功能
   D. 询问过敏史
   E. 注意是否有出血倾向

56. 重型系统性红斑狼疮在激素减量过程中若病情加重,可采取
   A. 继续减少激素剂量,保护下丘脑 - 垂体 - 肾上腺轴的功能
   B. 加用环磷酰胺
   C. 加用非甾体抗炎药
   D. 加用中药
   E. 密切观察病情变化,对症处理

57. 下列**不是**艾滋病的传播途径的是
   A. 性接触
   B. 器官移植和污染的注射器
   C. 蚊虫叮咬
   D. 垂直传播
   E. 血液制品

58. 解救氰化物中毒时常与亚甲蓝交替使用的是
   A. 二巯丙醇　　B. 二巯丁二钠
   C. 依地酸钙钠　　D. 硫代硫酸钠
   E. 青霉胺

59. 下列属于循证医学三要素的是
   A. 医疗部门的规定
   B. 医师的临床经验
   C. 患者的教育背景
   D. 患者的经济实力
   E. 病情的普遍程度

60. 下列医疗成本中,属于间接成本的是
   A. 住院费
   B. 诊疗费
   C. 药品费用
   D. 挂号费
   E. 因病误工造成的收入损失

二、以下提供若干个案例,每个案例下设若干个考题,请根据各考题题干所提供的信息,在每题下面 A、B、C、D、E 五个备选答案中选择一个最佳答案。

(61~62 题共用题干)

2018 年 1—12 月,某院门诊的艾司唑仑片年消耗量为 89 503mg,艾司唑仑的平均日剂量为 3mg,DDD 为 29 834.33,用药天数为 39 904d。

61. 该院门诊的艾司唑仑的 DUI 是
   A. 0.5　　B. 0.75
   C. 1　　D. 1.25
   E. 1.5

62. 下列说法**不正确**的是
   A. DUI 为药物利用指数
   B. 该院医师的日处方剂量高于 DDD
   C. 该院医师的日处方剂量低于 DDD
   D. 通过 DUI 对医师用药的合理性进行分析
   E. 艾司唑仑用药合理

（63~64 题共用题干）

有研究显示，环磷酰胺（20mg/kg）在早晨7时给药的致畸作用最强，而凌晨1时最弱；氮芥（2mg/kg）则以晚上7时最强，早晨7时最弱。2种药物的平均致畸作用在春、夏季最高，冬季最低。

63. 出现以上情况的主要原因是
A. 药物吸收的节律性
B. 药物组织分布的节律性
C. 药物代谢的节律性
D. 药物排泄的节律性
E. 药物毒性的节律性

64. 根据生物节律的变化设计的给药系统是
A. 缓释给药系统
B. 胃定位释药系统
C. 靶向给药系统
D. 渗透泵定时释药系统
E. 透皮给药系统

（65~67 题共用题干）

患者，女，65岁。因失眠服用中枢抑制剂4个月，骤然停药出现心慌、异常兴奋、烦躁不安等症状。

65. 该患者服用的药物最可能是
A. 可待因　B. 地西泮
C. 右美沙芬　D. 麦角二乙胺
E. 芬太尼

66. 该患者突然停药后的不良反应属于
A. 首剂效应　B. 继发反应
C. 变态反应　D. 戒断症状
E. 特异质反应

67. 若该患者用药过量导致药物中毒，可用的特异性拮抗剂是
A. 氟马替尼　B. 吐根糖浆
C. 硫酸镁　D. 药用炭
E. 毒扁豆碱

（68~70 题共用题干）

患者，男，53岁。空腹血糖为9.2mmol/L，BMI为29.6kg/m^2。临床诊断为2型糖尿病。

68. 该患者的首选药是
A. 二甲双胍　B. 胰岛素
C. 格列齐特　D. 西格列汀
E. 阿卡波糖

69. 该药物的适宜服用时间是
A. 清晨空腹
B. 随餐服用
C. 餐后2h
D. 睡前
E. 清晨服用全天2/3的药量，睡前服用全天1/3的药量

70. 服用该药物可能出现的罕见而严重的药物不良反应是
A. 低血糖　B. 白细胞减少
C. 乳酸酸中毒　D. 增重
E. 电解质紊乱

（71~72 题共用题干）

患者，男，56岁。有高血压病史8年，突起左侧肢体无力4h入院。查体：血压180/100mmHg，神志清醒，双眼右侧凝视，左侧鼻唇沟浅，伸舌偏左，左侧肌力3级。脑CT未见异常，血常规、凝血分析无异常。无出血性疾病及手术史。诊断为脑梗死。

71. 经患者本人或家属同意，宜首选的治疗药物是
A. 20%甘露醇静脉滴注
B. 降血压治疗
C. 尿激酶静脉滴注
D. 低分子量肝素腹部皮下注射
E. 血管扩张药

72. 用药过程中患者出现头痛、呕吐和血压急剧升高时，**不应**进行的处理是
A. 控制脑水肿
B. 降血压治疗
C. 继续溶栓治疗
D. 颅脑CT检查
E. 对症治疗

（73~74 题共用题干）

患者，女，36岁。系统性红斑狼疮4年，病情不稳定。近2d无明显诱因出现持续性严重头痛、疲乏无力、无发热、神志清醒，头颅CT未见异常，各种镇痛治疗无效。

73. 该患者的最佳治疗方案是
A. 大剂量激素冲击
B. 大剂量环磷酰胺冲击
C. 口服激素加量
D. 甘露醇静脉滴注
E. NSAID

74. 若该患者选用甲泼尼龙，则剂量应是
A. 500~1 000mg q.d.
B. 160mg q.d.
C. 80mg b.i.d.

D. 0.5~1mg/(kg·d)
E. 80mg q.d.

(75~79 题共用题干)

75. 患者,女,56 岁,身高 168cm,体重 75kg。因近 1 年来多饮、多尿伴乏力就诊,有家族性糖尿病遗传史,余未见明显异常,空腹血糖 6.9mmol/L。经进一步检查发现空腹血糖 7.3mmol/L,餐后 2h 血糖 12.0mmol/L。则该患者的诊断是
A. 1 型糖尿病
B. 2 型糖尿病
C. 血糖异常
D. 糖耐量减低
E. 空腹血糖异常

76. 糖尿病的治疗原则**不包括**
A. 药物治疗　B. 血糖监测
C. 适当运动　D. 饮食控制
E. 心理治疗

77. 该患者最佳的首选治疗方案是
A. 口服磺酰脲类药物
B. 口服二甲双胍
C. 减轻体重,控制饮食,增加运动,监测血糖
D. 控制饮食,增加运动,口服消渴丸
E. 减轻体重,控制饮食,增加运动,用胰岛素治疗

78. 经过 3 个月的系统治疗后,患者的空腹血糖 6.0mmol/L、餐后 2h 血糖 11.8mmol/L、糖化血红蛋白 7.4%,则该患者的首选治疗药物是
A. 格列本脲　B. 二甲双胍
C. 格列喹酮　D. 格列齐特
E. 阿卡波糖

79. 该患者的首选药罕见的严重不良反应是
A. 酮症酸中毒
B. 乳酸酸中毒
C. 贫血
D. 粒细胞减少
E. 胃肠不适

(80~82 题共用题干)

患者,女,30 岁。因误喝有机磷农药入院。患者精神恍惚,言语不清,呼吸困难,瞳孔缩小。

80. 为解除该患者的 M 样症状,应给予的药物是
A. 碳酸氢钠
B. 阿托品
C. 维生素 K
D. 乙酰胺
E. 硫代硫酸钠

81. 该患者应尽早使用碘解磷定,碘解磷定属于
A. 肾上腺素受体激动药
B. 肾上腺素受体拮抗药
C. 乙酰胆碱类似物
D. 胆碱酯酶复活药
E. 胆碱酯酶激动药

82. 按照上述方案用药后,如患者出现面红、口干、烦躁、谵妄等症状,应考虑救治药物过量,可给予的药物是
A. 阿托品　B. 毛果芸香碱
C. 卡马西平　D. 茶碱
E. 氯解磷定

(83~85 题共用题干)

患者,男,57 岁。消化性溃疡病史 14 年,因频繁上腹疼痛就诊。经胃镜检查,临床诊断为十二指肠活动性溃疡。

83. 为缓解症状,应选用的抗酸作用最强的药物是
A. 艾司奥美拉唑
B. 法莫替丁
C. 碳酸氢钠
D. 枸橼酸铋钾
E. 硫糖铝

84. 若患者呈幽门螺杆菌阳性,宜加用的药物是
A. 阿莫西林
B. 阿莫西林 + 克拉霉素
C. 甲硝唑
D. 甲硝唑 + 阿米卡星
E. 亚胺培南

85. 经多药合用治疗,患者出现黑舌、黑便,最可能的药物是
A. 艾司奥美拉唑
B. 铝碳酸镁
C. 哌仑西平
D. 枸橼酸铋钾
E. 米索前列醇

(86~88 题共用题干)

患者,女,42 岁。因小关节肿胀、疼痛就诊,诊断为早期类风湿关节炎。

86. 该患者宜选择的镇痛药是
A. TNF 拮抗剂
B. 烷化剂

C. 抗体类生物制剂
D. 吸入性糖皮质激素
E. 非甾体抗炎药

87. 若患者出现胃出血，应加用的药物是
A. 米索前列醇
B. 维生素 C
C. 硫唑嘌呤
D. 乳酸菌素片
E. 维生素 K

88. 为延缓病情进展，该患者应及早加用
A. 雷公藤制剂　B. 地塞米松
C. 甲氨蝶呤　D. 布地奈德
E. 布洛芬

（89~94 题共用题干）

患者，男，55 岁。肺癌术后 2 年，疼痛，既往口服盐酸曲马多缓释片，每次 100mg，每日 2 次。近日效果不佳，今由于疼痛来医院就诊，医师给予硫酸吗啡缓释片 30mg q.d. p.o.。

89. 硫酸吗啡缓释片属于的特殊管理药品的类别是
A. 毒性药品
B. 第一类精神药品
C. 第二类精神药品
D. 麻醉药品
E. 普通药品

90. 关于硫酸吗啡缓释片的管理规定，正确的是
A. 处方应保存 1 年备查
B. 处方量不能超过 3d 常用量
C. 处方量一般不超过 14d 常用量
D. 处方应保存 2 年备查
E. 处方不得超过 15d 常用量

91. 药品管理实行分级管理，硫酸吗啡缓释片属于
A. 一级管理　B. 二级管理
C. 三级管理　D. 四级管理
E. 五级管理

92. 关于硫酸吗啡缓释片在库房保存的说法，**不正确**的是
A. 库房的相对湿度应保持在 35%~75%
B. 需设立专门保存该类型药品的药品库
C. 应放到常规药品库
D. 应安装必要的设备，确保药品安全
E. 应放到常温库

93. 对于硫酸吗啡缓释片的处方，药师要严格执行“四查十对”，**不正确**的是
A. 查规格、剂量、数量，对患者姓名
B. 查处方，对科别、姓名、年龄
C. 查药品，对药名、剂型、规格、数量
D. 查配伍禁忌，对药品性状、用法用量
E. 查用药合理性，对临床诊断

94. 药师审核处方时发现硫酸吗啡缓释片的使用频率不正确，应当是 q.12h.。针对该处方，药师的正确处理是
A. 及时与医师沟通，药师更改处方并配发药品
B. 不与医师沟通，直接予以调配
C. 不与医师沟通，拒绝调配
D. 拒绝调配，并及时与医师沟通更改处方
E. 予以调配，并对患者进行用药教育

（95~97 题共用题干）

患者，女，40 岁。右下眼角局部痒痛 2d，诊断为睑腺炎。医师给开具了 2 种眼用药，分别是氧氟沙星眼膏和左氧氟沙星滴眼液，白天用滴眼液，晚上用眼药膏，药师有针对性地做了用药交代。

95. 关于滴眼液与眼膏的使用方法，**不正确**的是
A. 用药之前先洗干净手
B. 用药时需要坐下或躺下，头向后仰
C. 无特殊说明时药物需要滴进眼睑
D. 用药时为了位置准确，可以将瓶口触及眼睛
E. 用药后转动几次眼球使药水或药膏分散

96. 关于滴眼液的保存，说法**不正确**的是
A. 开封后要尽快使用完
B. 不要放到阳光能照射的地方
C. 用药前要查对标签或包装上的有效期限，不要使用过期药物
D. 放冰箱中冷藏可以保存得更好
E. 开封后不能按照包装上的有效期使用

97. 关于药品保管方面的注意事项，**不正确**的是
A. 注意每种药品的保存条件
B. 注意冷藏保存与冷冻保存的区别
C. 不要将药瓶外的标签撕掉
D. 药品应保存在原始包装中
E. 为方便可以将多种药品放到一个容器内保存

（98~100 题共用题干）

患者，女，16 岁。2d 前游泳时耳朵进水，这几日总感觉不舒服，到医院经检查诊断为中耳炎，医师做了基础处置后给开具了氧氟沙星滴耳液 11 支外用，患者交费后到药房取药。

98. 滴耳液的使用方法及注意事项**不正确**的是
   A. 一定要滴入外耳道
   B. 将头侧向一边,患耳朝上
   C. 抓住耳垂轻轻拉向后上方使耳道变直
   D. 注意不要将滴管触及耳道的壁或边缘
   E. 滴管用完后要冲洗或擦拭
99. 针对该处方,药师对患者的指导**不正确**的是
   A. 只用于点耳
   B. 出现过敏症状时应马上停药
   C. 对氟喹诺酮类药物过敏的患者禁用
   D. 使用时若药液温度低,可能会引起眩晕,所以应将药瓶放入沸水中加热
   E. 遮光、密闭保存
100. 氧氟沙星滴耳液说明书的【贮藏】项下写的是遮光,密闭保存。下列**不正确**的是
   A. 遮光是指用不透光的容器包装,如棕色容器或黑纸包裹的无色透明、半透明容器
   B. 密封是指将容器密封,以防止风化、吸潮、挥发或异物进入
   C. 贮存条件没有写保存温度,就是温度可以随意
   D. 贮存条件没有写保存温度,就是指放到常温下
   E. 该药物不建议放到冷处(2~10℃)

2024 全国卫生专业技术资格考试习题集丛书

药学（士）精选习题解析

药学（士）同步练习题集

药学（士）模拟试卷

药学（师）精选习题解析

药学（师）同步练习题集

药学（师）模拟试卷

药学（中级）精选习题解析

药学（中级）同步练习题集

药学（中级）模拟试卷

免费获取课程

1. 扫描封面二维码，关注“人卫医学课堂”公众号（点击“考生服务”，选择“图书增值服务激活”），或扫描封底圆标，刮开涂层，输入激活码，即可免费获取价值380元的基础知识强化课程。
2. “人卫医学课堂”公众号定期发布考试政策解读、直播预告、高频考点预测、高频错题讲解等。
3. 课程有效期：2024年12月31日。
4. 客服电话：400-111-8166。

扫描圆标二维码或登录 jh.ipmph.com 享受增值服务

策划编辑 郄 婧
责任编辑 郄 婧
书籍设计 姜 瑞

人卫智网
www.ipmph.com
医学教育、学术、考试、健康，
购书智慧智能综合服务平台

人卫官网
www.pmph.com
人卫官方资讯发布平台

关注人卫健康
提升健康素养

ISBN 978-7-117-35612-1
定 价：99.00 元